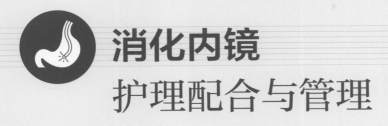

消化内镜
护理配合与管理

曹 艳　王亚玲　　　陈东风
　　主编　　　　　　主审

U0188368

上海科学技术出版社

图书在版编目（CIP）数据

消化内镜护理配合与管理 / 曹艳，王亚玲主编. --
上海 ：上海科学技术出版社，2023.1（2023.12重印）
　　ISBN 978-7-5478-5874-5

　　Ⅰ．①消… Ⅱ．①曹… ②王… Ⅲ．①消化系统疾病
—内窥镜检—护理 Ⅳ．①R473.57

　　中国版本图书馆CIP数据核字（2022）第170689号

——

消化内镜护理配合与管理

主编　曹　艳　王亚玲

上海世纪出版（集团）有限公司
上海 科 学 技 术 出 版 社 　出版、发行
（上海市闵行区号景路 159 弄 A 座 9F－10F）
邮政编码 201101　　　www.sstp.cn
上海光扬印务有限公司印刷
开本 787×1092　1/16　印张 12.75
字数：280 千字
2023 年 1 月第 1 版　2023 年 12 月第 2 次印刷
ISBN 978－7－5478－5874－5/R·2605
定价：98.00 元
——
本书如有缺页、错装或坏损等严重质量问题，请向工厂联系调换

内 容 提 要

随着消化内镜技术的不断发展和完善,消化内镜护理已发展成一门相对独立的亚专业,内镜护理配合的优劣直接影响内镜检查和手术的成功与否,内镜护理人员在消化内镜诊疗过程中承担的任务越来越重要,本书旨在为内镜护理人员提供日常工作指导及疑难问题解决方案。全书分两篇,共7章,首先概述基础消化内镜检查的护理配合,介绍了治疗性消化内镜检查的护理配合、特殊诊治内镜的护理配合及介入诊治内镜的护理配合,阐述了急救护理操作技术,最后介绍了具体的内镜中心流程管理、质量管理、护理人员配置等,附录部分列出了消化内镜护士常用的技术规范。

本书编者均为临床一线中青年护理专家,内容紧密结合临床实际,图文并茂,适合内镜护理人员和消化内科护士作为日常工作的参考。

编写人员名单

主　编　曹　艳　王亚玲

主　审　陈东风

副主编　何海燕　练　燕　席惠君　马久红　邱晓珏　赵　蓉

秘　书　李　佼　谢宛霖　唐菀秋　唐瑜林

编　委（按汉语拼音排序）

曹　艳　中国人民解放军陆军特色医学中心
陈玉英　重庆市第九人民医院
程丽霞　中国人民解放军陆军特色医学中心
邓　芳　重庆市黔江区中心医院
方　英　浙江大学医学院附属第一医院
甘晓琴　中国人民解放军陆军特色医学中心
顾　青　浙江大学医学院附属第一医院
韩　阳　重庆大学附属肿瘤医院
何海燕　中国人民解放军陆军特色医学中心
何　燕　中国人民解放军陆军特色医学中心
李　霞　重庆医科大学附属第二医院
李潇潇　重庆市南川区人民医院
练　燕　中国人民解放军陆军特色医学中心
廖　雨　中国人民解放军陆军军医大学第二附属医院
刘　丽　中国人民解放军陆军军医大学第一附属医院

刘　璐　中国人民解放军陆军军医大学第二附属医院

刘红丽　重庆市人民医院

刘锦燕　中国人民解放军陆军军医大学第一附属医院

刘梅娟　南方医科大学

楼奇峰　浙江大学医学院附属杭州市第一人民医院

吕彦伶　中国人民解放军陆军特色医学中心

马久红　南昌大学第一附属医院

裴皓玉　中国人民解放军陆军特色医学中心

彭　阳　南方医科大学南方医院增城分院

邱晓珏　中国人民解放军总医院第一医学中心

宋　林　重庆医科大学附属第一医院

滕冬梅　重庆医科大学附属第二医院

王　琇　吉林大学第一医院

王彩霞　中国医科大学附属盛京医院

王家兰　重庆市綦江区人民医院

王利明　重庆市人民医院

王晴雷　重庆大学附属三峡医院

吴　静　中国人民解放军陆军军医大学第一附属医院

席惠君　中国人民解放军海军军医大学第一附属医院

夏瑰丽　南方医科大学深圳医院

鲜承宏　中国人民解放军陆军军医大学第一附属医院

肖世莉　中国人民解放军陆军特色医学中心

杨美华　重庆市涪陵中心医院

杨晓虹　重庆市璧山区中医院

张琼英　四川大学华西医院

赵　蓉　中国人民解放军陆军特色医学中心

周　霞　重庆市璧山区人民医院

周银斌　中国人民解放军陆军特色医学中心

朱崇蓉　重庆市公共卫生中心

序

　　消化内镜是消化内科不可分割的组成部分，消化内镜不强，消化内科就不可能强大。消化内镜经过 40 余年的发展，已成为独立学科。消化内镜诊疗工作通常以医生为主导，但近年来内镜护理越来越显示出其独特的重要性，学术会议上常见到内镜护理专场。内镜护理与传统护理内容已有了很大的不同，包括技术配合、急救护理、内镜清洗消毒、运行流程等，内镜护理人员已逐渐被业界称为"镜坛工匠"，其工作关乎内镜诊断、治疗的成功与否。我科内镜中心曹艳护士长富有钻研精神，技术精深，她组织全国内镜护理专家共同编写了这本《消化内镜护理配合与管理》。本书基于编者们多年的临床工作积累，结合国内外先进的理念，针对内镜护理与管理的方方面面，以学术的视角进行总结、提炼，为内镜护理同道提供参考和借鉴，为推动我国的内镜事业发展添砖加瓦。

　　祝贺本书的出版发行！

中国人民解放军陆军特色医学中心消化内科　陈东风

2021 年 11 月 18 日

前　言

　　近年来内镜技术突飞猛进,在消化系统疾病的诊断和治疗中占有举足轻重的地位。消化内镜不仅是一种广泛应用的诊断工具,更是一种重要的治疗手段。以内镜黏膜下剥离术等为代表的消化内镜微创技术,利用自然腔道到达病变部位进行治疗,已取代了部分传统的外科手术,成为消化道早期肿瘤等疾病的首选治疗方法。

　　消化内镜技术不断完善,在为患者带来福音的同时,也极大地推动了内镜护理的发展。如今,消化内镜护理已发展成一门相对独立的亚专业。随着消化内镜治疗技术在全国各大内镜中心(室)的开展,从事内镜护理工作的护理人员也不断增加,内镜护理配合的优劣直接影响手术的成功与否。内镜护理人员在消化内镜诊疗过程中担任了特殊的角色,其工作由以往的简单诊断内镜的护理配合、内镜清洗消毒等,逐步演变至贯穿整个内镜手术治疗的护理及配合工作,内镜护理的重要性愈发凸显。为了给内镜护理人员提供日常工作指导及疑难问题解决方案,我们邀请国内各大消化内镜中心的护理专家及一线护理人员通力合作,编写本书。本书包含基础消化内镜专科护理技术、治疗性消化内镜护理技术、特殊诊治内镜护理技术、急救护理操作等,也对内镜中心流程管理、质量管理、护理人员配置等内容进行了尽可能详细的阐述。本书内容新颖丰富、图文并茂、资料翔实,可作为从事内镜护理管理及实施的人员参考和学习之用。希望本书能对提高内镜护理管理人员的管理水平、内镜护理人员的内镜护理配合技能及微创治疗护理配合技巧有所裨益。

　　在此,向参与编写的编者,以及编者所在单位的大力支持,表示衷心的感谢。

曹　艳

2021 年 10 月

目　　录

第一篇
护理配合篇

第一章

基础消化内镜检查的护理配合

第一节 普通胃镜检查的护理配合

普通胃镜检查是上消化道内镜检查的一种,通过此检查可直接观察食管、胃、十二指肠炎症、溃疡或肿瘤等的性质、大小、部位及范围,并可行组织学或细胞学的病理检查。

适应证

(1) 有明显消化道症状,但不明原因者。

(2) 上消化道出血需查明原因者。

(3) 疑有上消化道肿瘤,但 X 线钡餐检查不能确诊者。

(4) 需要随访观察的病变,如溃疡病、萎缩性胃炎、胃手术后及药物治疗前后对比观察等(图 1-1-1～图 1-1-3)。

(5) 需做内镜治疗者,如摘取异物、急性上消化道出血的止血、食管静脉曲张的硬化剂注射与结扎、食管狭窄的扩张治疗等(图 1-1-4)。

护理配合内容及要点

(一) 护理配合要求

1. 术前准备 术前评估充分,排除禁忌证;各项须知告知详细并签署知情同意书;用物准备齐全。

2. 术中配合 密切观察患者的反应,与医生配合娴熟,全过程器械无污染,患者隐私得到保护。

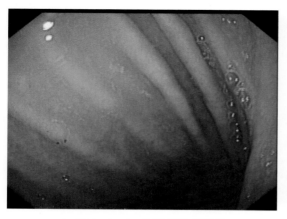

▲ 图 1-1-1 胆汁反流性胃炎

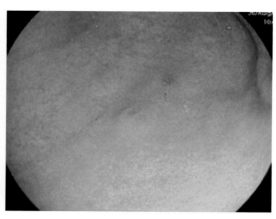

▲ 图 1-1-2 糜烂性胃炎

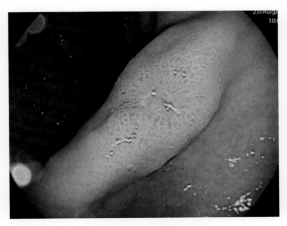

▲ 图 1-1-3　胃角溃疡

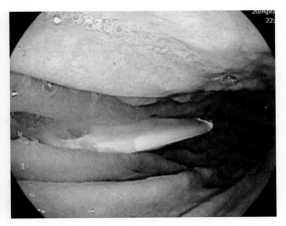

▲ 图 1-1-4　胃内异物

3. 术后指导　注意事项交代详细,密切观察有无并发症。

(二)护理配合内容

1. 术前准备

(1)用物准备

1)常规用物:牙垫、弯盘(治疗巾)、面巾纸、灭菌注射用水、酒精纱布、注射器(20 ml 或 50 ml)、专用注水瓶、止血钳(夹取有滤纸片)、病理标本瓶、样本固定液、祛泡剂、幽门螺杆菌试剂、医用检查手套、床侧预处理用物。

2)附件:活检钳。

(2)仪器准备

1)内镜准备及测试:将内镜连接光源和主机,做好白平衡,检查内镜图像,注水和注气,吸引功能正常。

2)内镜工作站测试:确保内镜工作站、计算机图像储存系统、打印机、病理条码打印机功能正常。

3)检查负压吸引装置,调节压力,保证有效持续吸引,确认抢救药物及抢救设备在功能状态。

(3)患者准备

1)操作前首先要了解病史、检查目的、其他检查情况,有无内镜禁忌证,有无药物过敏史及急慢性传染病。

2)向患者讲其检查目的、必要性配合检查须注意的事项,签写《内镜检查知情同意书》。

3)嘱患者术前禁食、禁水 6~8 小时,疑有幽门梗阻者需遵医嘱适当延长禁食时间或胃肠减压。

4)检查前半小时口服局麻药,检查前 5~10 分钟用 2% 利多卡因咽部喷雾 2~3 次或予麻醉霜一勺,约 5~10 ml,嘱患者自己多次少量吞服。

2. 术中配合

1)协助患者取左侧卧位,双腿屈曲,松开领口及腰带,头部略向后仰,使咽喉部与食管成一直线。

2)佩戴义齿及眼镜的患者应将其取下,患者口边置弯盘(治疗巾),嘱患者咬紧牙垫。

3)胃镜检查过程中安抚患者,嘱调整呼吸,口水自然流出,积极配合胃镜检查。

4)配合活检:检查活检钳的开闭情况,以抛物线式递给医师插入钳子管道,在内镜直视下打开钳瓣,紧贴组织后即关闭,用纱布包裹同时避免纱布触碰钳瓣头端组织,防止黏液及血液飞溅(图 1-1-5)。

5)取出的活检组织黏附于滤纸上,不同部位的活检分瓶放置,检查结束后与医生核对无误后放置在标本瓶(4% 甲醛溶液)内,标贴标本条码,填写病理申请单。

3. 术后处理

1)内镜床侧预处理、复用附件清洗消毒、一次性附件不重复使用,避免交叉感染。

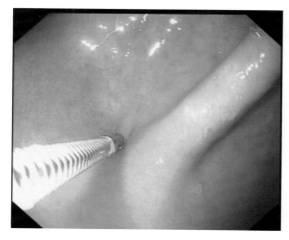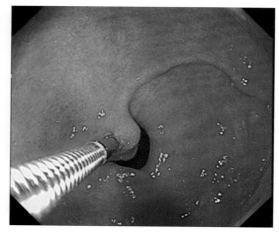

▲ 图 1-1-5 活检术

2）帮患者取下牙垫，用面巾纸将口腔周围黏液擦拭干净。

3）指导患者 2 小时后进食进水，可进温凉流质或半流质饮食。

4）告知患者检查的相关注意事项，及出现严重不适，立即来院就诊。

5）按内镜病理标本处理流程送检病理标本。

6）整理床单位，地面有污物及时处理，保持检查室内清洁。

（三）护理配合要点

（1）严格掌握适应证，根据检查的目的选择适合的内镜，做好检查前评估。

（2）备齐用物，确保内镜功能完好，内镜工作站正常运行。

（3）检查中动作轻柔，密切观察患者生命体征及患者反应，防止患者咬伤内镜。

（4）检查完毕按内镜清洗消毒规范做好床旁预处理，并给患者交代注意事项。

（5）检查前做好患者的心理护理，告知其配合技巧，提升患者检查过程中的配合程度。

▶ 注意事项 ◀

（1）掌握禁忌证，有以下疾病的患者禁做胃镜检查：①严重心、肺疾病，如严重心律失常、心力衰竭、严重呼吸衰竭及支气管哮喘发作等；

②各种原因所致休克、昏迷等危重状态；③急性食管、胃、十二指肠穿孔，腐蚀性食管炎的急性期；④神志不清、精神失常不能配合检查者；⑤严重咽喉部疾病、主动脉瘤及严重颈胸段脊柱畸形等。

（2）检查前 1～2 天内禁烟，因为吸烟可增加呼吸道分泌物产生，引起咳嗽影响胃镜的顺利插入。

（3）检查中密切观察患者的生命体征，严防突发疾病导致的不良后果。

（4）进镜过程中，胃镜抵达咽喉部时，患者会出现刺激性的恶心不适，此时嘱患者做吞咽动作，配合医师将胃镜顺利地插入。动作需轻柔，严防造成食管的损伤。

（5）检查结束后嘱患者禁食、水 2 小时，以免引起呛咳或误入气管引起吸入性肺炎。

（6）检查后少数患者可有咽喉疼痛或异物感，嘱患者不要用力咳嗽，以免损伤咽喉部黏膜。症状明显者可遵医嘱口含相应的药物，如含片等减轻症状。

▶ 应急处理 ◀

（1）如将镜头送入气管，术者可看到环形气管壁，患者出现明显呛咳，应立即将内镜退出，重新进镜。

（2）如镜头在咽喉部打弯，患者会出现明

显疼痛不适,术者可看到镜身,应把角度钮放松,慢慢将内镜退出重新插入。

(3)当镜面被黏液血迹、食物遮挡时,应注水冲洗。

(4)检查过程中,如患者出现呼吸困难、憋气,应嘱患者用力鼻吸气,张口呼气。

人文护理

胃镜检查是一项侵入性操作,患者会产生恐惧、焦虑及紧张心理,要求护理人员具有良好的护患沟通技巧,具备崇高的职业素养和慎独精神,扎实的理论基础,善于保护患者隐私,极强的爱伤观念。必须在熟练掌握内镜下各类手术配合后方可进行操作。

(王　琇　陈玉英)

参考文献

[1]尤黎明,吴瑛.内科护理学[M].北京:人民卫生出版社,2017:359-361.

[2]王萍,徐建鸣.消化内镜诊疗辅助技术配合流程[M].上海:复旦大学出版社,2016:30-31.

[3]孙文弟.胃镜检查的注意事项及人文护理[J].中国医药指南,2013,11:358-359.

第二节　普通肠镜检查的护理配合

肠镜检查是经肛门将肠镜循腔插入至回盲部,从黏膜侧观察结肠病变的检查方法,不但可以清楚地发现肠道病变,还可对部分肠道病变进行治疗,是诊断和治疗大肠疾病安全有效的方法。

适应证

(1)原因不明的慢性腹泻、便血及下腹疼痛,疑有结肠、直肠、末端回场病变者。

(2)钡剂灌肠有可疑病变需进一步确诊者。

(3)炎症性肠病的诊断与随访(图1-2-1~图1-2-3)。

(4)需做止血及结肠息肉摘除等治疗者。

(5)结肠癌术前诊断、术后随访,息肉摘除术后随访。

(6)大肠肿瘤的普查(图1-2-4)。

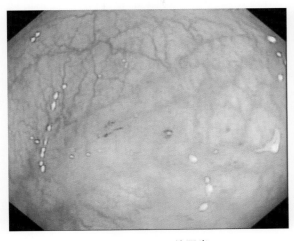

▲ 图1-2-1　结肠炎

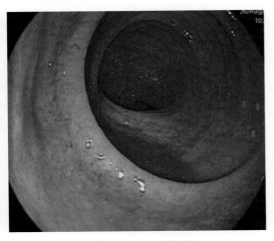

▲ 图1-2-2　直肠炎

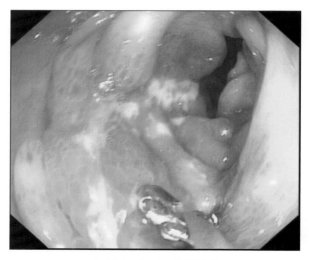

▲ 图 1-2-3　结肠溃疡

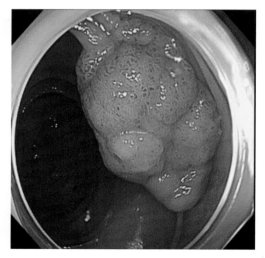

▲ 图 1-2-4　结肠腺瘤

护理配合内容及要点

（一）护理配合要求

1. 术前准备　护理工作应该做到术前评估充分、各项须知告知详细并签署知情同意书，患者肠道是否准备充分，用物准备是否齐全。

2. 术中配合　密切观察患者反应，操作过程做到手法熟练，无多余动作，全过程器械无污染，患者隐私得到保护。

3. 术后指导　护理人员术后在遵医嘱行护理的同时，应该告知患者及家属检查后注意事项，密切观察有无并发症。

（二）护理配合内容

1. 术前准备

（1）用物准备

1）常规用物　灭菌水、酒精纱布、润滑油、注射器（20 ml 或 50 ml）、床侧预处理用物、隔离巾、面巾纸、专用注水瓶、止血钳（夹取有滤纸片）、病理标本瓶、样本固定液、祛泡剂、医用检查手套。

2）附件　肠镜活检钳。

3）结肠镜检查专用裤。

（2）仪器准备

1）内镜准备及测试：将内镜连接光源和主机，做好白平衡，检查内镜图像，注水和注气，吸引功能正常。

2）内镜工作站测试：确保内镜工作站、计算机图像储存系统、打印机、病理条码打印机功能正常。

3）检查负压吸引装置，调节压力，保证有效持续吸引，确认抢救药物及抢救设备在功能状态。

（3）患者准备

1）收集病史，介绍患者须知，争取患者配合。操作前首先要了解病史、检查目的、其他检查情况，有无内镜禁忌证，有无药物过敏史及急慢性传染病。向患者说明检查目的、必要性、配合检查须注意的事项，签署《内镜检查知情同意书》。

2）嘱患者检查前 3 天进食无渣或少渣半流质饮食，检查前一天进流质饮食，若疑为肠息肉，准备做电切术者禁食牛奶及乳制品。禁服影响凝血功能的药物。

3）肠道准备：将聚乙二醇（PEG）20～30 g 溶于 2 000～3 000 ml 水中，于术前 4 小时口服，直至排出液清亮为止。

4）遵医嘱给予患者肌内注射地西泮。

5）术前半小时用阿托品 0.5 mg 肌内注射或山莨菪碱 10 mg 肌内注射。

6）更换肠镜专用裤。

7）肥胖患者或腹部较大患者可使用腹带固定。

2. 术中配合

1）协助患者取左侧卧位，双腿微曲，腹部放松，嘱患者尽量在检查中保持身体不要摆动。

2）术者先做直肠指检，了解有无肿瘤、狭窄、痔疮、肛裂等。

3）肠镜检查过程中医生要向肠腔注入少量的空气，扩张或者暴露肠腔，此时患者会感腹胀及排便感，此时应安抚患者，嘱调整呼吸，积极配合肠镜检查。肠镜检查过程中，注意观察患者面色，安抚患者，必要时根据医嘱协助患者改变体位或进行腹部按压使肠镜顺利插入。

4）检查活检钳的开闭情况，以抛物线式递给医师插入钳子管道，在内镜直视下打开钳瓣，紧贴组织后即关闭，用纱布包裹活检钳后抽出，同时避免纱布触碰钳瓣头端组织（图1-2-5）。

5）取出的活检组织黏附于滤纸上，不同部位的活检分瓶放置，检查结束后与医生核对无误后放置在标本瓶（4%甲醛溶液）内，标贴标本条码，填写病理申请单。

3. 术后处理

1）内镜床侧预处理，复用附件清洗消毒，一次性附件不重复使用，避免交叉感染。

2）指导患者稍事休息，观察15～30分钟再离去，术后3天内进少渣饮食。

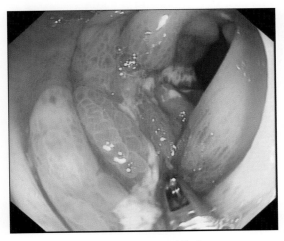

▲ 图1-2-5　活检术

3）告知患者结肠镜检查后腹痛，与操作过程中注气有关，应适当走动，肛门排气后可缓解，若出现持续腹痛加重不缓解，面色苍白，心率增快，血压下降，提示并发肠出血，肠穿孔，应及时报告医生，协助处理。

4）如结肠镜检查过程中取病理活检，告知及时取病理报告的相关注意事项。

5）告知患者出现严重不适，立即来院就诊。

6）整理床单位，地面有污物及时处理，保持检查室内清洁。

（三）护理配合要点

（1）严格掌握适应证，根据检查的目的选择适合的内镜，做好检查前评估。

（2）备齐用物，确保内镜功能完好，内镜工作站正常运行。

（3）检查中动作轻柔，密切观察患者生命体征及患者反应，及时发现有无肠穿孔、肠出血等并发症。做好患者心理护理，告知其配合技巧，提升患者检查过程中的配合程度。

（4）检查完毕按内镜清洗消毒规范做好床旁预处理，并向患者交代注意事项。

注意事项

（1）检查前做好评估，掌握禁忌证，有以下疾病的患者禁做肠镜检查：①严重心肺功能不全、休克及精神病患者；②急性弥漫性腹膜炎、腹腔脏器穿孔、多次腹腔手术、腹内广泛粘连；③肛门、直肠严重狭窄者；④急性重度结肠炎，如急性细菌性痢疾、急性重度溃疡性结肠炎及憩室炎等；⑤妊娠妇女；⑥极度虚弱，不能支持术前肠道准备者。

（2）镜检中的注意事项

1）肠道检查一般平均需要15分钟，由于患者个体差异或者大肠、直肠有异常，相应的检查时间会延长，护士应及时向患者解释，密切观察患者的其他情况，严防意外发生，并做好应急的准备工作，协同医生进行抢救。

2）为了便于进镜或者观察肠黏膜的形态，医生必要时要向肠腔注入少量的空气，以扩张或者暴露肠腔，此时患者会感到腹胀及排便感，护士应及时地向患者宣教,帮助患者顺利通过检查。

3) 对于高危患者,应密切观察生命体征及肠道的变化,发现问题及时配合医生进行处理。

4) 严格执行无菌技术操作规程,避免交叉感染。

(3) 肠镜检查后的注意事项:肠镜检查是一项侵入性操作,会造成肠内积气、腹痛、腹胀。护士应告知患者,排出积气后腹胀、腹痛会自行消除。若持续性加重不缓解者,应及时报告医生,再行诊治。在症状缓解前,患者不得离开医院。如检查后突发腹胀及大量鲜血便,应及时就诊,必要时留院观察病情,以防意外发生。

应急处理

①对于过分紧张或高度肠痉挛的受检者,酌情使用镇静药或解痉药;②受检者出现面色、呼吸、脉搏改变应停止插镜,同时建立静脉通道以备抢救及术中用药。

人文护理

肠镜检查是一种侵入性操作,患者会产生恐惧、害怕、焦虑及紧张心理,对护理人员而言,必须在熟练掌握内镜下各类检查操作后方可进行配合,要求护理人员具备崇高的职业素养和慎独精神,善于保护患者隐私,注意保暖,防止受凉;在进行操作过程中要向患者说明检查目的及大致检查过程,并交代术后注意事项,解除患者焦虑及恐惧心理;具有良好的护患沟通技巧、扎实的理论基础、极强的爱伤观念。

（王　琇　　陈玉英）

📖 **参考文献**

[1] 尤黎明,吴瑛. 内科护理学[M]. 北京:人民卫生出版社,2017:368-370.

[2] 王萍,徐建鸣. 消化内镜诊疗辅助技术配合流程[M]. 上海:复旦大学出版社,2016:33.

[3] 孙文弟. 肠镜检查的注意事项及人文护理[J]. 中国保健营养,2013,23(4):1843.

第三节　超声胃镜检查的护理配合

超声胃镜(EUS)是一种先进的集超声波与内镜检查为一体的医疗设备,它将微型高频超声探头安置在内镜前端,在内镜进入胃腔后,能直接观察腔内形态,又可进行实时超声扫描,以获得管道壁各层次的组织学特征及周围邻近脏器的超声图像(图1-3-1)。

EUS的主要优势在于确定胃肠黏膜下病变的性质,判断消化道恶性肿瘤的侵袭深度和范围,诊断胰腺系统疾病等。超声内镜不同于普通胃镜,超声内镜的前端多了个超声探头,这种小的探头随着胃镜送入胃腔内进行超声检测,可以看到食管和胃深层的病变。因此,超声内镜对食管、胃的隆起性病变有很好的诊断和治疗价值。此外,超声内镜还有其他的用途,如

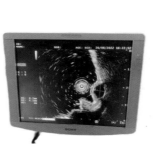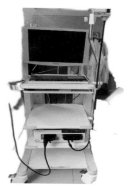

▲ 图1-3-1　超声主机及监视器

超声内镜可以帮助医生判断胃癌侵犯深度和周围淋巴结转移情况,可以鉴别胃溃疡是良性的还是恶性的。

超声主机必须处于冻结状态(图1-3-3)。

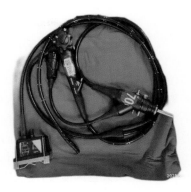

▲ 图1-3-3 超声环扫

适应证

（1）确定消化道黏膜下肿瘤的起源与性质。

（2）对溃疡性病变的鉴别诊断。

（3）贲门失弛缓症的鉴别诊断。

（4）巨大胃黏膜皱襞的鉴别。

（5）判断消化系统肿瘤的侵犯深度及外科手术切除的可能性。

（6）胰胆系统疾病的诊断。

（7）十二指肠壶腹部肿瘤的鉴别诊断。

（8）纵隔病变的诊断。

（9）判断食管静脉曲张程度与栓塞治疗的效果。

（10）超声内镜引导下细针穿刺细胞学检查及介入治疗。

护理配合内容及要点

（一）超声探头的安装

使用前注意观察探头的外观有无损伤,观察先端部是否有气泡,连接器是否受潮,安装时动作轻柔,避免超声探头发生碰撞、折损,减少探头损伤,探头进入胃镜钳道时,镜身尽量拉直,无阻力进出探头(图1-3-2)。

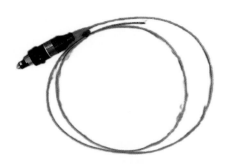

▲ 图1-3-2 超声探头

（二）超声探头的插入

插入前确保探头正常工作,探头外径小于钳道直径。用灭菌水擦拭探头外表,减少插入时的阻力。切记不可用油性润滑剂。缓慢插入钳道,每次插入时手持部距离活检钳道距离不宜太远,一般5cm为宜,避免探头折损。探头从钳道漏出4cm即可停止插入,在插入探头的整个过程,

（三）超声探头的拔出

抽出探头时超声主机也务必处于冻结状态,内镜尽可能取直,将超声探头缓缓抽出并插入探头架上。

（四）超声探头的洗消

超声探头一用一消毒,从患者体内取出,立即用内镜擦拭湿纸巾或含酶湿纱布擦拭探头表面,盖上防水盖转送至清洗间清洗消毒,浸泡前务必盖好防水盖,勿过度弯曲,弯曲直径小于20cm。消毒后待探头充分干燥后存放于内镜存储房间或内镜专用柜中。探头易采取悬挂式保存,悬挂时动作应轻柔,避免探头过渡摇晃或受压导致损坏。

注意事项

检查前一天禁止吸烟,以免检查时因咳嗽影响插管;禁烟还可减少胃酸分泌,便于医生观察,检查前避免饮酒,平时服用镇静药物者不宜亲自驾驶前往,年老行动不便的患者应由家人陪伴前来检查。

检查前患者至少要空腹6小时以上。重症及体质虚弱禁食后体力难以支持者,检查前应静脉注射高渗葡萄糖液。患者如有其他疾病,如高血压、心脏病、血小板减少、怀孕或服用抗凝药物等,需告诉内镜中心医护人员并提供现在所服药物及过敏史,高血压患者检查当天可正常口服降压药,待血压稳定后行超声内镜检查。

为了消除患者的紧张情绪,减少胃液分泌及胃蠕动,驱除胃内的泡沫,使图像更清晰,必要时医生在检查前20～30分钟要给患者用镇静剂、解痉剂和祛泡剂。对此,患者应有所了解,并给予配合。

为了使超声胃内镜能顺利地通过咽部,做检查前一般要用咽部麻醉药,用药要领患者要按医生的要求进行。麻醉采取局部麻醉,只限于咽喉及食管上端。在用上述药前,向患者询问过敏史,讲述用药的方法和目的,取得患者的信任和配合。

检查前患者先去小便排空膀胱,进入检查室后,松开领口及裤带,取下假牙及眼镜,取左侧卧位,或根据需要改用其他体位。入镜后,不能用牙齿咬镜,以防咬破镜身的塑管。身体及头部不能转动,以防损坏镜子并伤害内脏。如有不适情况,实在不能忍受可用手势向医护人员示意,以便采取必要措施。

检查后患者应少说话,适当休息。可能会存在咽部不适、疼痛、声嘶等情况,休息后可逐渐缓解。

若患者未取活检,则可正常进食,以清淡饮食为主;取活检后4小时可进半质流食,如粥、馄饨、汤面等。

应急处理

(一)内镜室设备应急处理

(1)不管何时发现内镜工作异常,都应立即停止使用,并慢慢地将其取出,启用备用内镜。

(2)如果在检查过程中内镜图像消失或冻结,请将电子内镜中心的电源开关关闭,再重新打开。如果图像仍然不可见,立即停止检查,缓慢地从患者体内抽出内镜。

(3)如果角度旋钮之类的部件出现异常,立即停止检查;松开角度卡锁,不要操作角度旋钮。然后一边观察内镜图像一边小心地抽出内镜。如果难以拔出,不要用力将其抽出,先让其暂留在患者体内并立即与厂家联系,用力抽出会导致患者受伤。

(4)当操作人员下压送气、送水按钮却无

法从内镜图像里观察到水流时,立即停止送水并检查水瓶里的剩水量。

(5)如果吸引按钮被卡住,会导致无法复原而不能停止吸引,把吸引软管从内镜接头的吸引接口上拆除,停止吸引并取出内镜。

(6)如果活检钳先端处于打开状态或从鞘管内伸出,切勿拔出附件,以免造成患者受伤、仪器损坏。如果不能拔出附件,要一边仔细观察内镜画面,一边小心地将内镜与活检钳同时拔出。

(7)如果怀疑内镜有故障,切勿使用,及时与厂家联系检查维修。

(二)患者应急情况处理

(1)当发现患者发生误吸时,护士应立即报告医生,停止检查。

(2)立即进行负压吸引,快速吸出鼻及呼吸道内异物。

(3)根据患者具体情况进行紧急处理。当患者神志清楚时,护士可一手抱住患者上腹部,另一手叩拍背部;当患者处于昏迷状态时,可使患者处于仰卧位,头偏向一侧,医护人员按压腹部,同时用负压吸引器进行吸引;也可让患者处于俯卧,叩拍背部,注意观察患者面色、呼吸、神志等情况。

(4)迅速建立静脉通道,备好抢救仪器和物品。

(5)监测生命体征和血氧饱和度变化。如患者出现严重发绀、意识障碍及血氧饱和度、呼吸频率和深度异常,立即采用简易呼吸器维持呼吸,同时急请麻醉科插管吸引或气借镜吸引。患者出现神志不清、呼吸心跳停止时,立即进行胸外心脏按压、气管插管、机械通气、心电监护等心肺脑复苏抢救措施,遵医嘱给予抢救用药。

人文护理

(1)开始前主动向患者及家属讲解超声胃镜检查方法及配合事项等,耐心向患者讲解检查的安全性、有效性,使患者保持平和的心态。耐心倾听患者倾诉,以拉近护患距离。

(2)为患者建立舒适温馨的检查环境,保

证室内温度湿度适宜,空气清新,适当摆放绿色植物,播放舒缓的音乐以缓解患者的紧张。

(3)检查中引导患者取得舒适的检查体位,耐心向其讲解配合方法及注意事项,检查过程中密切观察患者生命体征。如有患者出现恶心、呕吐,耐心告知其调整方法,叮嘱患者不可用舌头挤压,以防引发咽部不适、出血等。并叮嘱患者不可扭动头部或手拉内镜,以防内镜受损或损伤患者。

(4)检查完后协助患者取出口垫,并以面巾纸擦拭口角,询问患者有无不适,待患者无不适感,挽扶患者至观察区休息 15～30 分钟,待患者未有异常后再离开。

(顾　青　肖怀芳　周培培)

📖 参考文献

[1] 张婷婷,臧玲,苏菡. 精细化护理管理在老年患者上消化道超声内镜术中的应用效果[J]. 解放军护理杂志,2017,34(10):71-73.

[2] 屈伟明,周红兵,刘旭丽,等. 超声胃镜引导细针穿刺活检诊断全内脏反位胰腺癌 1 例[J]. 现代消化及介入诊疗,2020,25(7):845-846.

[3] 金震东,李兆申. 消化超声内镜学[M]. 3 版. 北京:科学出版社,2017:11.

[4] 郑林福,李达周,郑允平,等. 线阵型超声与微探头超声内镜对十二指肠降部黏膜下肿瘤诊断价值的比较[J]. 中国内镜杂志,2021,27(3):21-26.

第四节　超声肠镜检查的护理配合

超声肠镜检查是经肠镜导入超声探头,具有普通肠镜和超声功能,仪器尖端有转换装置,能旋转 360°,不仅可以观察结肠肿瘤侵犯的层次,同时还可判断有无淋巴结转移,对术前诊断、制订方案、预后均有重大意义。目前,超声内镜检查术已成为消化内镜中心的常规诊疗方法。

▶ 适应证

(1)结直肠肿瘤的诊断、术前分期和随访。

(2)黏膜下肿瘤的诊断及与外压性病变的鉴别。

(3)炎症性肠病的诊断和鉴别诊断。

(4)可疑肠外病变(如腹、盆腔包块)的诊断。

(5)怀疑肛管直肠或盆腔病变者。

(6)盆底占位性病变需明确其与肠壁及其周围括约肌的关系,并可于直肠腔内超声引导下行盆底病变组织的定位活检。

(7)脓肿者,需明确有无瘘道形成,并确定是否存在内口及其位置;肛瘘者明确肛瘘类型(瘘管走行、继发瘘管情况、瘘管与括约肌关系及内口位置等)。

(8)外伤、产伤等导致的括约肌撕裂,可明确撕裂括约肌的深度和宽度;外伤所致肛周异物残留可明确异物类型及部位。

(9)可评估直肠功能性病变,如肛管直肠前突、直肠脱垂、直肠套叠等。

(10)直肠肛管疾病术后的随访观察,评价疗效。

▶ 护理配合内容及要点

(一)超声探头的安装

使用前注意观察探头的外观有无破损,观察先端部是否有气泡,连接器是否受潮,安装时动作轻柔,避免超声探头发生碰撞、折损,探头进入肠镜钳道时,镜身尽量拉直,无阻力进出探头(图 1-4-1)。

(二)超声探头的插入

插入前肛检,左手拇指、示指分开肛周皮

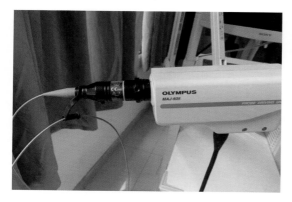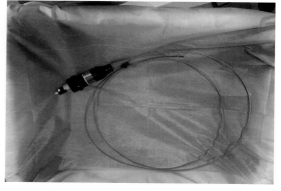

▲ 图 1-4-1   超声探头

肤,暴露肛门,右手持镜将镜头侧放在肛门口,用示指将镜头轻轻压入肛门内,观察视野进镜,单人插镜法只需操作者一人操作即可,助手负责内镜上涂润滑油,协助患者变换体位。当内镜通过乙状结肠、脾曲、肝曲困难时,护士协助按压患者腹部,顶住镜身使其不结襻,同时观察患者反应。双人插镜法,根据操作者指令进镜或退镜。当发现病变行超声探查时,一名助手负责固定内镜、变换体位,观察患者有无腹痛、腹胀,另一名助手负责注水、递给操作者微型超声探头及超声操作面板,确保探头正常工作,探头外径小于钳道直径。插入过程中超声主机必须处于冻结状态。

(三)超声探头的拔出

抽出探头时超声主机也务必处于冻结状态,内镜尽可能取直,将超声探头缓缓抽出并插入探头架上。

(四)超声探头的洗消

超声探头一用一消毒,从患者体内取出,立即用内镜擦拭湿纸巾或含酶湿纱布擦拭探头表面,盖上防水盖转送至清洗间清洗消毒,浸泡前务必盖好防水盖,勿过度弯曲,弯曲直径小于20 cm。消毒后待探头充分干燥后存放于内镜存储房间或内镜专用柜中。探头宜采取悬挂式保存,悬挂时动作应轻柔,避免探头过度摇晃或受压导致损坏。

🞂 注意事项

超声内镜检查术,术前准备的关键是做好

肠道准备。肠道清洁干净与否,可直接影响检查结果。如果受检部位位于直肠,一般行灌肠术即可,如果受检部位位于直肠以上者,则需要服用泻剂进行肠道准备。患者检查前两日开始进少渣半流,前一日进流质。检查前口服泻剂清洁肠道,目前临床上常用的肠道准备的泻剂有硫酸镁、复方聚乙二醇电解质类、磷酸盐类等。协助患者更换肠镜裤,采取左侧卧位,双腿屈曲并拢,大腿与小腿呈直角,松开裤带。检查过程中应密切观察患者的生命体征、面色、腹胀、腹痛情况。年龄大和病情较重者给予氧气吸入并行心电监护。

🞂 应急处理

(一)患者应急情况处理

检查过程中如有出血的,少量出血一般不需要特殊处理或局部喷注凝血酶盐水就行。若还出血不止,可选用内镜下电凝、激光、钛夹夹闭等方法止血。出血量较大的患者同时应该卧床休息,补液,应用止血药物。必要时可以输血,对血压、心率以及血红蛋白等密切观察。出血量较大且出现休克情况,内科保守治疗无效时则需急诊手术处理。

检查过程中出现剧烈的腹痛和腹部膨隆,都考虑穿孔可能,要尽快终止检查,退镜时不要忘记吸干净肠管内的空气和粪汁,之后进行腹部平片或 CT 检查,确认有无穿孔,对于服镇静剂患者,操作者需要特别注意观察患者情况。可用钛夹封闭穿孔部位,术后常规给予输液、胃肠减压、应用抗生素及纠正电解质等治疗并密切观察病情,若钛夹封闭穿孔部位无效时则需急诊手术处理。

(二)内镜室设备应急处理

(1)不管何时发现内镜工作异常,都应立即停止使用,并慢慢地将其取出,启用备用内镜。

(2)如果在检查过程中内镜图像消失或冻结,将电子内镜中心的电源开关关闭后,再重新打开,如果图像仍然不可见,立即停止检查,缓慢地从患者体内抽出内镜。

(3)如果角度旋钮之类的部件出现异常,立即停止检查;松开角度卡锁,不要操作角度旋钮。然后一边观察内镜图像一边小心地抽出内镜。如果难以拔出,请不要用力将其抽出,先让其暂留在患者体内并立即与厂家联系,用力抽出会导致患者受伤。

(4)当操作人员下压送气、送水按钮却无法从内镜图像里观察到水流时,请立即停止送水并检查水瓶里的剩水量。

(5)如果吸引按钮被卡住,会导致无法复原而不能停止吸引。请把吸引软管从内镜接头的吸引接口上拆除,停止吸引并取出内镜。

(6)如果活检钳先端处于打开状态或从鞘管内伸出,请勿拔出附件。以免造成患者受伤、仪器损坏。如果不能拔出附件,请一边仔细观察内镜画面,一边小心地将内镜与活检钳同时拔出。

(7)如果怀疑内镜有故障,请勿使用,及时与厂家联系检查维修。

人文护理

(1)内镜中心要为患者建立舒适温馨的检查环境,保证室内温度湿度适宜,空气清新,适当摆放绿色植物,播放舒缓的音乐以缓解患者的紧张。

(2)检查前应与患者及其家属进行交流,讲解此项检查的目的、方法、成功率、重要性,介绍其操作过程、配合要点,告知检查后的注意事项,消除患者与家属的紧张情绪和顾虑,使患者积极配合检查。

(3)检查中协助患者取左侧卧位,下肢半躯,腹部放松,根据检查需要,协助患者变换体位,向患者说明检查过程中可能出现的不适,指导患者放松、深呼吸,以减少腹肌紧张和疼痛,注意观察患者脉搏、呼吸、血氧饱和度以及有无出血,对于年老、心脏疾病等患者应给予吸氧。

(4)检查结束后,用柔软的纸巾帮助患者清洁肛门及肛周皮肤。协助患者取舒适卧位,监测患者血压、脉搏、呼吸、体温等体征,观察患者有无腹胀、腹痛、便血等并发症,若出现异常情况,应及时通知医生。嘱患者无腹胀、腹痛后可进食无刺激易消化的食物。

(顾 青 肖怀芳 周培培)

📖 参考文献

[1] 张丽娟,孙白杨,李惠. 超声内镜在炎症性肠病诊治中的应用价值及进展[J]. 现代消化及介入诊疗,2020,25(12):1680-1684.

[2] 徐珊珊,黄海涛,徐建磊,等. 超声内镜与增强 MRI 术前联合判定直肠癌 TN 分期的应用价值[J]. 世界华人消化杂志,2020,28(23):1212-1217.

[3] 金震东,李兆申. 消化超声内镜学[M]. 3 版. 北京:科学出版社,2017:11.

第五节 色素内镜检查的护理配合

色素内镜(chromoendoscopy,CE)又称染色内镜,是将染色原理应用于内镜检查的一项技术,内镜下借助色素的作用是帮助早期识别普通内镜不易识别的消化道黏膜表面的性状和功能特点,判断病变的良恶性,观察病变浸润范围及深度,定位边界,辅助靶向活检从而提高活检诊断率。色素内镜应用增强病变黏膜表面结构的立体感,提高肉眼识别肿瘤能力,有助于内镜医生有针对性地精确取材活检,提高早癌病变的检出率。色素内镜简单实用,容易普及,是一种行之有效、简单易行的检查手段。

（一）黏膜染色剂的基本要求

（1）本身具有颜色。

（2）与被染组织间具有亲和力。

（3）被染色的染色体或者胞质有被染色的特性。

（二）常用染色剂及临床应用

1. 靛胭脂（见图1-5-1）

（1）原理:靛胭脂不被胃肠黏膜上皮吸收,是对比性的表面黏膜染色剂,亦不与细胞内染色质结合发生化学反应,黏膜表面光滑的部分靛胭脂不能沉积,而通过重力作用潴留在低凹处使得局部病灶凹凸明显,与橘红色黏膜形成鲜明对比,从而显示出各种隆起、平坦、凹陷病灶的边界,增强了表面形态学特征,进而显示出病灶的立体结构。

（2）方法:靛胭脂浓度为0.2%~0.4%,内镜下通过喷洒管直接喷洒在胃肠黏膜后观察,通常在2~3分钟后观察效果最佳,喷洒时如果视野不清晰或有黏液可反复清洗后再次喷洒。注意靛胭脂配制浓度不是越高越好,绝大多数病变低浓度显示的较清楚。

（3）临床应用:在胃和肠均可使用,最常用于胃部病变的诊断。因靛胭脂费用低廉、病变检出率高而被临床广泛应用,且染料不被黏膜吸收,具有临床安全性。内镜下靛胭脂染色有助于内镜医生判断胃癌前病变和早癌的边界和性质,指导内镜下活检,提高检出率。与白光内镜相比结肠镜下靛胭脂染色可明显提高结肠早癌及癌前病变,尤其是平坦型和凹陷型微小病变的诊断率,是结肠癌早期筛查值得推广的一种方法。靛胭脂染色内镜结合放大内镜和腺窝分型特点可辅助判断结肠息肉的恶性程度(图1-5-2,图1-5-3)。

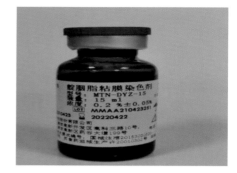

▲ 图1-5-1　靛胭脂黏膜染色剂

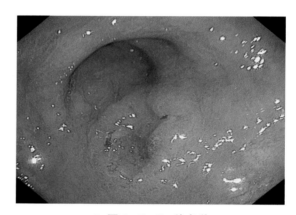

▲ 图1-5-2　染色前

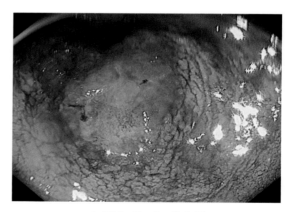

▲ 图1-5-3　染色后

2. 亚甲蓝　亚甲蓝又称美兰、次甲蓝、亚甲基蓝,见图1-5-4。

（1）原理:亚甲蓝是一种吸收性染料,其吸收进入上皮细胞内使细胞核着色,细胞遇到亚甲蓝后呈蓝色,正常细胞、化生细胞、肿瘤细胞

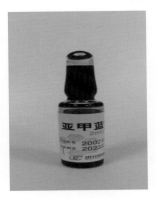

▲ 图 1-5-4 亚甲蓝

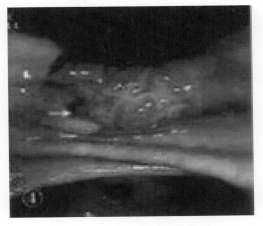

▲ 图 1-5-6 亚甲蓝染色后

着色程度逐渐加深。正常胃黏膜、炎症如糜烂或溃疡病变等不着色,肠化生上皮和不典型增生为浅蓝色,肿瘤病变呈深蓝色或黑色。

(2)方法:浓度为 0.1％～0.2％,用喷洒管喷洒病灶部位 3～5 ml,5 分钟后冲洗观察黏膜染色的情况。

(3)临床应用:用于食管和胃的肠化上皮、胃早癌上皮和正常肠道上皮染色。亚甲蓝是一种解毒药物,低浓度的亚甲蓝对人体无害,临床应用有安全性。研究表明亚甲蓝染色可提高胃癌前病变和早癌检出率,指导内镜下活检。结直肠癌癌前病变早期识别为异常隐窝病灶,亚甲蓝染色内镜较白光内镜更易识别异常隐窝病灶,可见亚甲蓝染色对结直肠早癌诊断有更高的敏感度和特异性(图 1-5-5,图 1-5-6)。

3. 卢戈碘(图 1-5-7)

(1)原理:正常食管鳞状上皮细胞含有大量糖原遇碘后呈棕褐色,当食管黏膜损伤、炎症或癌变时上皮细胞内糖原量减少甚至消失,故表为淡染或不染区。

(2)方法:常用碘溶液的浓度为 0.5％～0.75％,配制浓度不宜过高或过低,否则颜色过黑或染不上色。卢戈碘喷洒前要注意反复用链霉蛋白酶冲洗清理食管以去掉黏液,否则影响染色。内镜下 10～20 ml 卢戈碘使用喷洒管均匀地从肛侧到口侧进行全食管染色,边喷洒边退镜吸引,直到食管入口停止喷洒,同时床头抬高避免患者呛咳、窒息,尤其是全身麻醉患者。碘染色数分钟内会逐渐消失,尽快据碘染色结果靶向活检,可数分钟后重复染色,染色后可用

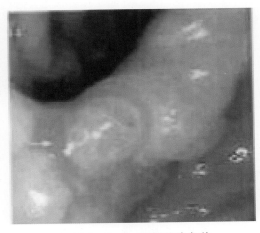

▲ 图 1-5-5 亚甲蓝染色前

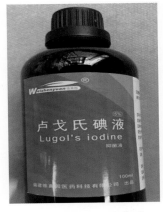

▲ 图 1-5-7 卢戈碘

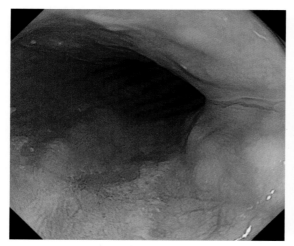

▲ 图 1-5-8　卢戈碘染色前

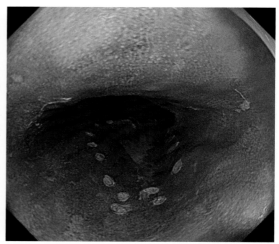

▲ 图 1-5-9　卢戈碘染色后

2.5％硫代硫酸钠溶液喷洒脱碘并尽量将胃腔碘液吸出减轻刺激。

（3）临床应用:适用于食管染色,正常食管黏膜染色为棕褐色(图 1-5-8,图 1-5-9)。食管卢戈碘染色判断标准:深染区,多见于食管上皮增生,比正常食管黏膜染色更深,如糖原棘皮症;淡染区,多见于低级别上皮内瘤变或急慢性炎症;不染区,多见于原位癌、浸润癌和高级别上皮内瘤变。

4. 冰醋酸(食用白醋)(图 1-5-10)

（1）原理:醋酸通过使 pH 下降以后与胃黏膜上皮细胞内染色质结合发生"白化"反应,使表面变白,其变色强弱与细胞核内染色质多少有关。与此同时,醋酸还会渗入到间质毛细血

管形成局部红斑。

（2）方法:最佳浓度为 1.5％,应用前充分去黏液清洗胃黏膜,后用喷洒管均匀喷洒病变后观察,用 NBI 模式观察会更加清楚。约 2～5 分钟后可以再次重复喷洒。

（3）临床应用:多用于胃和食管黏膜染色,因其操作简单、安全、有效、价廉,材料易获得,基层医院应用广泛。醋酸"白化"反应显示出黏膜的微细腺管改变及立体结构,使胃黏膜炎症和腺瘤凸显出来,能增加消化道扁平病变的检出率。白化反应消失后,消化道黏膜出现局部红斑(图 1-5-11,图 1-5-12)。

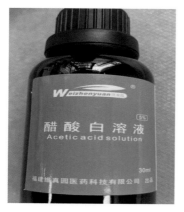

▲ 图 1-5-10　白醋

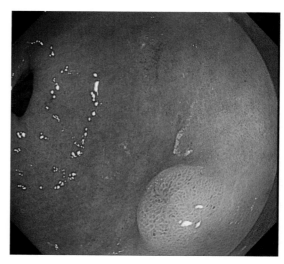

▲ 图 1-5-11　冰醋酸染色前

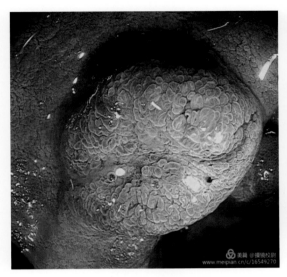

▲ 图 1-5-12 冰醋酸染色后

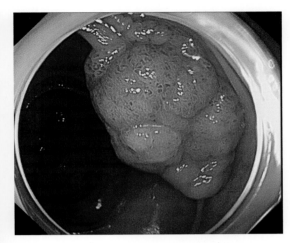

▲ 图 1-5-14 结晶紫染色前

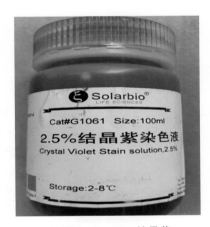

▲ 图 1-5-13 结晶紫

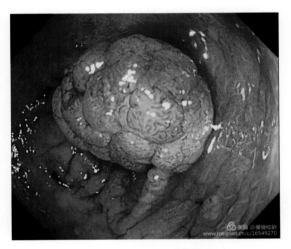

▲ 图 1-5-15 结晶紫染色后

5. 结晶紫(图 1-5-13)

(1)原理:结晶紫是一种吸收型的染料,正常黏膜上皮细胞的细胞质着色,而细胞核不着色,肿瘤由于黏膜表面上皮以及腺体破坏而不着色。

(2)方法:结晶紫浓度为 0.03%～0.05%,可用 1%龙胆紫原液溶液稀释。结晶紫是致癌物,染色时注意要在病变表面进行滴染,切勿喷洒,染色后用链霉蛋白酶冲洗后观察。

(3)临床应用:多用于胃肠道息肉、恶性肿瘤或术后 ESD 标本染色观察。因结晶紫致癌性限制了其在临床上的应用。研究表明,结晶紫只被小肠及结肠上皮吸收,而不被胃黏膜上皮及鳞状上皮吸收,且染色后可以观察黏膜腺管开口,因此与普通内镜相比可以更清晰地分辨肠上皮化生的 Barrett 食管,提高 Barrett 食管诊断准确率及其肠化型检出率(图 1-5-14,图 1-5-15)。

6. 酚红(图 1-5-16)

(1)原理:幽门螺杆菌(Hp)感染部位会产生氨,从而使酚红变黄,因而内镜下喷洒酚红溶液后直接观察胃黏膜,如颜色变黄则提示 Hp 感染,并能辅助判断 Hp 感染部位和范围。

(2)临床应用:酚红染色多用于感染 Hp 的

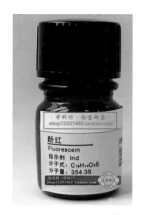

▲ 图 1-5-16　酚红

胃黏膜,研究表明酚红染色与白光内镜相比,胃窦黏膜活检标本 Hp 诊断率明显提高,从而指导内镜下靶向活检取材。

7. 刚果红

(1)原理:刚果红在胃内 pH<3.0 发生变色,呈深蓝色或黑色,从而能内镜下区分不同区域产酸、低酸或无酸的胃黏膜。

(2)临床应用:国内使用少,多用于胃黏膜染色,而异位的胃黏膜上皮不染色。利用这一原理,有助于对萎缩性胃炎的诊断和迷走神经选择性切除术效果的评估等,同时因胃早癌上皮细胞分泌胃酸减少所以不变色,呈深蓝色或黑色,从而提示病变的部位和范围。

总之,色素内镜是内镜下诊断早期消化道肿瘤的辅助手段,有助于提高上消化道早期癌及癌前病变的诊断率及病理活检准确率,方法简便安全,值得基层医院推广。

(顾　青　陈玉英)

📖 参考文献

董欢,王欣,王娜. 色素内镜在消化道早癌诊断中的应用进展[J]. 临床荟萃,2017,32:934-938.

第六节　共聚焦激光显微内镜检查的护理配合

共聚焦激光显微内镜——Cellvizio 是全球第一款也是唯一一款探头式和细针型共聚焦激光显微内镜成像系统(图 1-6-1),简称 pCLE/nCLE。所有恶性病变都是从细胞的微细改变开始的,内镜可以达到人体各个部位,但却看不到显微组织信息;显微镜可以看到组织的显微信息,却无法进入人体;而 Cellvizio 集二者所长,不但可以深入人体内部,还能显示黏膜细胞的形态学和功能学信息,可以在最早期发现病变并对病变性质进行判断。

在内镜检查和治疗过程中,Cellvizio 的微探头可通过内镜工作钳道或配套工具进入人体,对体内组织进行高达 1 μm 的细胞级成像,使医生即时判断病变性质,这就是 Cellvizio 神奇的光学活检技术。Cellvizio 的共聚焦微探头可与任何内镜和配套工具配合使用,也可与 BLI、NBI 等特殊内镜技术相结合来诊断病变,

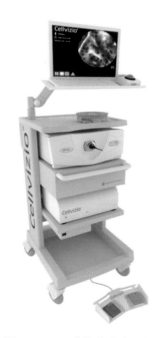

▲ 图 1-6-1　共聚焦激光显微内镜

在内镜检查过程中的任何阶段均可使用 Cellvizio 进行检查获得与病理切片同样清晰的影像用于诊疗。Cellvizio 最高 18 幅/秒的成像速率使医生得以实时动态观察病变组织,其画面级别为显微镜水平,目前已广泛应用于消化道、呼吸道、泌尿系统等众多疾病等诊疗过程当中。

（一）共聚焦激光显微内镜检查的护理配合

1. 微探头的消毒　表 1-6-1 对微探头进行消毒或灭菌。

表 1-6-1　消毒剂推荐

型号	清洁	消毒								灭菌
	加酶洗涤剂 Enzyme detergent	手动				自动				STERRAD 50 and 100S; short & long cycles 200; short cycle only 100NX; Duo and Express cycles
		过氧乙酸 Peracetic acid	戊二醛 (≤2.4%) Glutaraldehyde (GTA) (≤2.4%)	邻苯二甲醛 (≤0.6%) OPA (≤0.6%)	RevitalOx Resert	Olympus ETD3, ETD4	Medivators Advantage, DSD 201, DSD Edge	Getinge-Lancer ED Flow, ED Flow SD, ED900, Poka Yoke	Wassenburg WD440, WD440P, T, WD415(1)	
GastroFlex UHD	✔	✔	✔	✔	✔	✔	✔	✔	✔	●
ColoFlex UHD	✔	✔	✔	✔	✔	✔	✔	✔	✔	●
Cholangio Flex	✔	✔	✔	✔	✔	✔	✔	✔	✔	●
AlveoFlex	✔	✔	✔	✔	✔	✔	✔	✔	✔	●
AQ-Flex 19	✔	●	●	●	●	●	●	●	●	✔

警告:请勿使用 STERRAD® 100NX® 的 STANDARD 和 FLEX 模式。
警告:请勿对有膀胱癌病史的患者使用 OPA 再处理。
注:原产商建议 DUO 模式和 EXPRESS 模式作为 STERRAD® 100NX Sterilizer 的备选方案。
使用专业的 Wassenburg 探头清洗附件。

✔	推荐
●	可选
×	不适用

对微探头进行消毒或灭菌流程见图 1-6-2、图 1-6-3。

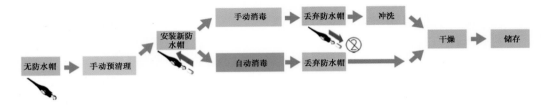

请勿在处理过程中使用任何附件缠绕在共聚焦微探头上。
检查微探头的完整性。

▲ 图 1-6-2　消毒步骤

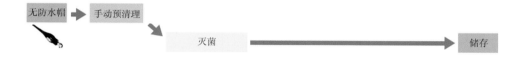

请勿在处理过程中使用任何附件缠绕在共聚焦微探头上。
检查微探头的完整性。

▲ 图 1 - 6 - 3 　灭菌步骤

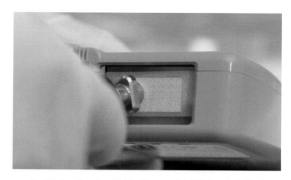

▲ 图 1 - 6 - 4 　使用 Cletop S 清洁探头连接端

2. 如何获得质量良好的图像　清洁微探头,使用 Cletop S 清洁探头连接端(图 1 - 6 - 4),成像前检查微探头是否完好,在启动设置过程中不要让微探头尖端与任何东西接触,不要中断微探头的预热和校准。

3. 在胃肠镜术中的护理配合

(1) 准备已消毒的 GastroFlex UHD/ColoFlex UHD 微探头。

(2) 连接微探头至设备。

(3) 等待设备对微探头进行预热和校准。

(4) 完成预热和校准后输入患者信息。

(5) 将微探头通过内镜的工作通道插入直到其尖端在内镜上显现。将尖端贴附在黏膜上成像。

(6) 完成检查后将微探头从工作通道中取出,送至清洗消毒处理。

4. 在 ERCP 术中的护理配合

(1) 准备已消毒的 CholangioFlex 微探头。

(2) 将 CholangioFlex 微探头置入导管或胆道镜内。当时使用导管时,推荐预置探头以使插入更容易。

(3) 将探头尖端贴附在黏膜上成像。

(4) 完成检查后将探头从导管/胆道镜中取出,送至清洗消毒处理。

5. 在 EUS - FNA 术中的护理配合　在 EUS - FNA 手术前需要将 AQ - Flex 19 微探头先预置在穿刺针中。

(1) 将 19G 穿刺针的针芯抽出。

(2) 将全新的锁定帽旋紧在针的近端手柄上。

(3) 锁定帽内口旋开,将 AQ - Flex 19 微探头通过锁定帽插入穿刺针内。

(4) 将针推出针鞘以便观察微探头从斜角针尖探出的情况。

(5) 当微探头到达安全成像位置时停止插入:微探头须探出远端斜角针尖 3 mm。

(6) 锁定帽旋紧以将微探头锁定在安全位置。

(7) 将微探头和锁定帽的组合从针内抽出 1 cm(不要碰锁定帽的白色部分),然后将针抽回至针鞘内。

(8) 用穿利针穿刺目标病变(探头已预先置入,但是回缩在针内)。

(9) 将微探头与锁定帽的组合重新插入并将锁定帽旋紧在针的手柄上。

(10) 此时微探头已与组织接触,可以开始成像。

(11) 成像结束后,将微探头与锁定帽的组合从针内抽出。

（12）将锁定帽从微探头上拆下并丢弃。

（13）将微探头送至清洗消毒处理。

6. 在 EUS-FNA 术中使用 AQ-Flex 的注意事项

（1）在穿刺前必须事先预置微探头。预置可以将微探头锁定在安全的位置从而避免胰腺并发症。当微探头伸出穿刺针尖超过 3 mm 后发生的情况：金属套管完全超出穿刺针尖，针尖使得微探头弯曲，从而导致白色护套的损坏。

（2）在穿刺过程中不要松开锁紧帽。一旦预置完成，锁紧帽不允许被松开。如果不按照规范操作，微探头损坏的风险非常大；任何手术中，微探头不得超过穿刺针尖 3 mm。

（3）不要在预置的过程中将微探头伸出穿刺针尖过远。在将微探头预置在穿刺针的过程中，必须慢慢地移动微探头；一旦微探头伸出穿刺针尖几毫米后必须马上停止；当微探头伸出穿刺针尖几厘米远而又需要撤回的过程中很容易导致微探头损坏。

（4）不要在预置过程中将锁紧帽拧得过紧。

（5）小心使用 AQ-Flex 微探头，不要使劲拉扯微探头；让设备尽可能靠近医师，请勿用力拉扯微探头，适当放松；当抽出探头的过程中遇到阻力时（经十二指肠法），勿用力拉扯微探头；将针放直，然后抽出微探头；如果仍无法拔出微探头，轻轻地将微探头和针一起从患者身上移出，然后抽出微探头，当抽出微探头后仔细检查探头是否有损坏。

（二）激光共聚焦显微内镜造影剂的使用注意事项

1. 术前　需按照荧光素钠说明书中的指导对患者进行小剂量静脉推注试敏。常规情况下，临床使用 10% 浓度，0.2 ml 的荧光素钠，使用生理盐水稀释至 1 ml，静脉推注试敏，观察 15 分钟。

2. 术中　微探头进入内镜操作口观察图像前，推注 10% 荧光素钠 1～2 ml，30 秒后即可开始帮助显影，效果持续 30 分钟（据相关文献报道，10% 浓度荧光素钠最佳显影剂量为每千克体重 0.02 ml）。

3. 应急处理　静脉推注荧光素钠最常见的不良反应为轻微皮肤黄染，个别患者可出现短暂性恶心、呕吐及荨麻疹等。严重不良反应，如过敏性休克非常罕见。因此，术前必须对患者进行严格的荧光素钠过敏皮试，如有需要，可要求患者签署《荧光素钠使用知情同意书》。一旦发生荧光素钠过敏，请立即停止共聚焦检查，并启动药物过敏应急预案，及时救治患者。

（顾　青　吴　静）

📖 参考文献

［1］汤泊夫，年媛媛，党彤. 激光共聚焦显微内镜在消化系统疾病中的应用进展［J］. 中华消化内镜杂志，2022，39(2)：164-168.

［2］Pilonis N，Januszewicz W，Pietro M. Confocal laser endomicroscopy in gastro-intestinal endoscopy：technical aspects and clinical applications［J］. Translational Gastroenterology and Hepatology，2022，7：7.

［3］Al-Mansour M，Caycedo-Marulanda A，Davis B，et al. SAGES TAVAC safety and efficacy analysis confocal laser endomicroscopy［J］. Surgical endoscopy，2021，35(5)：2091-2103.

［4］韩涛，王云锋，陈洁. 共聚焦激光显微内镜在早期胃癌诊断中的应用［J］. 中华消化内镜杂志，2019，10：789-792.

［5］Sukhikh M，Panchenkov D. Confocal laser endomicroscopy of the upper digestive tract：history of development and screening［J］. Khirurgiia，2020，4：42-46.

［6］盛婷婷，方英，虞朝辉，等. 共聚焦激光显微内镜检查的护理配合［J］. 护理与康复，2015，14(6)：552-553.

［7］金玉琴，钟良，金忱，等. 共聚焦激光显微内镜胰腺占位穿刺术的护理配合［J］. 上海护理，2018，18(10)：71-73.

第七节　小肠镜检查的护理配合

小肠管腔长达6～7m,而且走行迂曲使内镜进镜和观察均很困难。既往小肠疾病的诊断主要依赖小肠气钡双重造影方法,这种方法检查敏感性和准确性较低。传统的小肠镜包括推进式小肠镜、探条式小肠镜、索带式小肠镜及术中小肠镜;目前大多数小肠疾病的检查采用双(单)气囊电子小肠镜。电子小肠镜具有视野广、图像清晰的特点(图1-7-1),并可行内镜下活检及相关治疗。双气囊小肠镜和胶囊内镜的问世消除了消化道内镜诊治的盲区。

双气囊小肠镜(double-balloon enteroscope, DBE)于2001年在日本问世,2003年进入中国临床,它主要由主机、带气囊的内镜和外套管、气泵3部分组成,通过对两个气囊的注气和放气等方法,将内镜送达小肠深部,从而实现对小肠疾病的诊治。DBE又有诊断镜和治疗镜、长镜身及短镜身和细镜身。细镜身DBE主要用于儿童患者,短镜身DBE主要用于困难结肠镜无法完成的全结肠检查和常规十二指肠镜无法完成的ERCP,而长镜身DBE则主要用于深部小肠检查。

单气囊小肠镜(single-balloon enteroscope, SBE)于2007年在日本问世,SBE是在原推进式小肠镜的基础上,加装了带气囊的外套管和气泵,省略了双气囊小肠镜镜身前端的气囊,通过前端弯曲部与外套管气囊的配合将内镜送达小肠深部。

螺旋式小肠镜(spiral enteroscope, SPE)于2008年在美国推出,其由内镜和带螺纹的外套管组成,通过旋转外套管将小肠肠管套叠并固定于外套管上,使得内镜逐渐到达小肠深部。

目前,我国临床应用最广泛的小肠镜是DBE和SBE,因两者均有气囊辅助,故又统称为气囊辅助小肠镜(balloon-assisted entero-scope, BAE)。

适应证

原则上所有怀疑小肠疾病而其他检查不能明确诊断者,都可以考虑行小肠镜。包括:①潜在小肠出血(及不明原因缺铁性贫血);②疑似克罗恩病;③不明原因腹泻或蛋白质丢失;④疑似吸收不良综合征(如乳糜泻等);⑤疑似小肠

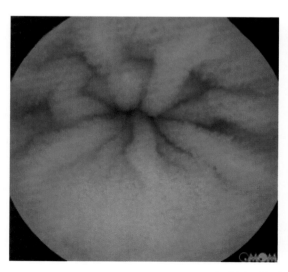
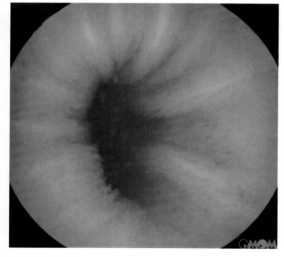

▲ 图1-7-1　正常小肠黏膜

肿瘤或增殖性病变;⑥不明原因小肠梗阻;⑦外科肠道手术后异常情况(如出血、梗阻等);⑧临床相关检查提示小肠存在器质性病变可能;⑨已确诊的小肠病变(如克罗恩病、息肉、血管畸形等)治疗后复查;⑩小肠疾病的治疗:如小肠息肉切除术、小肠血管病变治疗术、小肠异物(如胶囊内镜等)取出术、小肠狭窄扩张术等;⑪困难结肠镜无法完成的全结肠检查;⑫手术后消化道解剖结构改变导致十二指肠镜无法完成的 ERCP。

禁忌证

(一)绝对禁忌证

(1) 严重心肺等器官功能障碍者。

(2) 无法耐受或配合内镜检查者。

(3) 食管、胃、十二指肠急性穿孔者。

(4) 急性完全性肠梗阻者。

(5) 高热、感染和严重高血压心脏病未改善者。

(6) 急性胰腺炎或急性胆管炎伴全身情况较差者。

(二)相对禁忌证

(1) 小肠梗阻无法完成肠道准备者。

(2) 有多次腹部手术史者。

(3) 孕妇。

(4) 其他高风险状态或病变者(如中度以上食管-胃静脉曲张者、大量腹水等)。

(5) 低龄儿童(小于 12 岁)。

护理配合内容及要点

(一)术前准备

1. 患者准备

(1) 经口进镜

1) 肠道准备:经口小肠镜检查前 1 天开始低渣饮食/低纤维饮食,禁食 8～12 小时,同时禁水 4～6 小时即可达到理想的肠道准备要求。

2) 术前准备:术前 10～20 分钟口服 10 ml 利多卡因,协助患者取下义齿,咬好口垫,并妥善固定,同时注意避免口垫对口唇黏膜的压迫与损伤;行全麻者,需气管插管。

3) 卧位:左侧卧位,双腿弯曲,全身放松,枕头高度适中,头下垫吸水治疗巾。

(2) 经肛进镜

1) 肠道准备:肠道准备的方法与结肠镜检查时的肠道清洁基本相同(见 2019 年《中国消化内镜诊疗相关肠道准备指南》),即检查前采用低渣饮食/低纤维饮食,饮食限制一般不超过 24 小时;普通人群可采用聚乙二醇(polyethylene glycol,PEG)电解质散 3L 的分次剂量方案,在肠道准备不充分低风险人群中,可采用 2L 的单次剂量方案,对于存在肠道准备不充分危险因素的患者,可适当采取其他辅助措施以改善患者的肠道准备情况,如采用 4L PEG 方案,小肠镜检查前 3 天进食低渣饮食,使用促胃肠动力药物等,此外护士在患者肠道准备的过程应给予个性化的指导,以确保肠道准备效果同时避免并发症的发生。

2) 术前准备:更换检查专用服,患者腰部以下垫吸水治疗巾,以防污染诊床。

3) 卧位:左侧卧位,双腿弯曲,调整枕头高度使患者呼吸道保持通畅,肛门朝向检查者。

2. 麻醉或镇静 小肠镜检查通常采用静脉麻醉方式,予以静脉缓慢推注/泵入异丙酚等药物,镇静可采用咪达唑仑等药物,但均需心电及血氧监护。经口小肠镜建议气管插管以避免误吸,经肛小肠镜通常只需静脉麻醉,特殊情况时(胃潴留、肠梗阻等)也需气管插管。小肠镜检查前,需由麻醉师做好相关评估,当患者情况符合麻醉要求时,方可实施麻醉。

3. 器械准备 器械准备包括单/双气囊小肠镜及其光源、气泵、外套管、小肠镜活检钳、注射针、标记用物及其他相关附件,如润滑剂、纱布、染料、垫单等。此外还需准备心电监护仪、吸引器、吸氧装置、心脏按压板等急救设备。

(1) 双气囊小肠镜气囊及外套管的安装:在外套管的注水通道注入 10～20 ml 无菌水,双手提起外套管两端,上下晃动,使套管管腔充分湿润,以减少外套管和镜身之间的摩擦;将外套管套于镜身上,然后将气囊套于内镜头端,用橡胶圈将气囊的两端固定,注意勿将内镜头端的注气孔覆盖,否则气囊不能充盈;用专用软管将外套管与内镜的气囊管道分别与气泵相连;检查气泵注气、放气情况,确认气泵使用状态正常后,选择控制面板上的内镜气囊及外套管气囊的充气/放气键,使气囊充气/放气,检查气囊是否能够正常充盈及排空;随后将充盈的气囊浸没在水中,检查气囊是否漏气;确认气囊完好可以使用,将气囊中的气体排空。

(2) 单气囊小肠镜气囊及外套管的安装:在外套管内注入 10～20 ml 无菌水,充分润滑外套管管腔,套入小肠镜身后,检查小肠镜能否在外套管中自由进出,连接气泵,将外套管气囊充气,并置入水中检查气囊是否漏气,确认气囊完好可以使用后,将气囊中的气体排空。

4. 知情同意 术前谈话并签署知情同意书,充分告知患者小肠镜检查的益处及风险,可能存在不能发现病灶的情况及后续处理措施等。

(二) 术中配合

1. 双气囊小肠镜术中配合 双气囊小肠镜操作由医生和护士共同配合完成。当进镜50 cm 左右,即内镜镜身全部插入外套管时,术者将内镜头端气囊充气以固定肠管。接着护士采用捻转推入的方法,沿镜身将外套管轻柔送入约 50 cm,随后术者将外套管的气囊注气以固定肠管,此时两个气囊均已充气,再将镜身及外套管同时外拉使肠管短缩,镜身前端气囊的气体排空并继续向前插入内镜(表 1 - 7 - 1)。

在插镜过程中,护士右手扶稳并固定接近操作部的外套管头端,左手固定接近患者口腔或肛门部的外套管,两手用力外展,使外套管尽量成一直线,以方便术者进镜。待内镜镜身再次全部插入外套管时,重复上述步骤,同时结合勾拉等技巧,将肠管依次套叠在外套管上使肠管短缩,使内镜向深部小肠推进。

进镜过程中仔细观察肠黏膜及皱襞前后,防止遗漏病灶。对于需要全小肠检查者,可在所到肠腔的最深处进行定位,以便从反方向进镜时能够对接,继而实现全小肠的检查。

2. 单气囊小肠镜术中配合 单气囊小肠

表 1 - 7 - 1 项目参数

参数	Olympus SIF-Q260(单气囊)	Fujinon EN-580T(双气囊)
有效长度(mm)	2 000	2 000
先端部外径(mm)	9.2	9.4
插入部外径(mm)	9.2	9.3
钳道内径(mm)	2.8	3.2
视角范围	140°	140°
外套管(mm)	外径 13.2,内径 11	外径 13.2,内径 10.8
景深(mm)	5～100	2～100
角度范围	上下 180°/180°,左右 160°/160°	上下 180°/180°,左右 160°/160°

镜操作需医生和护士共同配合完成。医生负责控制内镜的旋钮,护士在医生的左侧扶持镜身协助进镜。进镜时,内镜前端及外套管先端插至十二指肠水平段(经口侧时)或回肠末端(经肛侧时),在内镜不能再前进时,将内镜前端弯曲勾住肠管,护士将外套管沿着内镜推送至内镜前端,随后术者将外套管气囊充气,然后将外套管及镜身缓慢外拉拉肠管短缩。待肠管充分套叠于镜身后,将内镜镜身缓慢向前插入,如此重复上述操作,使内镜缓慢向小肠深部推进。退镜时步骤相反。在插镜过程中,护士同样使用双手固定外套管,使外套管尽量成一直线,以方便术者进镜。需要全小肠检查者,定位方法同双气囊小肠镜(图 1 - 7 - 2,图 1 - 7 - 3)。

3. 内镜下标记

(1) 黏膜标记

1) 表面喷洒染料:在小肠镜直视下,经操作孔道直接向小肠黏膜表面喷洒亚甲蓝或结晶紫染色液即可实现标记。该方法的染色效果约可持续 1 天,仅适用于同日对接检查者。

2) 黏膜留置金属夹:将携带金属夹的推送器经内镜操作孔道插入,在需标记的部位夹闭

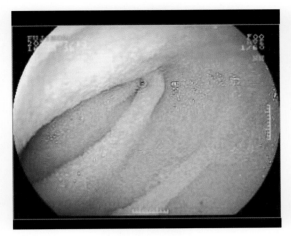

▲ 图 1-7-2　空肠

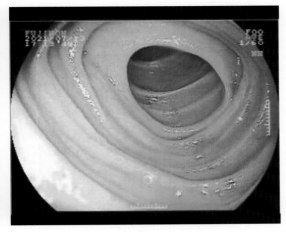

▲ 图 1-7-3　回肠

并释放金属夹,确认金属夹夹闭牢固。

(2)黏膜下注射标记:将小肠镜专用的注射针由内镜操作孔道插入,先向黏膜下注入少量生理盐水,见黏膜隆起后再注入 0.5～1 ml 的标记物,之后再注射少量生理盐水,以避免注射后拔针时标记物溢出影响观察。一般注射 1～2 个位点。亚甲蓝在组织中滞留时间较短,仅适用于同日对接检查者;印度墨汁染色时间较长,可持续 1 年以上,但存在引发局部组织炎性反应的风险;纳米碳安全性良好,染色时间可达 1 年以上,同时可有效提高肿瘤患者术中淋巴结检获率。

4. 活检与治疗　在小肠镜检查中,活检钳或其他附件送入后,由于插入的附件把镜身相对拉直了,而这时很难用旋钮再把病灶放于视野中间,且由于弯度大,活检钳等附件到达目标部位后也常发生难以张开的情况,致使操作更加困难。因此,在小肠镜活检及治疗中医护应密切配合,抓紧瞬间机会,钳取组织或实施治疗。

📋 注意事项

(1)因双气囊小肠镜外套管和镜身长度相差 55 cm,因此进外套管时不能超过镜身的 155 cm 刻度(有的小肠镜镜身上有一白色标识);单气囊小肠镜外套管和镜身长度相差 60 cm 左右,进外套管时不能超过镜身的 150 cm 刻度。

(2)在操作过程中,护士要保持体外的镜身始终处于直线状态,以便于医师操作。送入外套管时护士应动作轻柔,切不可强力推入,以免损伤黏膜。

(3)始终保持外套管和镜身之间的润滑,必要时可从外套管的注水通道注入无菌水。

(4)当内镜向深部插入困难时,护士协助患者变换体位,或通过按压患者腹部,配合医生回拉镜身,反复将肠腔套叠在内镜上,减少肠襻形成。

(5)小肠镜检查时间长,尤其是经肛门检查的患者术中多数会出现腹胀、腹痛,建议采用 CO_2 替空气泵入,护士应适时地进行安慰,必要时根据医嘱给予药物,术后予以肛管排气。

(6)由于此项技术的特殊性,在麻醉状态下进行操作时,发生不良事件的风险会相应增加,护士应密切观察患者的生命体征、耐受性和操作相关的并发症等表现。

(7)小肠镜标记后的对接率为评价小肠镜检查质量的"金标准",其中墨汁或纳米碳标记为永存标记,黏膜面颜色会呈黑色改变,在今后病理活检、外科手术、胶囊内镜检查时需提醒相关医师,以免误认为器质性病变。

📋 应急处理

(一)机器故障

(1)机器报警多由于安装不到位造成,设

备使用进行前应全面检查。

（2）小肠镜检查过程中出现机器故障应停止操作，待故障排除后再继续，切不可盲目操作或进镜。

（二）患者

1. **消化道出血**　多为轻度黏膜损伤，可见于小肠多发溃疡、活检后，亦可见于小肠息肉切除术后，表现为少量的黑便或血便，可予以观察、禁食，静脉予以止血药物等治疗，必要时输血。对出血量小、出血部位在小肠两端者，可以再次小肠镜检查寻找出血部位和原因并实施内镜下止血；对于深部小肠的出血或出血量较大者，应及时手术治疗。

2. **轻症急性胰腺炎**　多因外套管反复摩擦十二指肠乳头、牵拉肠系膜引起胰腺微循环障碍所致，可表现为腹痛、血淀粉酶升高，严重者CT上可显示胰腺渗出，应予以禁食、抑酸、生长抑素治疗，一般3～5天可缓解。

3. **消化道穿孔**　诊断性小肠镜检查并发穿孔非常罕见，可见于小肠憩室、小肠狭窄等情况。小肠镜下治疗并发症可见于息肉切除术或狭窄扩张术后，表现为剧烈腹痛、板状腹、X线片或CT可见膈下游离气体。术中穿孔可用金属夹封闭，之后予禁食、胃肠减压等保守治疗；如症状持续不缓解或大穿孔无法闭合者应急诊手术治疗。但穿孔后禁忌再次小肠镜检查，以免扩大穿孔范围。

4. **肠系膜根部组织撕裂**　见于腹腔粘连情况，可予以禁食、补液等保守治疗，严重者必要时应手术治疗。

人文护理

（1）经口检查者，外套管反复摩擦咽喉，出现咽喉疼痛，一般不需特殊处理，如无特殊治疗要求，术后1小时可进食，且以进食清淡温凉半流质1天为宜，忌食过热、刺激性及粗糙食物，以免引起咽喉部出血，次日饮食照常。

（2）经肛门检查者，术后可能会出现轻微腹胀，个别患者会出现腹痛，护士应适时地进行安慰，嘱患者多行走，指导或协助患者进行腹部

顺时针按摩，以促进排气，告知患者排气后腹胀、腹痛情况会逐步改善；如腹胀、腹痛症状持续不缓解甚至有加重倾向，须告知术者及时处理。如无特殊情况，可正常饮食或遵医嘱。

（3）小肠镜因检查时间长，部分患者在检查过程中不能很好配合，护士要多鼓励，加强术中心理支持，引导患者积极配合。

（4）检查过程中注意保护患者隐私及保暖。

（李　霞　滕冬梅　吕彦伶）

参考文献

［1］韩泽民，王宇欣.中国小肠镜临床应用指南［J］.中华消化内镜杂志，2018，35（10）：693－702.

［2］中国消化内镜诊疗相关肠道准备指南（2019，上海）［J］.中华消化内镜杂志，2019，36（7）：457－469.

［3］智发朝，乔伟光.小肠镜诊治新进展［J］.中华消化杂志，2019，39（6）：376－378.

［4］Pennazio M，Venezia L，Valdivia PC，et al. Device-assisted enteroscopy：An update on techniques，clinical indications and safety［J］.Digestive and Liver Disease，2019，51（7）：934－943.

［5］席惠君，张玲娟.消化内镜护理培训教程［M］.上海：上海科学技术出版社，2014.

［6］蔡文智.消化内镜护理及技术［M］.北京：科学出版社，2009.

［7］金波，时昌培，范一宏.单气囊小肠镜诊治小肠疾病的护理配合［J］.浙江实用医学，2017，22（6）：454－456.

［8］黄丹丹，吕志发，刘勤芬.双气囊小肠镜检查中的护理配合［J］.当代护士（中旬刊），2019，26（5）：104－107.

［9］骆凌云.无痛双气囊小肠镜检查的配合及护理［J］.天津护理，2012，20（1）：24－25.

［10］管莉倩，陈翔，黄月莲，等.单气囊小肠镜检查患者安全管理的研究［J］.中华现代护理杂

志,2013,18(10):1194-1196.

[11] Emanuele R, Cristiano S, Samuel A, et al. Small-bowel capsule endoscopy and device-assisted enteroscopy for diagnosis and treatment of small-bowel disorders: European Society of Gastrointestinal Endoscopy (ESGE) Technical Review [J]. Endoscopy, 2018, 50 (4):423-446.

第八节　胶囊内镜检查的护理配合

胶囊内镜检查历经 20 年的发展,已经成为重要的消化道疾病检查手段,尤其是对小肠疾病的诊断。随着科学技术的不断进步,除小肠胶囊内镜出现部分改进外,专用食管胶囊内镜、专用结肠胶囊内镜以及专用磁控胶囊胃镜亦已进入临床应用阶段。本章节主要介绍小肠胶囊内镜和磁控胶囊内镜。

胶囊内镜(capsule endoscopy, CE)全称为"智能胶囊消化道内镜系统",又称"医用无线胶囊",是一种新型的无创、无痛苦的消化道无线检查诊断系统,主要由胶囊式内镜(以下简称胶囊)、图像记录仪(以下简称记录仪)、影像工作站三部分组成。

胶囊内镜工作原理:患者吞服胶囊后,胶囊随着消化道的蠕动前进,对途经食管、胃、十二指肠、空肠、回肠、结肠、直肠连续拍照,并实时以无线信号方式将拍摄的图片发送到患者携带的图像记录仪中进行存储,检查结束后医生将记录仪中的图片数据下载到影像工作站中进行分析,诊断疾病(表 1-8-1)。

表 1-8-1　不同国家和生产厂家的胶囊内镜系统比较

规格	PillCam SB3	OMOM JS-MEC-Ⅰ	Endocapsule EC-S10	MiroCam MC1600	CapsoCam SV-3
国家	美国	中国	日本	韩国	加拿大
生产厂家	Given Image	重庆金山科技	Olympus	IntroMedic	CapsoVision
尺寸(mm)	11.4×26.2	11.0×25.4	11×26	10.8×24.5	11.3×30.5
镜头数量	1	1	1	1	4
发光二极管灯数量	4	6	4	6	16
重量(g)	3.0	3.0	3.3	3.3	3.74
分辨率	320×320	256×240	512×512	320×320	4×288×206
帧率(fps)	2～6	2～5	2	6	3～5
视场角(°)	156	165	160	170	74×360
景深(mm)	30	35	20	30	18
工作时间(h)	≥8	12	12	≥12	15
实时监控	有	有	有	有	无
传输方式	射频	射频	射频	人体传输	USB

适应证和禁忌证

(一) 主要适应证

(1) 不明原因消化道出血。

(2) 不明原因缺铁性贫血。

(3) 疑似克罗恩病或监测并指导克罗恩病治疗。

(4) 疑似小肠肿瘤。

(5) 监测小肠息肉病综合征的发展。

(6) 疑似或难以控制的吸收不良综合征 (如乳糜泻等)。

(7) 检测非甾体抗炎药相关性小肠黏膜损害。

(8) 临床上需要排除小肠疾病者。

(二) 禁忌证

1. 绝对禁忌证　无手术条件或拒绝接受任何腹部手术者(一旦胶囊滞留将无法通过手术取出)。

2. 相对禁忌证　①已知或怀疑胃肠道梗阻、狭窄以及瘘管;②心脏起搏器或其他电子仪器置入者;③吞咽障碍者;④妊娠期妇女;⑤精神障碍。

操作步骤

1. 患者筛查　排除禁忌证。

2. 患者准备　提前一天饮食要求,准备肠道。

3. 物品准备　检查所需物品准备。

4. 知情同意　签署知情同意书。

5. 戴记录仪　患者佩戴记录仪。

6. 系统准备　登录软件,完成系统准备。

7. 吞服胶囊　患者吞服胶囊。

8. 实时监控　检查前 2 小时实时监控,确保胶囊进入小肠。

9. 检查进行　患者进行检查,同时交代注意事项。

10. 图片下载　检查完毕下载图像。

11. 分析报告　数据分析出具报告。

护理配合内容及要点

(一) 胶囊内镜检查前

1. 患者筛查　确定患者检查适应证,有无禁忌证。

2. 签署知情同意书　鉴于胶囊内镜检查可能发生胶囊滞留及诊断的不确定性,检查前应告知患者并签署知情同意书。

3. 肠道准备　小肠胶囊内镜检查前,应采取饮食限制,可采用 2 L PEG 方案,并常规应用祛泡剂(推荐强度:强推荐;证据质量:高质量);亦可采用 4 L 清流质方案(推荐强度:弱推荐;证据质量:中等质量)。未确定服用泻药的最佳时机。

4. 物品准备　影像工作站、智能胶囊、充满电的图像记录仪、腰带或背心、USB 连接线、一次性手套、饮用水等。

(二) 胶囊内镜检查操作过程中

1. 患者穿戴记录仪　调整腰带或背带的长度,使图像记录仪主体与腰带佩戴舒适。

2. 添加患者信息　通过影像工作站建立患者信息,录入胶囊序列号。

3. 吞服胶囊　嘱患者从包装盒中取出胶囊,并将镜头对准自己面部,医生可以从影响工作站实时监视界面看到患者面部图像。吞服胶囊后鼓励患者走动,加速胶囊通过幽门进入十二指肠。

4. 实时查看　检查过程中,可通过实时监视界面了解胶囊的检查部位。胶囊进入十二指肠后患者才能离开检查室,至检查结束。若检查进行 2 小时后胶囊仍在胃内,可采取人工干预措施使胶囊通过幽门。

5. 下载数据　检查结束,患者归还记录仪,工作人员及时下载记录仪数据。

6. 分析报告　进入图片浏览界面,浏览图片,并对图片进行标记描述,填写并打印报告。

备注:具体操作详见产品说明书。

注意事项

(一) 正式开始检查前的注意事项

(1) 受检者签署知情同意书后开始进行肠道准备。

(2) 记录仪在检查前充满电。

(3) 受检者开始正式接受胶囊内镜检查

前,一定要做好肠道准备工作;检查前 20～30 分钟口服祛泡剂可改善近段小肠黏膜的清晰度。

(4)受检者若为老年人或者已知的消化道动力(尤其是胃动力)比较弱的受检者,建议在正式开始胶囊内镜检查前适当给予受检者甲氧氯普胺注射或口服促胃动力药物。

(5)医生如果需要在同一地点做两例或两例以上的检查,需要注意不能启用通道号相同的胶囊。

(6)正式开始检查前,启用胶囊时,注意要让胶囊在体外拍摄几幅图片,然后再让受检者吞服。吞服胶囊前指导患者放松,避免紧张,引起喉部肌肉痉挛导致胶囊吞服失败。

(二)检查过程中的注意事项

(1)受检者在整个检查过程中,不能脱下穿戴在身上的图像记录仪,不能移动记录仪位置。

(2)受检者在整个检查过程中,注意不要接近强电磁波信号源,以免造成信号干扰。

(3)受检者在整个检查过程中,不可进行剧烈运动,如骑自行车等。

(4)胶囊滞留在食管或胃可通过胃镜推入十二指肠。

(5)受检者在吞服胶囊内镜 2 小时后可进少许水,待实时监视中胶囊进入十二指肠 2 小时后,受检者可进少量简餐,如面包、蛋糕等干性食物,但需要注意,尽量不要喝水。

(6)受检者在检查全部结束后方可恢复正常进食。

(三)检查结束后的注意事项

(1)受检者要留意自己的大便情况,注意胶囊是否排出体外。

(2)受检者检查结束后,医生应将记录仪充满电,以便下次检查使用。

(3)医生读片后,最好将受检者的报告、数据和原始图像一起刻录成光盘,以便保存和以后查阅。

(4)未确定胶囊排出体外前,勿行磁共振检查。

(5)如长时间不能确定胶囊排出体外时,可行 X 线检查。

应急处理

(一)并发症处理

有因胶囊滞留而造成肠道梗阻甚至穿孔以及因胶囊误吸入气管导致窒息的个案报道。

1. 胶囊滞留　胶囊内镜检查后胶囊停留于胃肠道达 2 周以上则定义为胶囊滞留。胶囊滞留的总体发生率为 1.3%～1.4%,胶囊内镜可滞留于食管、胃及小肠。

(1)滞留原因:主要发生于克罗恩病和易导致狭窄的高危疾病,如服用非甾体抗炎药、缺血性肠炎、小肠肿瘤、放射性肠炎、肠结核以及手术吻合口狭窄等患者。

(2)判断方法:腹部 X 线摄片检查能帮助确定胶囊是否排出。

(3)预防措施:检查前充分评估患者病情(既往史、临床表现、影像学检查结果),综合评估肠道狭窄情况、胃肠动力及营养状况,对于已知或怀疑胃肠道梗阻、狭窄、瘘管者进行胶囊内镜检查需十分慎重,应在充分告知以及做好手术前准备的情况下完成检查。

(4)处理措施:滞留或停留于食管和胃内者可通过胃镜取出或送入小肠继续进行检查,而滞留于小肠者少部分患者通过保守治疗可自行排除,大部分患者需通过外科手术和气囊辅助式小肠镜予以取出。

2. 误吸入气管　出现极少,一般可及时发现。高龄为误吸的一大危险因素。

(1)判断方法:患者在吞服胶囊后可表现为剧烈的呛咳甚至呼吸困难,老年呛咳反射差者可无任何症状,经胶囊实时监控确诊胶囊误吸入气道。

(2)预防措施:检查前仔细询问患者有无进食、饮水呛咳及吞咽困难史。检查过程中饮水量要少,以避免呛咳发生。当患者出现吞咽胶囊困难时可鼓励患者放松并正常吞咽,避免强行将胶囊送入患者咽喉部导致误吸。如果在吞咽胶囊过程中出现呛咳要及时终止检查,待患者平稳后,借助于其他方法帮助患者将胶囊送过环咽肌,可以避免误入气管。老年人在吞咽胶囊过程中要实时密切监测胶囊的位置,一旦出现误入气管的情况要及时果断处理。

(3)处理措施:立即嘱患者侧卧以避免胶囊进入气管深部,随即膝胸卧位,尽量头低臀高,利用重力作用配合患者咳嗽将胶囊咳出,必要时行急诊纤维支气管镜检查取出。

(二)设备故障处理

1. 记录仪故障

(1)充电时充电指示灯不亮或不闪:检查插头是否损坏,接触是否良好;检查电源适配器是否连接好,适配器连线有无断线;检查适配器是否为原装,输出电压是否与记录仪匹配。这些检查均无异常,联系返厂维修。

(2)记录仪报警:检查屏幕的报警提示,根据提示信息进行处理。

(3)按开关机键,无任何反应:确认是否长期闲置未充电;确认是否电池电量被用完;检查电池是否寿命已尽或发胀损坏。检查电源按钮是否被损坏导致不灵。

(4)工作中自动关机:确认是否电量不足;确认是否电池损坏;确认电源开关键是否损坏;插上电源适配器后检查电量显示。

(5)工作中通讯灯不闪或断续闪:检查背心和记录仪的位置,尽量贴紧患者身体;确认是否记录仪天线脱落,或连接线断裂,天线位置是否被移位;患者适量走动一下,或改变体位,确认周围是否有WIFI或蓝牙干扰。

(6)记录仪连机后无法正常下载胶囊数据和激活胶囊:确认记录仪有无报警;重启电源,或重置记录仪恢复出厂设置;重新刷新程序;返厂维修。

2. 工作站故障 及时联系工程师。

3. 胶囊故障 胶囊打开包装盒盖子后灯不闪:确认包装盒是否第一次开启,胶囊取出前方向和角度是否正常;查看胶囊生产日期和批次,确定是否过了保质期;放置5分钟后确认是否闪灯,放回盒内,保持开盖状态,让医院联系经销商换货或直接寄回更换。

人文护理

(1)仔细询问患者有无禁忌证,耐心讲解胶囊内镜检查的原理、过程、肠道准备方法、配合要点、如何观察胶囊是否排出体外等。

(2)胶囊比一般药丸稍大,指导患者特别是老人和小孩克服畏惧心理正确吞服胶囊。

(3)胶囊吞服后及时查看胶囊是否进入小肠。若胶囊未及时进入小肠,首先指导患者放松,活动或下蹲等促进胶囊及时进入小肠。胶囊确实不能进入小肠联系做胃镜的医生及时将胶囊送入小肠。

附　磁控胶囊胃镜

胶囊胃镜全称为磁控胶囊胃镜系统,是一种胃部影像无线实时监测系统,患者通过吞服智能胶囊,利用姿态控制器对胶囊的姿态和位置进行控制,胶囊对人体胃内的腔道进行连续拍照,并以数字信号无线实时传输给体外携带的图像记录仪,医生通过影像工作站观察记录仪收到的图像资料即可对病情做出分析诊断。

磁控胶囊胃镜是实现胶囊可控的最有前景及发展潜力的技术,其原理是运用磁控力控制胶囊内镜的运行及速度。

目前我国常用磁控胃胶囊为金山OMOM可控胶囊、安翰NaviCam胶囊(表1-8-2)。

表1-8-2　金山OMOM可控胶囊胃镜、安翰NaviCam胶囊胃镜比较

技术参数	金山OMOM可控胶囊胃镜	安翰NaviCam胶囊胃镜
胶囊尺寸(mm)	13×27.9	11.8×27
视角	140°±114°	140°±114°
景深(mm)	0～30	0～30
图像分辨率	240×240和480×480	240×240和480×480可调

（续表）

技术参数	金山 OMOM 可控胶囊胃镜	安翰 NaviCam 胶囊胃镜
工作时间(h)	6±2	≥10
控制器类型	手持	电机驱动机构
控制器重量（kg）	<1.5	400
有效控制距离(cm)	12～20	12～15

适应证和禁忌证

（一）适应证

磁控胶囊胃镜适用于怀疑胃部疾病患者，包括健康管理（体检）和胃癌初步筛查，尤其适用于下列病症：①需行胃镜检查，但不愿接受或不能耐受胃镜（包括无痛胃镜）检查者；②健康管理（体检）人群的胃部检查；③胃癌初筛；④检测药物（如抗血小板药物、非甾体抗炎药等）相关性胃肠道黏膜损伤；⑤部分胃部病变的复查或监测随访，如胃底静脉曲张、萎缩性胃炎、胃溃疡规范治疗后、胃息肉等；⑥胃部分切除及内镜下微创治疗术后的复查随访；⑦完成胃部检查后，尚可继续检查小肠，适应证参考小肠胶囊内镜的适应证。

（二）禁忌证

磁控胶囊胃镜检查禁忌证包括普通胶囊内镜和 MRI 检查的禁忌证，参照《中国胶囊内镜临床应用指南》和《MRI 检查技术专家共识》。

1. 绝对禁忌证 ①无手术条件或拒绝接受任何腹部手术者（一旦胶囊滞留将无法通过手术取出）；②体内装有心脏起搏器，但除外起搏器为新型 MRI 兼容性产品的情况；③体内植入电子耳蜗、磁性金属药物灌注泵、神经刺激器等电子装置以及磁性金属异物；④妊娠期女性。

2. 相对禁忌证 ①已知或怀疑胃肠道梗阻、狭窄及瘘管；②吞咽障碍者；③精神障碍者。

护理配合内容及要点

（一）检查前

1. 胃肠道准备 检查前一晚 8:00 后开始禁食，检查当天晨起饮清水一杯，进行初步的胃腔冲洗；若增加小肠检查，参照胶囊内镜的肠道准备方法。

2. 知情同意 签署知情同意书。

3. 祛泡 检查前 40 分钟服用适量祛泡剂（5～10 ml 西甲硅油或二甲基硅油）；必要时可使用链霉蛋白酶，用于溶解黏液。

4. 饮水 检查前 5～10 分钟，分次饮水至腹部有饱胀感（500～1 000 ml），以使胃腔充盈。

5. 去除金属 除去身上携带的手表、钥匙、饰品等金属物品，穿戴检查服。

6. 胶囊及设备准备 连接记录仪，撕开胶囊外包装，嘱患者戴手套取出并自动激活胶囊。

7. 吞服胶囊 协助患者左侧卧位于检查床，分次少量清水吞服胶囊胃镜。

8. 确定吞服成功 确定胶囊吞服成功经从口腔经食管进入胃内。

（二）检查中

胶囊进入胃后，通过调整受检者体位（左侧卧位、平卧位、右侧卧位等）依次查看整个胃部，顺序为：胃底、贲门远景、贲门近景、胃体后壁、胃体大小弯、胃体前壁、胃角、胃窦、幽门、通过幽门、十二指肠球部。

（三）检查后

（1）15～30 分钟内完成检查，下载数据并进行查看、诊断、出具报告。

（2）交待患者检查后注意事项。

注意事项

1. 检查前注意事项

（1）检查前 1 天忌烟酒、辛辣刺激和不易消化食物。

（2）晚餐进软食，晚 8 点后禁食。

（3）检查前 1 天晚 8 点后至检查前，不能饮用有色饮料和药品。

（4）检查前至少 3 日内不能接受需吞服钡剂进行的检查。

2. 检查中注意事项

（1）实施胃部检查时，应当保证胃腔充盈，胃黏膜皱襞充分展平，如胃腔充盈较差，应当嘱受检者继续口服适量清水直至胃腔充盈，然后继续检查。

（2）发现可疑病灶时应当对其重点观察，结合远景、近景、正面以及侧面多角度进行观察，观察可疑病灶与周围重点解剖部位的位置关系以利于病灶定位，对可疑病灶的观察应当保证充足的时间以提供足够的病灶信息。

（3）操作人员在检查时如观察到胃内活动性出血，应及时停止检查，并建议受检者及时接受进一步诊治。

3. 检查后注意事项（适用于单纯胃部检查且不继续检查小肠者）

（1）胶囊胃镜检查结束后即可正常饮食。

（2）确认胶囊排出前忌做磁共振检查。

（3）注意排便情况并确认胶囊是否排出。

（4）可使用胶囊定位器或 X 线腹部平片确认胶囊排出。

应急要求及人文护理

同胶囊内镜。

（李　霞　吕彦伶）

参考文献

［1］卢向东,翟浩宇,张志广.胶囊内镜检查误入气管成功咳出一例［J］.中华消化内镜杂志,2011,28(12):709-710.

［2］Rondonotti E. Spada C, Adler S, et al. Small-bowel capsule endoscopy and device-assisted enteroscopy for diagnosis and treatment of small-bowel disorders: European Society of Gastrointestinal Endoscopy（ESGE）Technical Review［J］. Endoscopy, 2018,50(4): 423-446.

［3］《磁控胶囊胃镜系统医疗质量控制技术规范》人员要求及检查流程［J］.健康世界,2018,25(7):21-22.

［4］中国医师协会内镜医师分会消化内镜专业委员会等.中国消化内镜诊疗相关肠道准备指南（2019,上海）［J］.中华消化内镜杂志,2019,36(7):457-469.

［5］廖专,王贵齐,陈刚.中国磁控胶囊胃镜临床应用专家共识（2017,上海）［J］.中华消化内镜杂志,2017,34(10):685-694.

［6］谢霞,宁守兵,王良静.小肠疾病胶囊内镜图谱［M］.郑州:郑州大学出版社,2019:1-13.

［7］李兆申,赵晓晏,王金山.OMOM 胶囊内镜［M］.上海:上海科学技术出版社,2010:2-18.

［8］唐承薇,张树田.内科学消化内科分册［M］.北京:人民卫生出版社,2015:220-225.

第二章

治疗性消化内镜的护理配合

第一节 氩离子凝固术的护理配合

氩离子凝固术（argon plasma coagulation，APC）是一种新型非接触性电凝固技术，经离子化气将高频能量传至靶组织，组织表层可获有效凝固，从而起到止血和破坏有关组织等治疗作用。

APC 是利用高频电流以单极技术通过电离的有导电性的氩气（氩离子体）无接触地引导到需要治疗的组织产生凝固效应，起到止血和破坏有关组织等治疗作用。内镜下氩气刀最大的优点是凝固深度的自限性，一般不超过3 mm，不会出现穿孔，其次是氩离子束可以自动导向需治疗的组织表面，它可以进行轴向、侧向和自行逆向凝固，几乎可以到达病变的每个部位，对消化道息肉、出血等病灶的处理非常自如，有独特的优势。

适应证

（1）直径＜2.0 cm 的扁平息肉。

（2）对直径＞3.0 cm 的巨大广基扁平葡匍型生长的息肉也可通过多次电凝取得良好的效果。

（3）数目较少的多发性消化道息肉。

（4）消化道出血性病变的凝固止血治疗，如血管畸形出血、肿瘤溃烂出血尤其适合于大面积渗血性病变的处理。

禁忌证

（1）不适宜进行内镜下高频电治疗的病例，如心脏起搏器佩带者等。

（2）食管静脉曲张等明显的血管性病变，或出血速度较快的出血性病变。

（3）无法充分暴露视野的出血性病变。

护理配合内容及要点

选择合适的手控导管并连接到氩离子凝固器，将电极板连接于患者大小腿或臀部等肌肉丰富的地方并确保充分的接触，开启氩气钢瓶阀门，将氩离子凝固器与外部电源连接并打开开关，根据需要选择初步的氩气流量与高频电功率参数，将脚踏板电凝开关置于便利操作的位置。确保各种连接正确，并确认仪器各项相关指标无异常后便可将导管插入内镜钳道直至伸出到内镜头端，于内镜直视下对病变部位进行凝固治疗操作（图 2-1-1，图 2-1-2）。

（一）术前护理配合

1. 术者准备 术者应熟练掌握内镜检查技术，了解电凝切除术的操作方法及原理。了解患者的病史、体征、合并症及有关实验室和 X 线检查情况，掌握适应证和禁忌证，了解息肉的部位、大小、形态等。

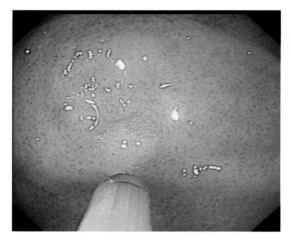

▲ 图 2-1-1　APC 治疗消化道息肉

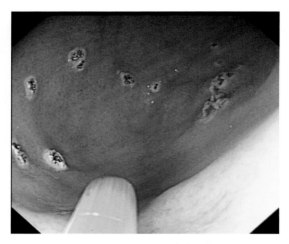

▲ 图 2-1-2　APC 治疗后创面

2. 设备、器械及药品准备　备好胃肠镜、高频电发生器、氩气导管、热活检钳、钛夹、负极板、生理盐水、肾上腺素、去甲肾上腺素、亚甲蓝、染色剂、祛泡剂等手术所需设备、器械、药品及各种急救药品和器材。

3. 患者准备

(1) 术前完善血常规、血生化、凝血功能及心电图、超声心动图等相关检查。备好既往内镜检查报告。了解患者服药史及有特殊病史。行无痛 APC 的患者需吸氧并进行生命体征、血氧饱和度、心电图等监测,必要时静脉补液。

(2) 术前禁食至少 6 小时、禁水至少 2 小时;按需服用适量的祛泡液。结直肠手术按要求服用导泻剂或灌肠等清洁肠道。

(3) 着清洁病员服,取下饰品及活动性假牙,肠镜手术患者换上肠镜专用检查裤。

(4) 行无痛 APC 的患者需吸氧并进行生命体征、血氧饱和度、心电图等监测,建立留置针静脉通路,以便麻醉给药及抢救给药等,一般选择右上肢。

(5) 签署手术同意书、麻醉同意书等知情告知文书。

(二) 术中配合要点及护理

1. 配合要点　正确连接高频电发生器和电极板,选择适宜模式,按下充气按钮,使管腔内充满氩气递给医师,逐一电灼。在使用过程中,保持氩气刀管道的通畅,避免出现折痕。随时观察高频电发生器前端,定期选择冲洗模式,对其进行冲洗,保证电凝效果。

2. 患者护理　密切观察患者生命体征、血氧饱和度、面色及反应,注意有呼吸抑制、反流与误吸、血压下降、心律失常等情况发生,如有应立即协助麻醉医师处理。保证术中体位舒适安全,调整诊室适宜温湿度,注意保暖。

(三) 术后护理

(1) 术后常规禁食 24 小时,根据术后情况进行饮食调整,如无并发症发生,可进食温凉流质,逐步过渡到正常饮食。

(2) 全麻患者术后 2 小时保持唤醒。

(3) 遵医嘱静脉补液、应用黏膜保护剂及抗生素等。

(4) 并发症的观察及处理:APC 的并发症主要为轻微腹痛、腹胀及烧灼感,可能与黏膜下神经丛受刺激或凝固面受胃酸胃蛋白酶的影响所致,一般不需处理,也可适当使用黏膜保护剂或抑酸剂,减少上述症状出现。APC 凝固深度有自限性,一般不会引起穿孔。术后出血及氩气中毒的报道也较少。

⚙ 注意事项 ▶▶▶

(1) 治疗前注意检查、确认氩气导管的通畅性,如无气流喷出则应检查是否为氩气瓶中没有氩气,或者是导管阻塞。

（2）治疗时,氩离子凝固器导管应在病灶上方 3～5 mm 处,无须与病灶接触,否则可因与治疗靶组织发生粘连,增加出血危险。以每次 1～3 秒的时间施以氩离子血浆凝固治疗,对扁平广基大息肉每次喷凝时间一般不长于 5 秒,尤其不宜连续在同一部位多次发生喷凝,以免损伤过大,增加穿孔的危险。

（3）在治疗时避免探头直接用力抵触靶组织表面,引起黏膜下气泡。

（4）操作时 APC 导管至少伸出内镜活检孔道前端 2～3 cm,以免治疗时损伤内镜摄像头。操作过程中,使导管与内镜孔道的正常弯曲相一致,以免损伤导管。

（5）治疗前应先排尽导管内空气,治疗过程中应充分抽气、换气,保持术野清晰,治疗后应抽尽胃肠道气体,以免引起胃肠胀气。

应急处理

治疗过程中如创面出血较快时可使用热活检钳对创面行电凝治疗而达到止血的目的。一些病例可先进行黏膜下注射止血,使明显的活动性出血停止后再对出血部位 APC 治疗。当发生延迟性出血后,按照内镜下治疗术后延迟性出血处理的标准流程,立即应用止血药物进行止血,同时启动急诊内镜检查,并及时行内镜下电凝止血、钛夹夹闭止血等内镜下处理措施。

机器参数

氩气流量常选用 1～4 L/min,功率可选择 20～60 W。

人文护理

（1）心理护理:介绍 APC 治疗的机制、特点等,使患者对该治疗的安全性及可靠性有所了解,对术后出现的腹痛、腹胀及烧灼感等进行解释,缓解焦虑、紧张心理。

（2）调整诊室合适的温湿度,一般以温度 22～26 ℃、湿度 40％～60％为宜。

（3）操作时注意保护患者隐私。

（王　琇　邓　芳）

参考文献

[1] 姚礼庆. 实用消化内镜手术学[M]. 武汉:华中科技大学出版社,2013.

[2] 席惠君,张玲娟. 消化内镜护理培训教程[M]. 上海:上海科学技术出版社,2014.

[3] 程艳秋,杨昌霞,张春彦. 氩离子凝固术治疗消化道息肉的应用价值[J]. 中国实用内科杂志,2007,27(3):187－189.

[4] 高原,赵逖,吴会超,等. 内镜下氩离子凝固术治疗消化道息肉的体会[J]. 重庆医科大学学报,2009,9:1283－1285.

[5] 柏勇,高静. 胃镜下氩离子凝固术致氩气中毒一例[J]. 中国呼吸与危重监护杂志,2017,16(3):287－288.

第二节　内镜下黏膜切除术的护理配合

内镜下黏膜切除术（endoscopic mucosal resection,EMR）是针对黏膜病变,如早期胃癌、伴有重度不典型增生的黏膜病变、大肠侧向发育型腺瘤、黏膜的可疑病变等,利用高频电切技术将病变所在黏膜剥离而达到治疗目的,或做大块组织活检而达到协助诊断目的的内镜下操作技术。

适应证

理论上讲无淋巴结转移、浸润程度较浅以

及采用内镜技术可以安全完整地切除的消化道局部病变,都是内镜下黏膜切除术的适应证。

(1)获取组织标本,用于常规活检未能明确病理学诊断的消化道病变。

(2)切除消化道扁平息肉(<2 cm)、早期癌和部分来源于黏膜肌层和黏膜下层的肿瘤。

禁忌证

(1)有胃肠镜检查禁忌者。

(2)内镜下提示有明显的黏膜下浸润表现,如充气不能引起变形、组织坚硬、有溃疡、瘢痕、注射不能抬举等。

(3)肝硬化、血液病等凝血功能障碍者,以及出血倾向者。

(4)超声内镜提示癌浸润过深或已有淋巴结转移者。

方法选择

于病灶的黏膜下层内注射药物形成液体垫后,对扁平隆起性病变或广基无蒂息肉实施经内镜下措施(注射和吸引),使病变与固有层分离,造成一假蒂,然后进行圈套电切,切除部分黏膜,起到治疗黏膜病变的作用。分为黏膜下注射-切除法(EMRL)、透明帽法(EMR-C)及分片切除法(EMPR)。

(一)黏膜下注射-切除法

仔细观察并确定病灶边缘,必要时可使用染色剂喷洒染色后再观察;用内镜注射针在病灶基底部周围边缘黏膜下分点注射生理盐水或1:10 000肾上腺素盐水,使之与黏膜下层分离并明显抬举、隆起。黏膜下注射后,圈套器外鞘抵住病变周围0.5 cm正常黏膜,负压吸引过程中收紧圈套器,切除前稍放松圈套器使可能受累的固有基层回复原位,如此操作多可安全、完整地切除包括周围正常黏膜在内的病变组织。此法在临床应用最广。

(二)透明帽法

在内镜头端安装不同规格、不同平面或斜面的透明塑料帽,对病变进行黏膜下注射后,放置圈套器于透明帽前端凹槽内,透明帽对准所要切除的病变并将其吸引至透明帽内,收紧圈套器并电切病变。根据不同内镜型号和病变特点,选择不同型号的透明帽。为了牢固安装不滑脱,安装前应先确保内镜先端部和透明帽的清洁和干燥,如透明帽掉落于患者消化道,可用异物钳取出。此方法适用于黏膜病变和来源于黏膜肌层及黏膜下层的黏膜下肿瘤的内镜切除。

(三)分片切除法

对病灶较大、不能一次圈套切除者,可先将主要病灶切除,然后将周围小病灶分次切除,即分片切除法。对于凹陷性的病灶,注射后隆起不明显者,可采取分次切除法切除病灶。为避免分片切除法的病变残留,可在黏膜下注射后,先用针形刀切开病变周围正常黏膜,再用圈套器连续、分块地电切病变。大于2 cm的息肉推荐内镜黏膜下切除术。

护理配合内容及要点

各种EMR方法的操作步骤基本相同:①明确病变边界(图2-2-1),必要时标记;②黏膜下注射(图2-2-2):病变周围分多点行黏膜下注射,使病变充分抬举。一般按照先远侧后近侧的顺序,对于较小病变可在病变中央直接进针注射;③病变切除(图2-2-3):可采用圈套器、套扎器或透明帽及专用圈套器等,完全切除病变黏膜;④创面处理(图2-2-4):根据切除后创面情况,必要时使用电凝钳、氩气刀(argon plasma coagulation,APC)或金属夹等处理创面;⑤标本回收。

(一)术前准备

1.患者准备

(1)术前完善血常规、血生化、凝血功能及心电图、超声心动图等相关检查。备好既往内镜检查报告。如近期服用阿司匹林和其他抗血小板药物,应停用7~10天后再行EMR术。

(2)一般患者应在术前禁食至少6小时,术前禁水至少2小时;按需服用适量的祛泡液。结直肠手术按要求服用导泻剂或灌肠等清洁肠道,避免用甘露醇清洁肠道。

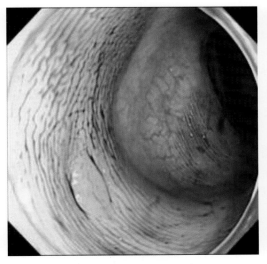

▲ 图 2-2-1　病变染色

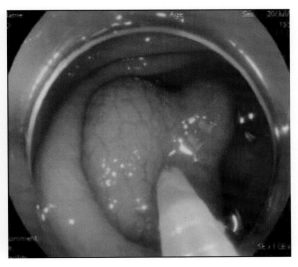

▲ 图 2-2-2　黏膜下注射

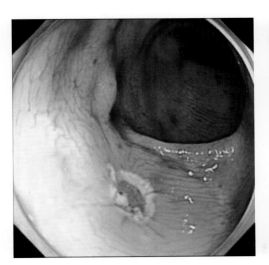

▲ 图 2-2-3　切除后创面

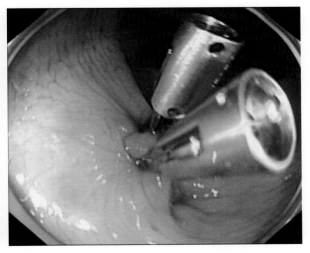

▲ 图 2-2-4　钛夹夹闭创面

　　(3) 患者着清洁病员服,取下饰品及活动性义齿,换上肠镜专用检查裤。

　　(4) 术前建立留置针静脉通路,以便麻醉给药及抢救给药等,一般选择右上肢。

　　(5) 患者签署手术同意书、麻醉同意书等知情告知文书。

　　(6) 特殊患者的准备:有脑卒中病史者,择期手术要推迟到脑卒中病史后 6 周。高血压患者收缩压要控制到 160 mmHg 以下,术前应该规律口服抗高血压药。呼吸功能不全患者应完

善呼吸系统的检查(肺部 CT、动脉血气分析,必要时可行肺功能检查),评估患者的肺部状态,是否能够耐受手术以及麻醉。女性者应避开月经期,以免造成感染。

　　2. 设备、器械及药品准备　备好钳道直径达 3.7 mm 和 4.2 mm 的治疗内镜,有条件者最好选择放大内镜。电外科工作站、内镜注射针(根据配比注射药物浓度孔径粗细选择)、圈套器(根据息肉大小、形态、部位,选择合适的圈套器)、透明帽、热活检钳、钛夹、负极板、生理盐

水、肾上腺素、去甲肾上腺素、亚甲蓝、染色剂、喷洒管、祛泡剂以及回收息肉附件(三爪或五爪钳、网篮)等手术所需设备、器械、药品及各种急救药品和器材。行无痛 EMR 的患者需吸氧并进行生命体征、血氧饱和度、心电图等监测,必要时静脉补液。

(二)术中配合要点及护理

1. 配合要点

(1)常规进镜检查,发现病灶后,用祛泡剂冲洗病灶黏膜表面的黏液和泡液。必要时使用染色剂使病变的边界与结构显示更清晰,食管用 1%～2%卢戈液,胃用 0.1%～0.2%靛胭脂,2%～2.5%醋酸,肠用 0.1%～0.2%靛胭脂进行染色。

(2)黏膜下注射:取出内镜注射针,检查注射针是否伸缩自如,针头长度合适,排净空气,检查注射针通畅,收回针头。用生理盐水或高渗盐水,可加肾上腺素(1:10 000)及少量亚甲蓝,达到病变基底部位,伸出针头刺入黏膜下,以将病变黏膜完全隆起或以与固有肌层分离且病变位于隆起的顶端为佳。注射时通常从病变远侧端开始,以免近侧端注射后病变凸向远侧端而影响远侧端病变的观察和注射;注射液量根据病变大小而定,以病变充分抬举为限,并可在操作中重复注射。

(3)圈套电切:避免使用大额凝固电流,否则易损伤肌层至穿孔,同时对标本造成电凝损伤。

(4)创面处理:病变切除后注意观察创面有无残留和出血。如有渗血可用去甲肾上腺素盐水缓慢冲洗喷洒止血或氩气凝固止血;也可用钛夹缝合或热活检钳止血。

(5)标本回收:应完整回收标本,为手术是否完整切除和患者的预后判断提供依据。使用透明帽时退镜后,拔出透明帽即可取下标本。取下的标本在 30 分钟内放入盛有 10%中性福尔马林液的标本瓶中,固定液量为标本体积的 5～10 倍并保证标本完全浸没。

2. 患者护理

(1)手术体位:取左侧屈膝卧位,注意枕头与肩同高,背部及双膝间垫枕以保证体位稳妥及舒适。如手术时间较长,应在左侧腋窝下约 10 cm 处垫一体位垫,防止体位性神经损伤。

(2)麻醉方式:一般选用静脉全身麻醉,必要时选用气管插管全身麻醉。

(3)密切观察患者生命体征、血氧饱和度、面色及反应,注意有呼吸抑制、反流与误吸、血压下降、心律失常等情况发生,如有应立即协助麻醉医师处理。

(4)保证术中体位舒适安全,注意保暖。

(5)负极板粘贴在患者肌肉血管丰富的平坦区域,避免毛发多、骨隆突及瘢痕处,避免冲洗液等浸湿负极板引起的灼伤。

(三)术后护理

(1)术后禁食 24～48 小时,卧床休息 6 小时,全麻患者术后 2 小时保持唤醒。

(2)监测生命体征,注意观察有无胸骨后疼痛、腹痛、腹胀、呕血等情况。注意低血糖的预防及处理。

(3)术后给予静脉补液,遵医嘱使用质子泵抑制剂,必要时使用抗生素。

(4)注意观察穿孔及出血的可能性,给予及时处理。切除较大息肉患者酌情留院观察 48 小时后可食用流质饮食,以后可给予半流质饮食,逐渐改为普食,忌粗纤维、生硬、辛辣等刺激性食物,术后 1 个月内避免重体力劳动。避免术后迟发性出血。

📎 注意事项 ▶▶▶

(1)接诊时注意核对患者姓名、性别、年龄、拟施诊疗项目等信息是否正确,确认无误后方可进行登记,术前内镜医师、麻醉医师及内镜护士需再次核对。

(2)注意检查手术所需设备、器械的性能及完好性,常规备好急救设备、仪器及药品。注意设置合适的电外科工作站参数。

(3)治疗用内镜应达到灭菌水平。

(4)内镜护士应熟练掌握操作要点,并注意医护配合。

（5）退镜前注意再次检查创面有无渗血，吸尽胃腔内空气，减轻术后腹胀的发生。

应急处理

（一）出血

包括术中出血及术后延迟性出血。术中如果发现有出血，立即用氩气刀电凝探头进行止血或钛夹夹闭止血。当患者发生内镜下治疗术后延迟性出血后，按照内镜下治疗术后延迟性出血处理的标准流程，立即应用止血药物进行止血，同时启动急诊内镜检查，并及时行内镜下电凝止血、钛夹夹闭止血等内镜下处理措施，同时评估延迟性出血部位血管介入治疗方案的可行性，若内科保守治疗无效则转外科行手术治疗。

（二）穿孔

应立即给予钛夹封闭穿孔处，同时给予禁食、静脉输液、使用抗生素等处理。对内镜下处理及保守治疗无效者及时行外科手术治疗。

（三）设备仪器故障

立即检查电源开关及各管路连接是否脱落，模式调节是否正确，若故障不能排除，影响手术操作，应立即更换备用设备，确保手术的顺利进行，同时联系相关维修事宜。

机器参数

以 ERBE 高频电为例，避免使用纯电切电流，推荐使用混合模式，如 Endocut Q 模式，效果 3，切割宽度 2，切割时间间隔 4。

人文护理

（1）心理护理：因患者对手术不了解易产生恐惧心理，术前应向患者讲解 EMR 的方法、目的、配合及注意事项等，让患者及家属了解治疗的必要性，取得配合。对术后出现的胸骨后疼痛、腹胀等不适予以解释，缓解紧张情绪。

（2）调整诊室合适的温湿度，一般以温度 22～26 ℃、湿度 40%～60% 为宜。

（3）注意保护患者隐私，设置患者更衣室，肠镜诊疗穿专用检查裤，有条件的医院可设置肠镜患者专用卫生间。复苏时使用围帘隔开，避免清醒患者直面麻醉中或复苏患者。

（王 琇 邓 芳）

参考文献

［1］姚礼庆.实用消化内镜手术学［M］.武汉：华中科技大学出版社，2013.

［2］席惠君，张玲娟.消化内镜护理培训教程［M］.上海：上海科学技术出版社，2014.

［3］北京市科委重大项目《早期胃癌治疗规范研究》专家组.早期胃癌内镜下规范化切除的专家共识意见（2018，北京）［J］.中华消化内镜杂志，2019，36（6）：381-392.

［4］王洛伟，宛新建，马爽.中国消化内镜诊疗镇静/麻醉操作技术规范［J］.临床麻醉学杂志，2019，35（1）：81-84.

［5］李平，陈东风，王军，等.内镜下黏膜切除术治疗的配合及护理［J］.重庆医学，2011，（19）：1968-1969.

［6］孟令宽，陈东风，傅鑫.内镜下治疗延迟性出血的相关危险因素分析［J］.中国内镜杂志，2019，25（5）：20-26.

第三节　内镜下黏膜剥离术的护理配合

内镜下黏膜剥离术（endoscopic submucosal dissection，ESD）是指黏膜下注射后利用各种特殊电刀逐步分离消化道黏膜层与固有肌层之间的组织，并将病变黏膜经黏膜下层完整剥离切除的方法，是一种主要针对消化道早癌的创伤小、切除彻底、安全性高的内镜微创治疗新技术,已成为近年来治疗消化道早期肿瘤的有效手段。

适应证

目前 ESD 主要应用于以下消化道病变的治疗:①消化道巨大平坦息肉,直径≥2 cm 息肉。②早期癌,结合染色内镜、放大内镜、超声内镜检查,确定早期癌的浸润范围和深度,局限于黏膜层和没有淋巴结转移的黏膜下层早期癌。③黏膜下肿瘤。

禁忌证

①一般情况较差,严重的心肺疾病、血液病、凝血功能障碍以及服用抗凝剂的患者,在凝血功能未纠正前严禁行 ESD;②病变基底部(黏膜下层)黏膜下注射局部无明显隆起抬举较差的病变,提示病变基底部的黏膜下层与肌层间有粘连,肿瘤可能浸润至肌层组织,操作本身难度大,应列为 ESD 禁忌。

术式选择

(一)食管病变

1. Barrett 食管　伴有不典型增生和癌变的 Barrett 食管,ESD 可完整大块切除病灶。

2. 早期食管癌　结合染色内镜、内镜窄带成像(NBI)和内镜超声(EUS)等检查,确定食管癌的浸润范围和深度,局限黏膜层和没有淋巴结转移的黏膜下层早期食管癌。

3. 食管癌前病变　如食管糜烂直径>2 cm 的病灶推荐 ESD 治疗,一次完整切除病灶。

4. 食管良性肿瘤　包括食管息肉、食管平滑肌瘤、食管乳头状瘤、食管囊肿增生明显的食管白斑等。

5. 姑息性治疗　对于侵犯至黏膜下层的高龄食管癌患者,突于食管腔内的巨大肉瘤、食管癌根治术后吻合口复发或者食管其他部位发现癌灶,ESD 可以起到姑息治疗效果。

(二)胃病变

1. 早期胃癌　①分化型黏膜内癌,无溃疡发生,不论大小;②溃疡、分化型黏膜内癌,直径<3 cm;③黏膜下层浸润分化型腺癌,无溃疡发生,无淋巴结及血行转移,直径<3 cm;④低分化型黏膜内癌,无溃疡发生,直径<2 cm。

2. 早期胃癌扩大适应证　①肿瘤直径≤2 cm,无合并存在溃疡的未分化型黏膜内癌;②不论病灶大小,无合并存在溃疡的分化型黏膜内癌;③肿瘤直径≤3 cm,合并存在溃疡的分化型黏膜内癌;④肿瘤直径≤3 cm,无合并存在溃疡的分化型黏膜下层癌。

对于年老体弱、有手术禁忌证或疑有淋巴结转移的黏膜下癌拒绝手术者,可视为相对适应证。

3. 胃的良性肿瘤　如胃息肉、胃间质瘤、胃异位胰腺、脂肪瘤等,内镜超声检查确定来源于黏膜肌层或位于黏膜下层的肿瘤,通过 ESD 治疗可完整剥离病灶;来源于固有肌层的肿瘤,ESD 切除病灶的同时往往伴有消化道穿孔,不主张勉强剥离,但通过内镜下修补术可成功缝合创面,同样可使患者免于开腹手术。

(三)大肠病变

1. 巨大平坦息肉　直径≥2 cm 的平坦息肉建议采用 ESD,可一次性完整切除病灶。

2. 黏膜下肿瘤　内镜超声检查确定来源于黏膜肌层或位于黏膜下层的肿瘤,通过 ESD 治疗可完整剥离病灶;来源于固有肌层的肿瘤,ESD 切除病灶的同时往往伴有消化道穿孔,不主张勉强剥离。

3. 类癌　尚未累及肌层的直径<2 cm 类癌可以通过 ESD 完整切除。

(四)EMR 术后残留或复发病变

EMR 术后病变残留或复发,由于肿瘤的位置、形态、大小以及术后的纤维组织增生等原因,采用传统的 EMR 或经圈套切除的方法来整块切除病变有困难时,可采用 ESD 的方法进行切除。ESD 的特点是可自病灶下方的黏膜下层剥离病灶,从而做到完整、大块切除肿瘤,包括术后瘢痕、术后残留肿瘤组织和溃疡等病灶,避免分块 EMR 造成的病变残留和复发。

手术流程

①确定病变范围和深度;②标记;③黏膜下注射;④切开;⑤黏膜下剥离;⑥创面处理;⑦术中并发症的处理;⑧标本处理;⑨术后随访。

护理配合内容及要点

(一)确定病变范围和深度

ESD操作时首先进行常规内镜检查,了解病灶的部位、大小、形态,结合染色和放大内镜检查,确定病灶的范围、性质和浸润深度(图2-3-1)。

(二)标记

确定病变范围后,距病灶边缘约3～5 mm处进行电凝标记。对于上消化道病变常规进行标记,而对于界限清晰的下消化道病灶可不标记(图2-3-2)。

(三)黏膜下注射

注射液体有生理盐水(含少量肾上腺素和靛胭脂或者亚甲蓝,肾上腺素体积分数约为0.005%)、甘油果糖、透明质酸钠等,于病灶边缘标记点外侧进行多点黏膜下注射,将病灶抬起,与肌层分离,有利于ESD完整地切除病灶,不易损伤固有肌层,从而减少穿孔和出血等并发症的发生(图2-3-3)。

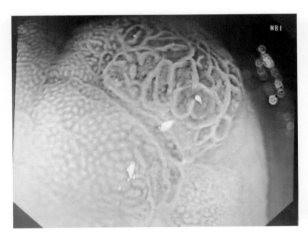
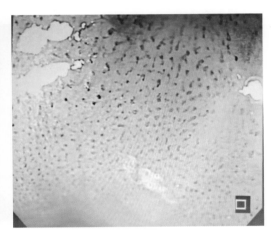

▲ 图2-3-1 确定病灶的范围、性质、浸润深度

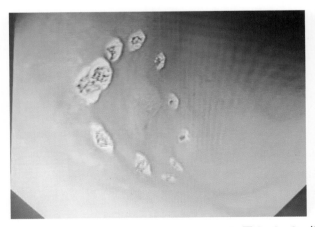
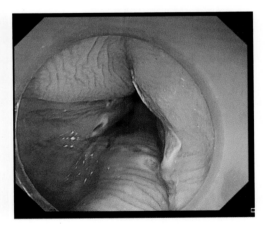

▲ 图2-3-2 标记病灶

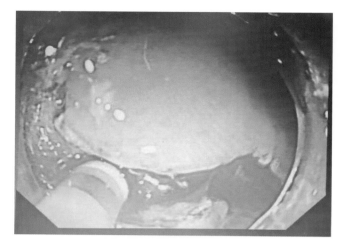
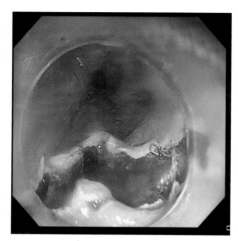

▲ 图2-3-3 黏膜下注射

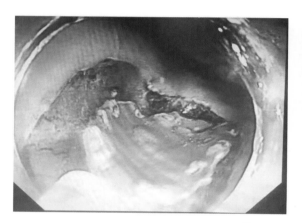
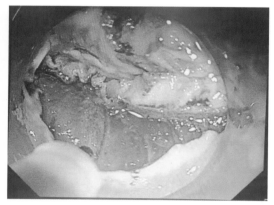

▲ 图2-3-4 切开病灶

（四）切开

沿标记点或标记点外侧缘切开病变周围部分黏膜,将黏膜层完全切开,黏膜下层充分游离。首先切开的部位一般为病变的远侧端,如切除困难可使用翻转内镜的方法。切开过程中一旦发生出血,应冲洗创面明确出血点后采用电凝止血(图2-3-4)。

（五）黏膜下剥离

剥离前,要判断病灶的抬举情况。随着时间的延长,黏膜下注射的液体会被逐渐吸收,必要时反复进行黏膜下注射。术中反复黏膜下注射可维持病灶的充分抬举,按照病灶具体情况选择合适的治疗内镜和附件。如在剥离过程

中,肿瘤暴露始终很困难,视野不清,可利用透明帽推开黏膜下层结缔组织,以便更好地显露剥离视野(图2-3-5)。

根据不同的病变部位和术者的操作习惯,选择不同的刀具进行黏膜下剥离。剥离中可通过拉镜或旋镜沿病变基底切线方向进行剥离,还可根据不同需要改变体位,利用重力影响,使病变组织受到自重牵引垂挂,改善ESD的操作视野,便于切开及剥离。

（六）创面处理

对创面上所有可见血管进行预防性止血处理;对可能发生渗血部位以止血钳、氩离子血浆凝固术(argon plasma coagulation, APC)等治

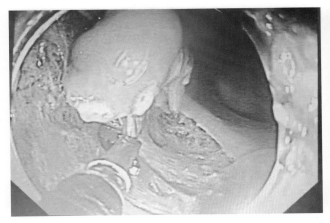
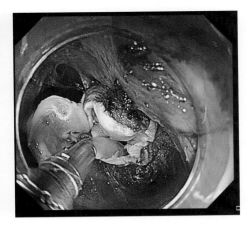

▲ 图2-3-5　黏膜下剥离

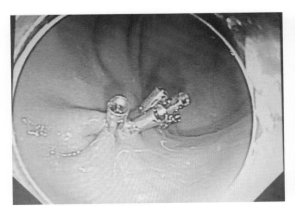
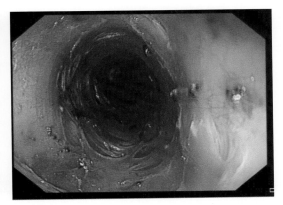

▲ 图2-3-6　创面处理

疗,必要时可用金属夹夹闭;对于局部剥离较深,肌层有裂隙者,应行金属夹夹闭(图2-3-6)。

(七)术中并发症的处理

可使用各种切开刀,止血钳或金属夹等治疗,剥离过程中对发现裸露的血管进行预防性止血,预防出血比止血更重要。对于较小的黏膜下层血管,可用各种切开刀或APC直接电凝;对于较粗的血管,用止血钳钳夹后电凝。黏膜剥离过程中一旦发生出血,可用冰生理盐水(含去甲肾上腺素)冲洗创面,明确出血点后可用APC或止血钳钳夹出血点电凝止血,但APC对动脉性出血往往无效。上述止血方法如不成功,可采用金属夹夹闭出血点,但往往影响后续的黏膜下剥离操作。术中一旦发生穿孔,可用金属夹缝合裂口后继续剥离病变,也可先行剥

离再缝合裂口。由于ESD操作时间较长,消化道内积聚大量气体,压力较高,有时较小的肌层裂伤也会造成穿孔,因此ESD过程中必须时刻注意抽吸消化道腔内气体。

(八)标本处理

对于高度怀疑癌性病变的患者,标本的处置一定要行切缘染色(图2-3-7),了解病灶切除是否彻底。标本预处理。①冲洗:用生理盐水将标本表面的血液及黏液冲洗干净,充分暴露病变。②延展:沿着标本最外侧将蜷曲的标本展平后用不锈钢细针(推荐使用昆虫标本针或针灸针)固定于塑料泡沫或橡胶板上。若切缘距离病变3 mm以内,禁止在此处钉针,以避免机械破坏影响对病变的观察。标明其在体内的相对位置(如口侧、肛侧、前壁、后壁等)。

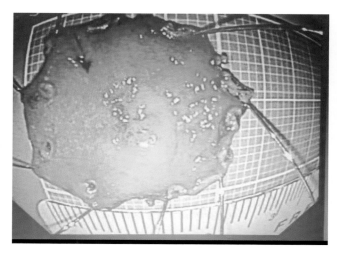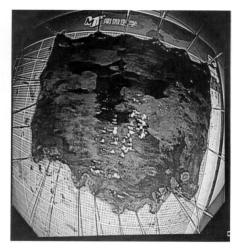

▲ 图 2 - 3 - 7   标本处理

③固定：标本放在平板上展平后，立即浸泡于10%的福尔马林溶液中固定，通常情况下，应在室温下浸泡 12～48 小时。固定液体积不少于标本体积的 5 倍。

（九）术后随访

患者在行 ESD 后按以下时间节点行内镜随访。术后第 1 年及第 2 年各行内镜检查 1次，以后每 3 年 1 次连续随访。早期癌症内镜治疗后，术后 3、6、12 个月定期内镜随访，并行肿瘤指标和相关影像学检查。无残留或复发者以后每年 1 次连续随访，有残留或复发者视情况继续行内镜下治疗或追加外科手术切除，每3 个月随访 1 次，病变完全清除后每年 1 次连续随访。

注意事项

（1）透明帽安放于内镜先端，安装透明帽时，应注意将透明帽上的侧孔正对内镜喷嘴，与内镜的目镜方向一致。在对创面或内镜镜头进行冲洗时，水能从侧孔流出，不会使水积在镜头处造成视野模糊而影响术者的操作。同时操作者可利用透明帽撑开剥离黏膜，更好地观察剥离创面情况，保证术中良好的视野及治疗过程安全进行。

（2）充分暴露病灶，用无菌水充分冲洗，去除黏液、泡沫、粪便等。

（3）标记时注意电凝功率宜小，尤其是在食管、结直肠等部位。

（4）黏膜下注射：注射后及时回收针头，防止划破钳子管道；注射时由病灶远端标记点至近端标记点注射。

（5）切开时器械护士要注意在切开刀与注射针交换时动作应干净利落，并且注意及时清洁刀头的焦痂；根据实际情况调整内镜电外科工作站参数。

（6）剥离时要随时保持视野清楚，层次分明。若见小血管，可直接切开刀电凝止血。若出血，及时冲洗找出出血点，用热活检钳对准血管断端钳夹提起后电凝止血，因为冲洗后找出的出血点很快会再次被血迹淹没，因此护士配合动作要迅速。

（7）创面处理：小血管用热活检钳、APC 等电凝治疗；对于可见裂孔和腔外脂肪者，应用金属夹缝合裂孔。对于局部较深、肌层分离等创面，应用金属夹对缝创面可减小创面张力，预防穿孔。

（8）操作过程中，严密观察者生命体征，如心电图、血氧饱和度、血压、呼吸等，出现异常情况配合麻醉师处理；保持呼吸道通畅：气道分泌物较多者随时吸痰；保持静脉通路通畅；在操作中随时注意是否有穿孔现象，注意腔内注气较多与腹腔内积气的区别。

（9）术毕按规定给予复苏，建议在专设的复苏区有专人照看。密切观察患者生命体征，直至意识清醒，由专人护送至病区，与病区护士做好交接记录。

应急处理

（一）术中出血的应急处理

ESD并发出血大部分经过内镜下及内科治疗可有效止血。在术中快速、精准地找到出血点，对后续的止血措施是至关重要的，常用的止血措施如下。

1. 药物止血　在ESD手术过程中，随着黏膜下层的暴露，少量渗血可直接用去甲肾上腺素加上冰盐水溶液冲洗。其不良反应少见，但对于高龄合并心血管疾病患者需谨慎。

2. 电凝　小血管可直接用电凝处理，而较大血管可用热活检钳烧灼。但反复、多次的电凝止血可能会造成组织损伤，甚至导致消化道穿孔、幽门梗阻等严重后果。因此，应用电凝止血需避免过度烧灼。

3. 氩离子血浆凝固术　是一种与黏膜组织非接触类型的止血方法，通过探头喷洒氩气以凝固组织达到止血目的，病灶被完整剥离后，可应用氩离子血浆凝固术烧灼创面上所有可见的小血管，必要时应用止血夹缝合创面，达到术中止血和预防术后出血的目的。其缺点是在止血过程中会产生较大的烟雾，影响操作视野，往往需要频繁吸除，对搏动性出血无效。

4. 止血夹　主要用于非常严重的出血，可以有效控制创面出血且不会造成组织损伤。

5. 外科手术　对于内镜下及内科治疗无法控制的严重出血需中断操作，转外科手术及输血治疗。

（二）术中穿孔的应急处理

应及时发现，及时处理。

（1）穿孔较小（通常直径≤1 cm），且无大量腔内容物溢漏至纵隔、腹腔和腹膜后，可通过止血夹或其他设备夹闭穿孔。

（2）当穿孔较大且有大量空气进入腹腔时，应尽快用空针经皮穿刺抽气，缓解腹腔内压力，金属夹夹闭穿孔后，需术后进行胃肠减压，注意观察引流液的性质和量，必要时抗生素预防感染。经以上保守治疗，一般可避免外科手术。当大的穿孔出现大量气腹时，可能出现生命体征异常，应根据不同情况中止ESD，改为EMR快速切除后进行修补，必要时转外科手术。

（3）避免发生穿孔最重要的一点是要在ESD过程中始终保持操作视野清晰，反复多次的黏膜下注射，使黏膜层抬高，与固有肌层分离，有效保持清晰的术野非常重要。此外，术前超声内镜检查明确病变位置及形态，术中在易穿孔部位的谨慎操作都有助于预防穿孔发生。

（三）设备问题

在诊疗过程中若出现机器故障或报警，立即检查电源开关及各管路连接是否脱落，仍不能正常使用，立即更换的同时通知工程师进行专业检测和维修。机器参数见表2-3-1。

表 2-3-1　ESD 手术常用设定值

标记	强力电凝：30 W 或 APC：1.5 L/min，40 W	强力电凝：效果3、30 W 或强力 APC：1.5 L/min，30 W	强力电凝：效果3、30 W 或强力 APC：1.5 L/min，30 W	强力电凝：效果3、30 W 或强力 APC：1.5 L/min，30 W
水束黏膜下隆起	—	—	—	压力设置：食管 3 000～4 000 kPa 胃部 3 000～5 000 kPa 结/直肠 2 000～3 000 kPa

（续表）

黏膜切开/黏膜下剥离	ENDO CUT,80 W,效果3	ENDO CUT Q,效果2～3	ENDO CUT Q,效果2～3	ENDO CUT Q,效果2～3
止血	（1）柔和电凝:50 W;强力电凝:30 W（2）热活检钳:柔和电凝80 W	（1）强力电凝:30 W,效果2～3（2）热活检钳:柔和电凝50～60 W,效果3～4	（1）强力电凝:30 W,效果2～3（2）热活检钳:柔和电凝50～60 W,效果3～4	（1）强力电凝:30 W,效果2～3（2）热活检钳:柔和电凝50～60 W,效果3～4
术后创面处理	APC:1.5 L/min,40 W	强力APC:1.5 L/min,30 W精细APC:效果2～3	强力APC:1.5 L/min,30 W精细APC:效果2～3	强力APC:1.5 L/min,30 W精细APC:效果2～3
适用医院	县级医院	市级医院	大型医院	大型内镜中心

注:ESD手术常用设定值为建议值,具体设置可视术者习惯及病变情况而定。

人文护理

（1）尊重爱护患者,注意保护患者隐私,注意保暖。

（2）主动关心患者的需求,获取他们的信任,从而使患者产生信赖感。

（3）术中密切观察手术患者的生命体征、肢端血运、皮肤温度等变化,并配合麻醉医生做好处理。

（4）注意术中体位的管理,根据情况采取减压措施,防止压力性损伤的发生。

（王　琇　王利明　刘红丽）

参考文献

［1］姚礼庆,周平红.内镜黏膜下剥离术[M].上海:复旦大学出版社,2009.

［2］周平红,蔡明琰,姚礼庆.消化道黏膜病变内镜黏膜下剥离术治疗专家共识[J].中华胃肠外科杂志,2012,15(10):1083-1086.

［3］王萍,徐建鸣.消化内镜诊疗辅助技术配合流程[M].上海:复旦大学出版社,2016.

［4］李娅,李佼,兰春慧,等.全程护理优化方案干预对提高内镜下黏膜剥离术临床质量的价值[J].重庆医学,2019,12(14):12-16.

［5］北京市科委重大项目《早期胃癌治疗规范研究》专家组.早期胃癌内镜下规范化切除的专家共识意见[J].中华消化内镜杂志,2019,36(6):381-392.

［6］国家消化系统疾病临床医学中心等.胃内镜黏膜下剥离术围术期指南[J].中国医刊,2017,52(12):12-24.

［7］李荣香,邱沛.内镜下黏膜剥离术治疗早期上消化道肿瘤的护理配合[J].护理学杂志,2012,27(7):41-42.

［8］姜琳,孙晓滨,任春蓉,等.内镜下黏膜剥离术治疗消化道黏膜下肿瘤的护理配合[J].现代临床医学,2017,22(4):1557-1673.

第四节　经口内镜下肌切开术的护理配合

经口内镜下肌切开术(peroral endoscopic myotomy,POEM)主要用于贲门失弛缓症的治疗。2007年美国Pasricha等在猪模型上成功实行了经口内镜下肌切开术,2010年日本Inore

等首次报道应用经口内镜下肌切开术治疗贲门失弛缓症的临床应用,具有较好的疗效。此后,国内亦相继开展此项手术,POEM 对贲门失弛缓症及其他食管动力障碍疾病患者,取得了较好的临床疗效。

贲门失弛缓症主要由于食管下括约肌(lowesophageal sphincter,LES)高压,食管缺乏蠕动,对吞咽动作的松弛反应障碍,使得食物不能顺利通过而滞留食管内,逐渐引起食管扩张。POEM 通过在食管黏膜下层建立一条隧道,将LES 全层切开,最大程度缓解 LES 的压力,同时通过封闭保存完整的隧道黏膜,起到防止穿孔的作用。

适应证

(1) 确诊为贲门失弛缓症并影响生活质量者均可接受 POEM 治疗。

(2) 弥漫性食管痉挛和胡桃夹食管等食管动力性疾病,严重影响生活质量者。

(3) 需通过食管隧道进入纵隔或胸腔行NOTES 术后。

禁忌证

(1) 严重器质性疾病、凝血功能障碍、心肺疾患等无法耐受手术者。

(2) 因食管黏膜下层严重纤维化而无法成功建立黏膜下隧道者。

护理配合内容及要点

POEM 通常包括 4 个主要步骤:①在 5—6点钟位置选择进入点进行黏膜下注射,完成纵行或横行黏膜切口;②建立黏膜下隧道;③肌切开术:从黏膜入口点近 2 cm 到贲门外 2～4 cm;④关闭黏膜切口。

(一) 术前患者准备

患者术前禁食 48 小时,禁水 6 小时,术前胃镜下生理盐水冲洗清理食管腔。协助患者取右肩抬高仰卧位,采用全身麻醉,气管插管,防止术中出血及冲洗可能导致液体反流而引起窒息或呼吸道感染。

(二) 手术设备、器械准备

1. 内镜 使用带附送水功能的治疗镜。

2. CO_2 气泵 术中常规采用 CO_2 气体灌注。

3. 注水泵 术中冲洗术野,判断出血点、保持视野清晰。

4. 电外科工作站

5. 器械 注射针、透明帽、热活检钳、金属夹、内镜切开刀(钩刀、三角刀或海博刀)(图 2 - 4 - 1～图 2 - 4 - 5)。

(三) 术中配合

护士配合医生完成 POEM 操作。①完成食管黏膜切开:胃镜头端安装透明帽,以 ESD的方式(亚甲蓝生理盐水溶液)进行黏膜下注射,

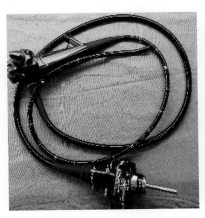

▲ 图 2 - 4 - 1 治疗镜

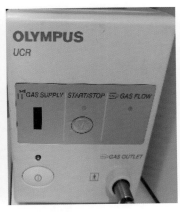

▲ 图 2 - 4 - 2 气泵

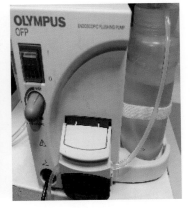

▲ 图 2 - 4 - 3 注水泵

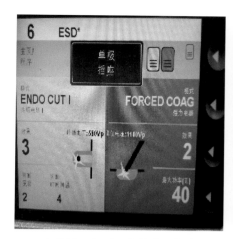

▲ 图 2-4-4 电外科工作站

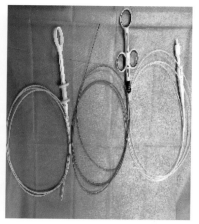

▲ 图 2-4-5 器械

纵行或横行切开黏膜表面,开口位置常选择距离胃食管结合部(GEL)10 cm 处。②隧道建立:从此切口开始,钝性分离或电切分离黏膜下层和肌层,分离时反复进行黏膜下注射,帮助界定分离平面。黏膜分离宽度约为食管周长的 1/3,长度跨越 GEL 3 cm 到达胃腔近侧。③内镜下肌切开:从胃食管结合部口侧 5～7 cm 开始,终止部位到达 GEL 远端 2～4 cm。小心挑切钩拉切开环形肌纤维,使切开处分开,逐渐向远侧切开,直至纵行肌显露。近贲门处环形肌明显增厚,与纵行肌不易分离,可常规行全层切开。④隧道入口的闭合:食管环肌切开完成后采用多枚金属夹严密吻合黏膜切口。如切口较大不易闭合,可使用 OTSC 吻合夹夹闭切口(图 2-4-6)。

(四)术后治疗及护理

术后禁食禁水 72 小时,常规给予静脉抑酸、营养支持等治疗,并继续静滴广谱抗生素 2 天。同时严密监测患者的血氧饱和度、血压、心率、神志及呼吸,发现异常及时通知医生处理。

▶ 注意事项

(一)术前设备及耗材的检查

内镜及电外科工作站等设备是否处于完好备用状态,CO_2 气瓶是否有充足的 CO_2,内镜注射针应伸缩自如,针头长度适宜。

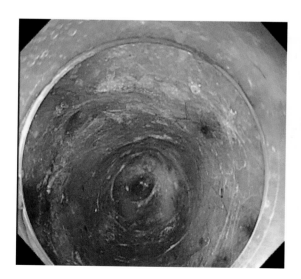

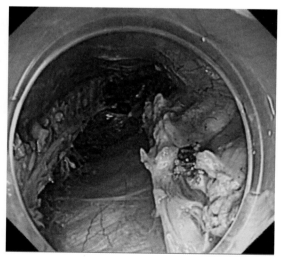

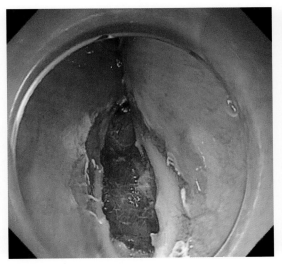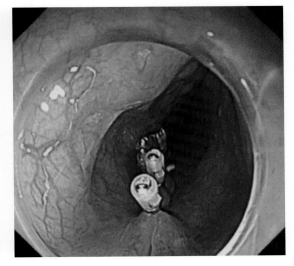

▲ 图 2-4-6　护士配合医生完成 POEM

（二）术中配合注意事项

注射完毕及时收针，避免刺伤黏膜；镜子管腔内勿打开注射针及切开刀，以免划伤内镜管腔；注射液的配置及注射量严格按医生医嘱执行；术中止血时根据医嘱及时更换器械，调整电外科工作站参数。

（三）防止感染

术前 30 分钟至术后 48 小时静滴抗生素；使用灭菌内镜及一次性无菌器材，无菌水行内镜下冲洗；术中操作要谨慎，及时主动地处理血管，预防出血；术毕尽量吸除食管腔及隧道内的液体，确保金属夹完整封闭隧道入口。

应急处理

（一）患者的应急情况处理

1. 气体并发症　轻度皮下气肿可不予处理，CO_2 可自行弥散吸收；大量气胸、纵隔气肿会直接影响患者的生命体征，应立即请相关科室行胸腔闭式引流术；产生气腹可用 10 ml 注射器吸 5 ml 生理盐水，拔出注射器芯，立即在右侧腹中部行腹腔穿刺，排出腹腔气体。

2. 术中隧道黏膜损伤　可用金属夹夹闭或在隧道内喷洒生物蛋白胶封闭。

3. 出血　靠近固有肌层侧的出血可用电刀刀头直接电凝或热止血钳止血，电凝时间可适当延长，而靠近黏膜侧的出血点不能以电刀电凝（灼伤黏膜导致穿孔），只能以热止血钳钳夹出血点，轻微提拉电凝止血。

（二）机器故障的应急处理

若内镜及电外科工作站等设备发生故障，立即检查电源开关及各管路连接是否脱落，模式调节是否正确，若故障不能排除，影响手术操作，应立即更换内镜及电外科工作站等设备，确保手术的顺利进行。

人文护理

（一）心理护理

术前及时评估患者的心理状态，患者因长期受疾病困扰，有较重的焦虑感甚至产生抑郁情绪者，应积极疏导患者，介绍此类疾病的治愈案例，增强患者战胜疾病的信心，以较佳状态配合手术治疗。

（二）环境

应为患者营造温馨的治疗环境，根据季节气候及时调整环境温度、湿度，房间内色调宜温和，消除患者的陌生感及治疗恐惧感。

（三）疼痛的护理

术后患者常有较强的疼痛感，可播放舒缓的轻音乐，分散其注意力，必要时予以药物止痛。

（王　琇　王家兰）

📖 参考文献

［1］熊英,令狐恩强,陈倩倩,等. 内镜建立食管黏膜下隧道手术技巧的经验总结［J］. 中华消化内镜杂志,2016,33(4):205－207.

［2］谢静,王东,李兆申. ESD 和隧道技术经口内镜下肌切开术(POEM)［J］. 中华普外科手术学杂志,2017,11(2):174－176.

［3］柴宁莉,熊英,翟亚奇,等. 消化内镜隧道技术专家共识(2017 北京)［J］. 中华胃肠内镜电子杂志,2017,4(4):145－158.

［4］徐佳昕,李全林,周平红. 经口内镜下肌切开术治疗贲门失弛缓症的"中山规范"［J］. 中华胃肠外科杂志,2019,22(7):613－618.

［5］蔡鹏,刘祖强,李全林,等. 贲门失弛缓症治疗失效患者行经口内镜下肌切开术的疗效观察［J］. 中华消化内镜杂志,2020,37(11):810－815.

第五节　经自然腔道内镜手术的护理配合

随着内镜技术不断进步、新的内镜产品及内镜下手术器械不断研发出来并运用于临床,经自然腔道内镜手术(NOTES)以其麻醉要求低、无需腹部手术切口、消除了切口相关并发症、术后疼痛更轻、恢复期短、避免了伤口感染和腹壁疝以及体表没有瘢痕等优势而得以迅速发展,是继腹腔镜技术问世后最重要的创新微创手术方式。传统 NOTES 指利用人体自然开口和管腔将内镜穿破管壁进入体腔进行内镜下手术的外科学。自然孔道包括胃、结肠及阴道等自然孔道等。将消化道管壁穿透建立通道,把内镜送入腹腔,完成内镜下探查、活检、病变切除等手术。广义 NOTES 是经人体自然孔道,如口腔、阴道、尿道和肛门等置入内镜,通过对胃壁、食管、阴道后穹窿、膀胱和肠壁穿刺或扩张进入腹腔、纵隔、胸腔等。由于该手术突破了消化道壁等传统的禁区,近年来一直是国内外学者关注的热点,相关技术和配套器械层出不穷。

适应证

适应于需行内镜下体腔内探查、活检、病变切除的一切患者。严重心肺疾病、凝血功能障碍、急腹症、不能耐受胃肠镜检查、不宜麻醉者应排除在外。

护理配合内容及要点

（一）护理配合要求

1. 术前患者准备到位　护理工作应该做到术前评估充分、各项须知告知详细并签署知情同意书,患者取平卧或者左侧卧位(经上消化道体位同胃镜检查体位,经过下消化道体位同结肠镜检查体位),牙垫、润滑剂、口水垫、中单铺发正确,心电监护到位,内镜用高频电工作系统连接正确规范。

2. 术中配合到位　NOTES 术中护理配合用按照既定手术流程做到手法熟练,默契配合医生,无多余动作,全过程器械无污染,患者隐私得到保护。

3. 术后告知解释到位　术后护理人员在遵医嘱行护理的同时,应该及时充分告知患者及家属手术情况,做好家属及患者的解释和心理疏导工作,消除患者及家属紧张情绪。

（二）护理配合内容

以上消化道为例,详细介绍 NOTES 步骤。

1. 患者及用物准备

（1）患者术前应通过内镜检查评估、麻醉风险评估,禁食 12 小时,禁水 2 小时以上。

（2）麻醉满意后，取平卧或者左侧卧位（图2-5-1），戴牙垫，垫防止口水用治疗巾。

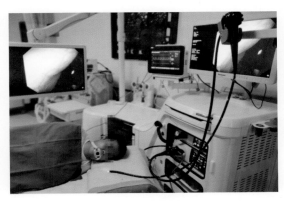

▲ 图 2-5-1　左侧卧位

（3）连接内镜高频电工作系统（图2-5-2），推荐使用消化内镜治疗系统工作站。参数设置：电切效果3、间隔2、宽度4；电凝模式：强凝或快速电凝、功率45 W。

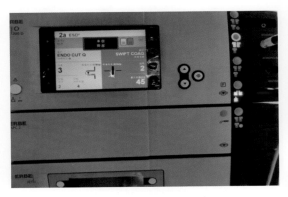

▲ 图 2-5-2　能量平台

（4）备术中用黏膜下注射液（推荐使用甘油果糖＋亚甲蓝）（图2-5-3），备解痉药山莨菪碱等。

（5）备术中用手术器械，依手术使用先后顺序依次摆放透明帽、注射针、黏膜切开刀、电凝止血钳、圈套器、网篮、扩张球囊、加压枪、活检钳尼龙皮圈释放器套件、钛夹等（图2-5-4～图2-5-9）。

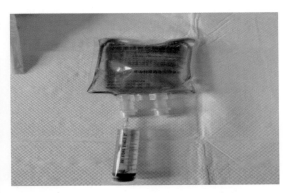

▲ 图 2-5-3　甘油果糖＋亚甲蓝

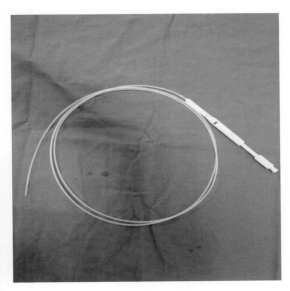

▲ 图 2-5-4　注射针

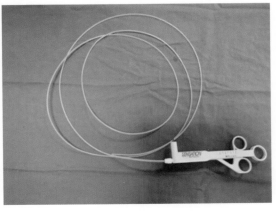

▲ 图 2-5-5　圈套器

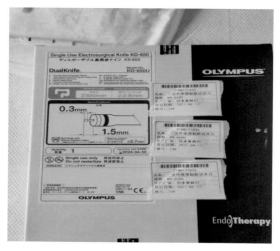

▲ 图 2-5-6　dual 刀

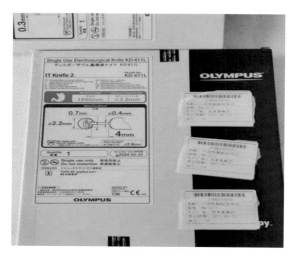

▲ 图 2-5-7　IT 刀

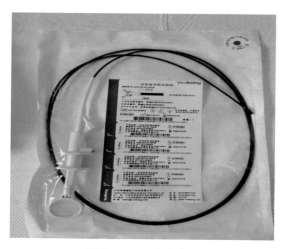

▲ 图 2-5-8　电凝止血钳

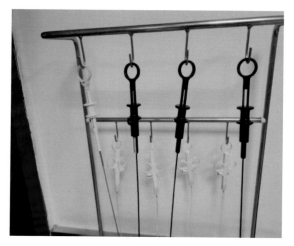

▲ 图 2-5-9　器械挂置方法

2. 内镜下建立自然腔道与壁外通道　配合术者行内镜下黏膜注射满意后,使用内镜下黏膜切开刀,以胃体纵轴线纵行切开黏膜,切口直径约 1.2～1.5 cm,内镜进入黏膜下层;用内镜下黏膜切开刀,切开固有肌层至浆膜层,再用内镜下黏膜切开浆膜面形成医源性主动穿孔,内镜进入腹腔内(图 2-5-10～图 2-5-15)。

3. 行自然腔道内内镜手术　根据术中探查情况行内镜下手术如黏连松解、活检,坏死清

创等。

(1)黏连松解:配合术者使用内镜下黏膜切开刀钝性分离,必要时使用电凝松解(电凝模式:softcoag,效果 3,功率 60 W)。

(2)内镜下活检(图 2-5-16～图 2-5-18):配合术者行内镜下活检,使用内镜下根据活检部位大小、性质、取材目的的不同,选择不同活检钳,不同力度活检。过程中注意不要伤及壁外脏器,活检后必要时用电凝止血钳止血(电凝模式:softcoag,效果 2,功率 40 W),以防止术后出血。

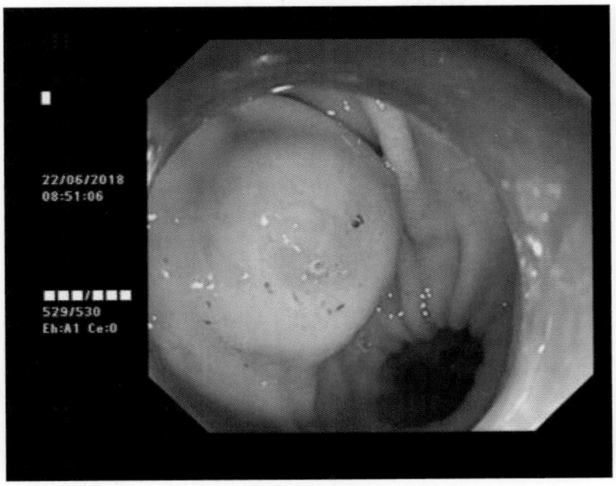

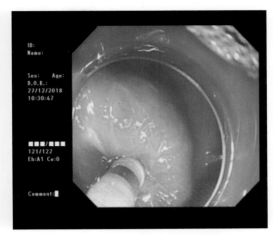

▲ 图 2 - 5 - 10　黏膜下注射

▲ 图 2 - 5 - 11　dual 刀切开黏膜

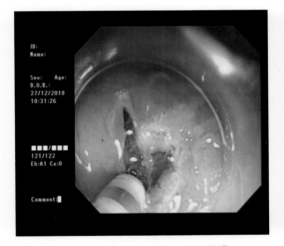

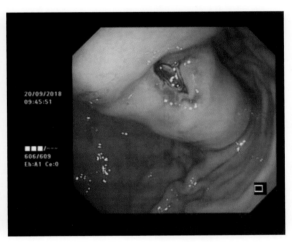

▲ 图 2 - 5 - 12　dual 刀切开黏膜

▲ 图 2 - 5 - 13　建立窦道

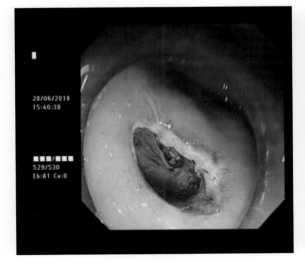

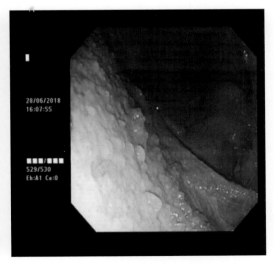

▲ 图 2 - 5 - 14　形成主动穿孔

▲ 图 2 - 5 - 15　内镜进入腹腔内

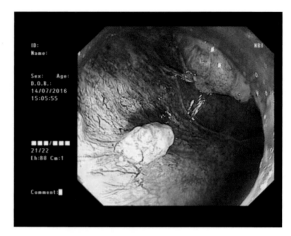

▲ 图 2-5-16　内镜下发现病灶

（3）内镜下坏死清创：配合术者使用圈套器或者网篮对坏死组织进行清理，护理人员要特别注意手中圈套器的力度与节奏，不要用力过猛伤及正常组织或者脏器，导致出血，对于小块组织可用网篮取出。必要时及时电凝止血（电凝模式：softcoag，效果 2，功率 40 W）。

4. 关闭内切口　手术结束后，在完全抽吸壁外气体后，术者退镜至胃内，护理人员应该配合术者对胃内切口进行封闭，一般用钛夹封闭即可（图 2-5-19），必要时可以采用荷包缝合，在充分吸净积气、积液后退镜（图 2-5-20）。

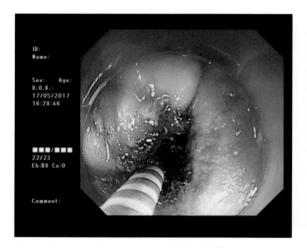

▲ 图 2-5-17　内镜下活检

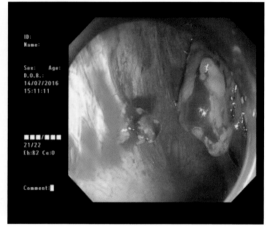

▲ 图 2-5-18　活检后少许渗血

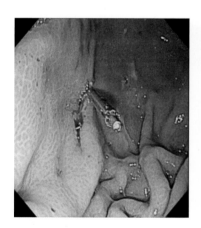
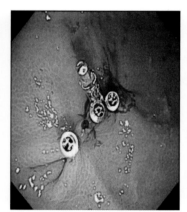
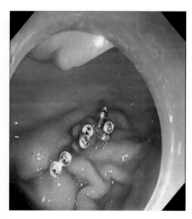

▲ 图 2-5-19　内镜下关闭窦道切口

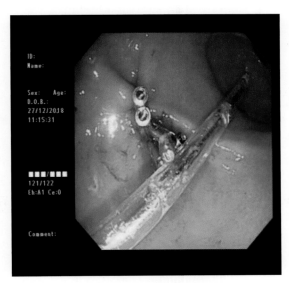

▲ 图 2-5-20　留置胃管

(三) 护理配合要点

术前充分评估,用物充分准备,术中动作娴熟无污染,术后及时宣教及护理。

术后宣教

术后医务人员应及时对患者及家属进行宣教,告知术中情况及术后注意事项(麻醉清醒前应该平卧头偏向一侧,禁食水,24 小时内不要下床活动,及时观察大小便情况,及早发现有无术后并发症出现),护理人员应在遵医嘱的基础上及时提供术后监护及护理。

注意事项

术中配合动作应轻柔,不要伤及脏器,止血应彻底,避免术后迟发性出血。

应急处理

(1) 经自然腔道内镜下手术患者常见应急情况主要有术中伤及脏器导致穿孔或者出血。

1) 穿孔处理:术前应有充分应急预案,伤及脏器导致穿孔时,应立即停止操作并行内镜下修补(包括及时冲洗、钛夹夹闭、荷包缝合,严重时请外科腔镜干预甚至开腹处理)。

2) 出血处理:及时补液与输血,根据出血多少选择处理方法。出血不多可首先尝试内镜下电凝止血(电凝模式:softcoag,效果 2,功率 40 W),小血管破裂出血时可选电凝止血,效果不佳时可改用钛夹夹闭止血;大血管破裂出血在钛夹夹闭同时请外科腔镜干预或者开腹止血。

(2) 经自然腔道内镜下手术设备故障主要包括内镜系统故障、高频电能量平台系统故障、器械故障。处理主要包括设备定期检查维护,术前再次检查确认,术中要求设备工程师跟台保障,对容易出现故障的设备准备备份(如内镜按钮、内镜冷光源、高频电能量平台负极片、各种数据连接线等),可及时更换。手术用器械术前先检查,术中留备份,必要时更换。

人文护理

经自然腔道内镜下手术是内镜最前沿手术之一,手术方式与手术流程还在不断探索中,这就要求医护人员均具有较高人文素养。对护理人员而言,必须在熟练掌握内镜下各类手术配合后方可进行 NOTES 手术配合,要求护理人员具备崇高的职业素养和慎独精神,善于保护患者隐私,具有良好的护患沟通技巧,扎实的理论基础,极强的爱伤观念。

（吴　静　鲜承宏　张琼英）

📖 参考文献

［1］李闻,孙刚,王向东,等.经胃、结肠联合路径腹腔内镜探查术的实验研究［J］.中华消化内镜杂志,2007,24:401-405.

［2］王东,郑永志,吴仁培,等.经自然腔道内镜手术的实验研究［J］.中华消化内镜杂志,2009,26:6-10.

［3］胡三元,杨庆芸,张光永,等.经胃及阴道内镜胆囊切除动物实验研究［J］.腹腔镜外科杂志,2008,13:479-483.

第六节　内痔硬化术及内镜套扎术的护理配合

🔖 适应证

聚桂醇内痔硬化注射疗法及套扎法适用于Ⅰ～Ⅲ度内痔（表2-6-1）,尤其适用于出血性、脱出性内痔及不愿接受外科手术的患者;痔疮套扎术在Ⅰ期内痔、Ⅱ期内痔、Ⅲ期内痔以及混合痔中应用频率较高。

表2-6-1　内痔 Goligher 分度法

分度	症　　状
Ⅰ度	排粪时带血;滴血或喷射状出血,排粪后出血可自行停止
Ⅱ度	无痔脱出常有便血;排粪时有痔脱出,排粪后可自行还纳偶有便血
Ⅲ度	排粪或久站、咳嗽、劳累、负重时有痔脱出,需用手还纳偶有便血
Ⅳ度	痔持续脱出或还纳后易脱出,偶伴有感染、水肿、糜烂、坏死和剧烈疼痛

（1）保守治疗无效的Ⅰ、Ⅱ度内痔或以出血为主要症状的Ⅲ度内痔。

（2）混合痔的内痔部分。

（3）混合痔外痔切除后内痔部分的补充治疗。

（4）合并高血压病、糖尿病、重度贫血等不能耐受手术治疗的内痔患者。

🔖 禁忌证

（1）严重出血倾向。

（2）合并有肛管直肠急慢性炎症。

（3）合并炎性肠病。

（4）合并肛周脓肿或肛瘘。

（5）存在并发症的内痔（如痔核嵌顿、溃烂、感染等）。

（6）妊娠期、产褥期妇女。

（7）精神行为异常或不能配合治疗。

（8）对本药品过敏。

（9）纤维化明显的内痔与结缔组织外痔。

🔖 治疗效果

内痔硬化注射疗法能使痔核组织发生无菌性炎性反应并逐渐纤维化,使曲张充血的痔静脉丛血管闭塞,内痔套扎法阻断该方法安全、有效,可作为早期内痔微创治疗的优选方法。套扎指在内镜下安装多圈或套扎器,结扎内痔基底部,从而引起内痔萎缩、坏死、纤维化脱落,从而达到治疗目的。

🔖 护理配合内容及要点

（一）护理配合内容

1. 核对　患者性别、年龄、ID 号。

2. 评估　患者肠道准备情况、病史、过敏史、近期是否服用抗凝活血药物,向患者解释手术目的、注意事项、相关同意书是否签名。

3. 场地及物品准备　①治疗应在内镜室/手术室内进行,注意保护患者隐私;②选择适用的消化内镜;③聚桂醇注射液:一般使用原液,可加少许亚甲蓝显色(图2-6-1),利多卡因注射液,内镜用注射针(4～6 mm);④透明帽;⑤套扎器(图2-6-2)等;⑥5～10 ml注射器;⑦急救设备和急救药物;⑧患者准备:取左侧卧位,常规消毒铺巾,润滑油,靠垫,盖被。

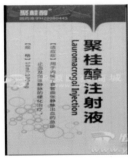

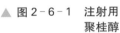

▲ 图2-6-1　注射用聚桂醇

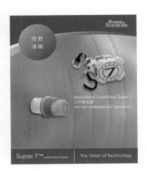

▲ 图2-6-2　套扎器

4. 流程

(1) 将胃镜或肠镜与光源、吸引器、水封瓶连接好,观察镜面是否清晰。

(2) 检查注水、注气以及吸引是否通畅,内镜弯曲部角度按钮是否达到正常位置,根据诊疗要求准备好各类附件及配置等。

(3) 指导患者摆体位,取左侧卧位,稍屈膝,头稍后仰,注意患者保暖及隐私,建立静脉通路,连接心电监护,吸氧,检查过程中密切观察患者生命体征变化。

(4) 密切配合医生操作,与医生及时沟通,选择合适的治疗方法及附件,准备做好套扎治疗和硬化治疗。

(5) 退镜时用酶纱布擦拭镜身表面,协助医生退镜并行床旁预处理,把患者推至复苏室。

(二) 护理配合要点

(1) 严格执行查对制度。

(2) 用物准备齐全。

(3) 操作规范,熟练轻巧,配合过程流畅。

1) 硬化剂注射术护理操作要点:①充分注气暴露术野,分别用正镜和倒镜观察内痔基底部或者顶部注射点黏膜情况。②密切观察视野区并做好物品准备,取5或10 ml注射器抽取聚桂醇注射液原液,经内镜钳道插入注射针。③配合医生控制注射针翘及出针长短,注射点应位于齿状线上,位置在目标痔核的基底部,注射针头斜面与注射点黏膜呈30°～45°。④边注射边退针,多点给药,直至痔核黏膜充分膨胀、颜色呈灰白色。⑤以0.1 ml为单位报出注射量。⑥必要时帮助内镜操作人员固定镜身或旋转镜身。

注射后缓慢将针回收,用透明帽或注射针翘压迫针孔10～20秒止血,创面无出血后,可进行下一痔核的硬化注射治疗直至所有注射点处理完毕。

2) 套扎术护理配合要点:内镜操作人员充分注气暴露术野,进镜检查完毕,退镜至体外,安装套扎器,分别用正镜和倒镜观察内痔基底部或者顶部情况,选点进行套扎(图2-6-3)。①密闭性:掌握安装技巧,松紧适宜,不去除活检帽,固定圈套器帽与镜身,扣线对准活检孔,内经视野以刚暴露套扎环为宜。②有效性:安装

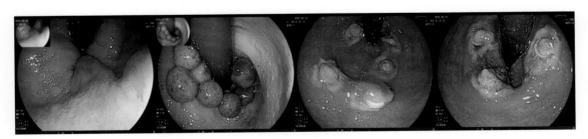

▲ 图2-6-3　内镜下套扎术

后检测套扎器,调整负压吸引,以测试吸引时手套有隆起为宜。③套扎顺序:治疗时先采取 U 形倒镜,3 处母痔根部套扎,再顺镜贴近肛管直肠线,黏膜松弛处套扎。④套扎位点:由口侧至肛侧开始套扎,螺旋密集套扎,远离齿状线套扎。负压吸引 300 mmHg,吸引至"满堂红"3～5 秒后释放套扎器,套扎痔核"饱满"。⑤避免皮肤被套入,扒住肛周皮肤。

🔅 注意事项 ▶▶▶

(一)术前

(1)核对患者信息,完善常规检查,明确诊断,再行内痔注射治疗。

(2)充分肠道准备。

(3)停抗凝药 5 天。

(4)避免女性月经期。

(5)签署知情同意书。

(二)术中

(1)套扎、注射部位及剂量的选择及内镜进针注射位置、深度和角度需严格把握。注射针头刺入过深易刺入肠壁肌层,刺入过浅会使表层黏膜坏死,引起疼痛。

(2)辅助医生固定镜身、出针及针翘。

(3)治疗结束前尽量吸尽肠腔内气体和肠液,以减轻患者术后腹胀。

(三)术后

(1)肛门坠胀或疼痛,属于正常现象。一般会持续几个小时,部分持续 2～3 小时缓解(可温水坐浴,症状严重及少量出血者可使用外用治疗痔疮药物或止痛剂)。

(2)少部分出现术后排尿困难,可能由麻醉影响、手术刺激、伤口疼痛等原因所致(可局部热敷、按摩、改变体位等方法刺激膀胱,增强尿意以促使排尿,必要时给予导尿处理)。

(3)如发生气促、胸闷、胸痛等可疑动脉栓塞的症状,立即就诊并告知急诊就诊。

(4)如肛门发生严重大出血,立即就诊并告知急诊就诊。

(5)有高血压、糖尿病等慢性疾病患者,术后肛门出血概率增加,治疗创面愈合时间延长,应监测血压、血糖等并控制在正常范围。

(6)服用抗凝药物的患者,至少术后 5 天后恢复服用。

(7)年老体弱、免疫力低下及肛周有慢性炎症患者,术后酌情应用抗生素。

(8)术后复诊。复诊时间建议术后 3 个月、半年、1 年、3 年。

(9)如不能复诊,医生电话随访。

🔅 人文护理 ▶▶▶

(1)沟通有效,关爱患者,保护隐私,做好心理护理。

(2)做好健康宣教。

(3)家庭支持

(夏瑰丽)

📖 参考文献

[1]《结直肠肛门外科》杂志编辑委员会组织制定.聚桂醇®内痔硬化注射疗法专家共识(2021 版)[J].结直肠肛门外科,2021,27(3):183-187.

[2]中国中西医结合大肠肛门病专业委员会痔套扎治疗专家组.痔套扎治疗中国专家共识(2015 版)[J].中华胃肠外科杂志,2015,18(12):1183-1185.

[3]陶田秀.内镜下痔疮套扎术护理的研究进展[J].特别健康,2021,31:286-287.

第七节　经皮内镜下胃造瘘术的护理配合

概述

经皮内镜下胃造瘘术（percutaneous endoscopic gastrostomy，PEG）是指在胃壁与腹壁之间放置造瘘管的微创技术，无需全身麻醉及外科手术，具有安全、简便、效果佳、微创、经济等优点，并广泛应用于一些长期不能经口进食的患者。因此，经皮内镜下胃造瘘术，已经成为需要长期非经口营养供给患者的首选和主要方法。

适应证

（1）中枢神经系统疾病：脑血管疾病、脑部肿瘤、痴呆运动神经元疾病、肌萎缩侧索硬化症等导致长期或长时间丧失吞咽功能，不能经口或者鼻饲营养。

（2）感知能力下降：头部外伤、ICU 患者、长期昏迷及需要长时间营养支持者。

（3）肿瘤：头颈部肿瘤、食管癌等。这些患者术前需要高营养供给，化疗后并发症，大多不能进食。

（4）烧伤、肠瘘、短肠综合征（如克罗恩病、慢性肾衰、胃肠减压等）患者大多有正常吞咽功能，但是摄入不足。

禁忌证

（1）消化道梗阻：完全性口、咽、食管、幽门梗阻者，内镜无法通过。

（2）全胃切除史、胃大部分切除术后残胃太小者，无法从上腹部穿刺进入胃腔内。

（3）脓毒血症患者。

（4）严重腹水、极度肥胖者、胃壁无法紧贴腹壁导致腹膜炎者。

（5）腹膜炎患者。

（6）腹壁穿刺处感染患者，胃前壁有巨大溃疡、肿瘤者，或穿刺部广泛损伤者。

（7）明显的腹膜转移癌者。

（8）无法纠正的凝血功能障碍者。

（9）严重的门静脉高压（像肝大、胃底静脉曲张等）者。

（10）不能接受手术者，患者及家属不配合者。

护理配合内容及要点

（一）术前准备

1. 用物准备

（1）设备准备：内镜（普通胃镜、超细胃镜）、主机、双吸引装置、氧气装置、心电监护，急救车、抢救设备和急救药品等。

（2）胃造瘘套装组成（以 COOK 的胃造瘘包为例，型号为 PEG - 24 - PULL - 1 - S）包括：带有扩张器的鼻养管、圈套器、经皮穿刺针、皮肤固定器、导丝、适配器（单接头和 Y 型接头）、手术刀、剪刀和止血钳等。

（3）其他物品：皮肤消毒剂、棉签、5 ml 注射器、2％利多卡因（用于局部麻醉）、吸痰管、氧气管、牙垫、开口器、无菌手套及无菌纱布等。

2. 患者准备

（1）同胃镜检查护理配合。

（2）术前 1 小时预防性应用抗生素，以预防感染。

（3）术前 6 小时禁食，2～3 小时禁饮。

（4）术前常规检查血常规、出凝血时间、血型、肝功能及询问是否服用抗凝药物等。

（5）向患者及家属解释 PEG 的目的、并发症、禁忌证，使患者及其家属了解手术的必要性，有利于患者及家属的配合，并签署手术知情同意书。手术前务必取得家属同意后签署同意书。

（6）对精神紧张者，遵医嘱适量应用镇静药和解痉药，术前建立好静脉通道。

3. 体位摆放及麻醉监护　患者体位仰卧位，头胸部抬高 15°～30°。防止误吸，暴露胸腹部,以更容易置管。测量腹部置管位置时,应该注意外科手术的瘢痕,瘢痕可能会导致置管困难。

（二）护理配合要点

1. 人员配备　要求配备 2 组工作人员。

（1）内镜组:医生 1 名,护士 1 名,内镜组工作人员负责内镜下操作。

（2）腹壁组:医生 1 名,护士 1 名,负责患者腹壁上的穿刺操作。

2. 查对　查对患者的基本信息、血常规、心电图、凝血功能、治疗同意书等。患者监测,给患者持续低流量吸氧,有效提高其血氧饱和度,减少心肺意外的发生。

3. 定位　穿刺部位为左上腹,腹中线距左肋缘下 4～8 cm 处,胃内在胃体中下段或胃窦与胃体交界处的胃前壁。关掉室内灯光,使室内光线变暗,内镜直视下开启内镜强光功能,借助腹壁上投映的内镜光点找到腹壁穿刺点,在腹壁做标记。从下面的图片就能看出强光的位置,从而准确的定位。

4. 麻醉　常规消毒皮肤,铺无菌洞巾,协助医生用 2‰利多卡因局部逐层浸润麻醉至胃腔内见针尖(图 2-7-1)。

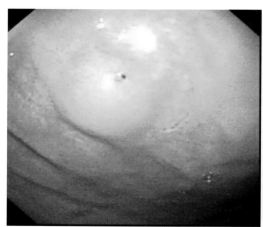
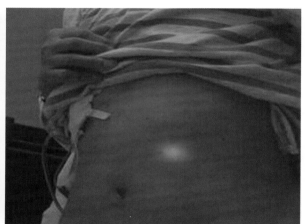
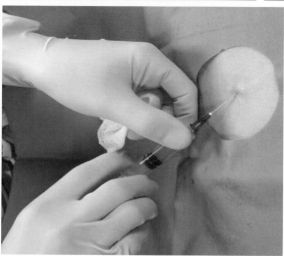
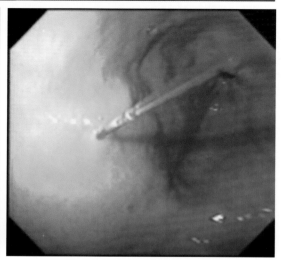

▲ 图 2-7-1　麻醉

5. 穿刺与置管 切开皮肤约 0.5～1.0 cm（图 2-7-2），垂直插入穿刺针（图 2-7-3），当刺入胃壁后拔出针芯，送入牵引线，经胃镜下圈套器或活检钳咬住牵引线，连同内镜退出口外，将导丝与造瘘管腹壁端环线连接；牵拉导丝，将造瘘管经口、食管引入胃内，直至蘑菇头贴近胃壁（图 2-7-4）。固定胃造瘘管（图 2-7-5），腹壁外胃造瘘管留出适当长度（10～20 cm）后剪除末端，连接 Y 形接口（图 2-7-6），消毒，

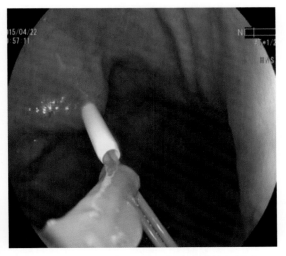

▲ 图 2-7-4 牵拉导丝，将造瘘管拉入胃内

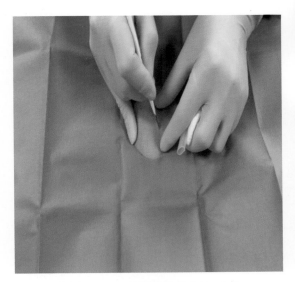

▲ 图 2-7-2 切开皮肤约 0.5～1.0 cm

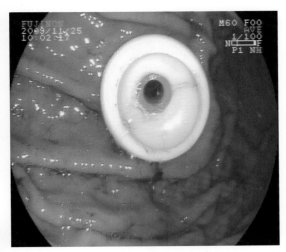

▲ 图 2-7-5 固定胃造瘘管

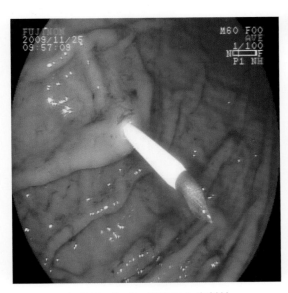

▲ 图 2-7-3 垂直插入穿刺针

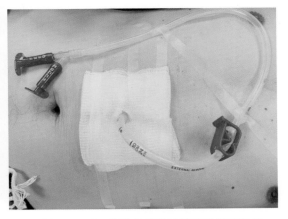

▲ 图 2-7-6 腹壁外胃造瘘管留出适当长度

用无菌纱布覆盖伤口,妥善固定。

(三) 操作要点

1. 充分注气 插入胃镜后,向胃中充分注入气体,检查黏膜情况,确定胃黏膜没有溃疡或出血,同时可使胃壁与腹壁贴紧,便于穿刺针进入胃内。

2. 切口大小 手术刀透过皮肤和皮下组织切开一个 0.5~1 cm 的切口。如果切口太小会导致胃造瘘管穿过筋膜时遇到极大的阻力,切口过大会导致造瘘管脱出。

注意事项

(1) 手术前 30 分钟注射抗生素预防感染。

(2) 使用含有口服氯己定溶液的漱口水减少细菌感染。

(3) 如果造瘘区域皮肤有毛发,建议术前备皮。备皮时建议使用电动剃须刀。

(4) 术后 72 小时内,建议每 15 分钟监测 1 次心率、血压、体温、呼吸频率、血氧饱和度、疼痛、恶心和镇静等。如果患者情况稳定,在接下来的 3 小时内,每 30 分钟监测 1 次生命体征。如果患者持续稳定,每 6 小时监测 1 次生命体征,持续 12 小时。如果临床实施这种密集监测存在困难,可以根据护理人员配置和置管技术的不同而有所调整。

(5) 术后 72 小时内,出现以下症状时,应停止肠内营养输注并报告医生。①严重疼痛且常规镇痛药物无效,或冲封营养管时疼痛加剧;②活动性出血(术后小出血属于正常现象,适当敷料覆盖即可)或置管处瘘口有胃液/营养液流出;③生命体征或者临床表现发生突然变化;④患者的意识水平及行为的突然改变。

应急处理

PEG 管的护理:①妥善固定 PEG 管,严防导管脱落。②保持 PEG 管通畅,每次灌注营养液后用温开水冲洗导管。③长时间停止喂养时,至少 4~6 小时应冲洗导管以防堵塞。

指导患者及家属造瘘管的使用及保护方法。

并发症及处理

1. 出血、溃疡 注意造瘘管周围活动性出血的可能,内出血一般由经胃肠道注气过少,穿破胃壁或肠壁导致出血。如果出血量较少,拉紧胃造瘘管或内镜下处理即可;如出血量较多,应及时进行外科手术治疗。蘑菇头长期压迫、腐蚀易引起胃溃疡和出血。

2. 脏器损伤 进行穿刺时应严格定位,以免刺伤结肠或肝脏。如胃肠穿孔较小,拔管后可自行愈合,当瘘口较大时多需手术治疗,否则可引起感染、中毒症状和严重的营养不良。

3. 造瘘口周围感染及脓肿形成 病原菌主要来自口腔或胃肠道。轻者仅为造瘘管周围皮肤红肿,重者有脓肿形成。脓肿形成,进行切开引流换药后可好转,须应用抗生素保守治疗。造瘘口肉芽组织生长过度,受造瘘管挤压牵拉,向腹壁外翻。局部清洁后用无菌手术剪将肉芽组织剪除,并用高渗盐水湿敷,消毒瘘口后重新固定。

4. 造瘘口渗漏 造瘘口渗漏可能是由于腹壁受导管牵拉而引起的瘘口扩张。此外,内固定器移位或破裂、腹压升高、残胃容量增加和 BBS 也可以导致。预防的措施包括避免过度牵拉导管、定期调整内固定器、及时更换导管、预防便秘、治疗咳嗽和控制胃残余量。更换导管时勿使用过粗的导管,可能会使窦道扩大,导致渗漏加剧。

5. 坏死性筋膜炎 是一种严重的感染,出现高热、皮下气肿,应紧急手术引流,清除坏死组织,全身抗感染治疗。

6. 其他相关并发症及处理

(1) 胃结肠瘘:可能与穿刺时同时刺入结肠或术后造瘘管压迫结肠引起缺血坏死有关。如果胃肠瘘口较小,拔管后可自行愈合,瘘口较大时应予外科手术治疗,否则会引起感染、中毒症状和严重的营养不良。

(2) 吸入性肺炎:较少见,但个别患者经皮内镜下胃造瘘术后出现胃食管反流,引起吸入性肺炎。此时应少量多次管内注入营养液,卧床时床头抬高45°,亦可给促胃肠动力药,经造瘘管注入,以加快胃肠排空。

（3）气腹:为常见并发症,一般能自行吸收,可不必处理。

人文护理

患者对经皮胃造瘘术缺乏了解,有对检查的担心和害怕疼痛的心理,内镜护士应该耐心向患者讲解检查的目的和必要性,告知患者可能出现的不良反应,教会患者正确配合和减轻痛苦的方法。建立良好的护患合作关系,术中给予语言安慰,转移注意力。

（刘梅娟）

参考文献

［1］蔡文智,姜泊. 内镜下消化病微创治疗护理学［M］.北京:人民军医出版社,2008.

［2］蔡文智,智发朝. 消化内镜护理及技术［M］.北京:科学出版社,2009.

［3］张琼英,胡兵. 消化内镜护士手册［M］.北京:科学出版社,2015.

第三章

特殊诊治内镜的护理配合

第一节　上消化道支架置入术的护理配合

内镜下支架置入术是利用内镜在梗阻或狭窄的消化道内放置支架以重建消化道畅通功能的技术,适用于食管癌性梗阻、食管癌性狭窄、幽门及十二指肠恶性梗阻、大肠癌性梗阻、良性胆胰管狭窄、胆胰内引流、吻合口瘘等。对于晚期癌性梗阻或狭窄的患者,此术属姑息性治疗。

适应证

各种原因引起食管、贲门部狭窄而出现吞咽、进食困难者。

1. 良性疾病　术后吻合口狭窄、腐蚀性食管炎、医源性狭窄(憩室切除术后、内镜下黏膜切除术后、食管静脉硬化剂治疗后、放疗后)、食管璞、消化性溃疡瘢痕狭窄、贲门失弛缓症。

2. 恶性疾病　食管癌、贲门癌、胃窦癌;肺癌及恶性淋巴瘤等淋巴结转移导致外压性食管狭窄。

支架选择标准

支架选择时应考虑:①支架是记忆镍钛合金丝,通常需在术后 1~2 天才能扩张完全;②带膜支架适用于癌性狭窄,或合并有食管-气管瘘患者;③支架内径通常取 18 mm,长度为狭窄长度加 3~4 cm;④病变累及贲门者,应尽量选用防反流支架,改进型支架末端装有防反流瓣膜,可减轻胃食管反流的发生。

护理配合内容及要点

(一) 护理配合内容

1. 使用器具　支架助推器、支架。支架一般选择内径为 18~20 mm,长度为狭窄长度或者肿瘤长度加 4 cm。推送器由外管、中管、内管组成,外管有刻度,以作定位用。

2. 操作方法

(1) 对狭窄部位常规内镜检查,如胃镜不能顺利通过,需对狭窄部进行扩张至胃镜通过狭窄段。方法主要有探条扩张和球囊扩张两种方法。置入支架前对狭窄段进行有效的扩张,可以使支架置入后扩张充分,并且避免支架与消化道管壁之间形成沟隙,常规在内镜直视和X线监视下插入不锈钢导丝并通过狭窄段,根据狭窄的程度确定选用适宜的探条扩张器(探条由小直径开始逐渐增加到大直径)或球囊;如狭窄严重或狭窄段扭曲成角,普通不锈钢导丝不能通过狭窄段,使用直径较小的超滑导丝或斑马导丝通过狭窄段,再沿导丝插入探条或气囊进行扩张。将狭窄段扩张到 1.2 cm 后维持 1~2 分钟。

(2) 在胃镜下定位,确定狭窄段长度及距门齿的距离。测量 2 个长度,肛侧和口侧。两处距离相减则计算出肿瘤或者狭窄部位的长度,然后选择支架。

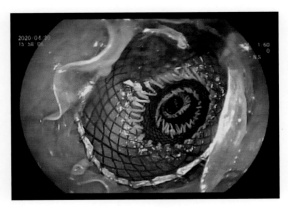

▲ 图 3 - 1 - 1 置入后支架

（3）安装支架：将预先选好的支架置于助

推器外观下端内，以内管和中管将其固定。

（4）经胃镜活检孔送入导丝（软头为插入患者端），越过狭窄段至胃内，退出胃镜，在导丝引导下送入已放好的支架推送器，到达预定部位后，将支架推送器外管置狭窄段下方 1～2 cm 处，务必将支架两端与定位一致。

（5）固定中管位置不动，使外管后退，可释放出支架。应用捆绑式推送器，拉线释放。随后退出推送器和导丝（置入后未扩张完全的支架见图 3 - 1 - 1）。

（6）再次插入胃管，确定支架是否安装准确。

（7）食管支架置入流程见图 3 - 1 - 2。

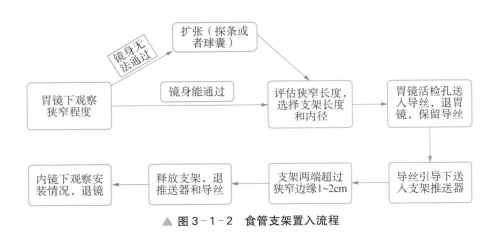

▲ 图 3 - 1 - 2 食管支架置入流程

（二）护理配合要点

（1）食管严重狭窄，硬导丝不能通过时，可经胃镜活检孔插入斑马导丝通过狭窄段；在 X 线透视下确定导丝是否到达胃内，沿斑马导丝插入导管，退出斑马导丝，经导管交换硬导丝；按上述步骤再进行狭窄段扩张及支架置入术。

（2）另有一种狭窄段上端定位法。该法使用的支架推送器中管上有刻度，此刻度为狭窄段上端距门齿的距离，按此刻度定位即为狭窄段上端的位置，支架安装方法同上。

（3）对于良性狭窄，如单纯扩张 1～2 次效果不良者，可考虑安放可回收支架，一般放置 2～4 周后，再予以取出。

注意事项

1. 术后卧床 支架置入后，立即安置患者平卧位，床头抬高 10°。

2. 心理护理 支架置入术后均发生短暂、程度不同的胸骨后疼痛不适，护士及时做好心理疏导，向患者讲解引起疼痛的原因，目前疼痛治疗方法及有效性。建立良好的护患关系。

3. 饮食护理 支架置入成功后，可试验性饮少量温开水，促进支架膨胀，同时观察有无呛咳，无呛咳者 4～6 小时后可进温热流质，少量多餐，过渡到软食。进食时嘱细嚼慢咽，避免粗纤维硬性黏性食物。食后，饮水冲洗支架，预防食团堵塞。

应急处理

1. **疼痛及异物感** 50%以上的患者术后均会出现疼痛及异物感,一般可自行缓解或者能耐受,少数无法缓解的患者可考虑使用止痛药物。应术后给予抑酸、止痛等对症治疗。

2. **胃食管反流** 患者应进食后取半卧位,睡眠时抬高床头,避免吸烟和进食刺激性食物,可服用抑酸药物来缓解症状。

3. **出血** 分为早期出血和晚期出血。早期出血一般由于探条气囊扩张或者支架扩张引起,晚期出血可由肿瘤坏死、瘘或支架刺激引起。内镜检查无活动性出血时一般无需处理,大出血时可内镜下常规止血,出现不可控制的大出血且内镜下无法处理时应及时转外科治疗。特别是食管主动脉瘘大出血首先应使用气囊压迫,有条件的可行夹层动脉支架介入治疗。

4. **穿孔** 由于食管壁经放疗、化疗后失去弹性或扩张时气囊或探条直径过大导致局部狭窄撕裂甚至穿孔,可置入覆膜金属支架封堵穿孔部位。

5. **支架堵塞与再狭窄** 堵塞主要原因是食物堵塞端口,狭窄主要因为肿瘤生长或肉芽组织增生。术后早期应嘱咐患者以流质饮食过渡到半流质,再过渡软食为主,细嚼慢咽,忌食黏稠、多纤维素或硬质食物。一旦发生吞咽困难应及时就诊,在内镜下检查及疏通。对于肿瘤患者,一旦肿瘤向两端生长并引起再狭窄,可再次置入支架或狭窄部位球囊扩张。

6. **食管气管瘘** 食管气管瘘多由肿瘤向纵隔或气管浸润性生长后坏死形成。发生食管气管瘘后多采用再次置入覆膜食管支架封堵瘘口的治疗方法。支架引起的高位食管气管瘘可置入主气管覆膜支架封堵瘘口。如食管支架突入气管中,可置入气管覆膜支架通畅气道。

7. **支架移位** 金属支架移位发生率约为5%,全覆膜支架移位发生率更高。因此,需定期行上消化道造影或透视观察支架的在位情况。一旦发现移位应及时调整,可以使用活检钳移动或者支架本身的牵拉绳进行调整,不能调整的应取出重新置入支架。

8. **心律失常** 置入支架时迷走神经受到刺激、长期不能正常进食导致电解质紊乱或因疼痛及精神紧张刺激均可引起心律失常。因此,术前应完善相关检查排除严重心肺疾病,纠正电解质紊乱,术后给予镇静、镇痛药物,并予以心电监护,密切观察心律变化。

9. **压迫周围脏器** 支架过度膨胀直接挤压或肿瘤浸润导致气道严重狭窄,从而引起呼吸困难,此时应立即取出食管支架或置入气管支架解除气道梗阻。

人文护理

(1)术前应向患者说明置入的步骤和注意事项,取得患者的配合。对于配合差和耐受力差的患者可以予以全麻。

(2)术中指导患者有效呼吸、放松的方式,切勿乱动,以免影响置入过程中支架的移位。

(3)术后讲解注意事项并严密观察并发症,指导患者正确的饮食和活动,注意患者的心理变化和配合程度。

(4)出院指导:定期复查,如有不适及时就诊;向患者及家属说明其手术虽能缓解患者吞咽困难,但晚期易发生支架阻塞、移位、狭窄及反流性食管炎等;告知其避免进食粗糙、粗纤维、硬质及刺激性食物,进食后用温水饮入冲洗支架上的残渣;保证充足的营养和休息,促进疾病早日康复。

(顾　青　李潇潇)

参考文献

[1] 张宗久,李兆申,张澎田,等. 消化内镜诊疗技术[M].北京:人民卫生出版社,2015.

[2] 席惠君,张玲娟. 消化内镜护理培训教程[M].上海:上海科学技术出版社,2014.

［3］龚均,董蕾,王进海.实用胃镜学[M].第2版.西安:世界图书出版西安有限公司,2011.

［4］田坤.食管支架治疗晚期食管癌的临床研究[J].中国实用医药,2016,11(6):33-35.

［5］郑秀丽.整体护理在食管癌食管支架置入术围手术期的应用研究[J].黑龙江中医药,2019,6:111-113.

附　十二指肠支架置入术的护理配合

适应证

（1）十二指肠原发恶性肿瘤导致的十二指肠恶性狭窄。

（2）邻近脏器恶性肿瘤浸润十二指肠导致的十二指肠恶性狭窄。

护理配合内容及要点

（一）护理配合内容

（1）病变部位定位:经内镜插入导丝和造影管到达狭窄上口,插入超滑导丝或斑马导丝通过狭窄部。沿导丝插入造影管并注射造影剂,确定导丝位于肠腔内以及明确狭窄部位和长度。根据病情选择合适支架,支架两端均应超过狭窄部位2cm以上。置入十二指肠水平部及以下病变部位支架时,如普通内镜难以到达可以使用大通道内镜。

（2）狭窄部位扩张:对狭窄病变通常采用气囊扩张,按常规扩张食管的方法将狭窄段扩张到1.2cm后维持1～2分钟（方法同食管支架置入）。

（3）支架置入:胃流出道和十二指肠支架置入术大多数采用经内镜置入支架。经内镜沿斑马导丝置入支架推送器,在X线监视下准确定位,边退外套管边释放支架,并始终保持支架两端超过病变部位2cm,确保支架位置准确。支架释放后拔出推送器和导丝,行X线透视或摄片确认支架位置和有无穿孔。

（4）十二指肠支架的置入流程见图3-1-3。

（二）护理配合要点

（1）根据压迫腔道的长短和直径选择不同的支架,支架的两端超过狭窄处两端各2cm。

（2）选择大通道直视内镜。若导丝通过障碍或者可换侧视镜尝试操作。

（3）内镜结合X线的观察效果更佳。

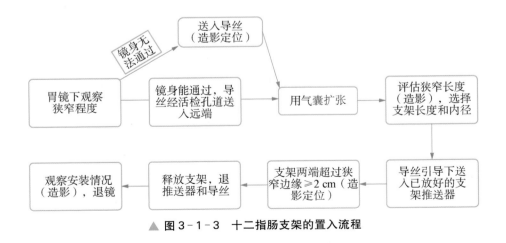

▲ 图3-1-3　十二指肠支架的置入流程

支架选择

支架长度的选择:支架长度要超过狭窄段 40 mm,置入肠道后远端超出狭窄两端 20 mm。

注意事项

(1)术前常规禁食,必要时安置胃肠减压和洗胃。

(2)需观察有无呕吐、呕血、黑便、腹痛及发热等症状。

(3)术后定期行上消化道造影或透视观察支架在位情况。

(4)术后 24 小时进食流质饮食、1 周后进食半流质饮食为主,多选择稀软食物。切勿进食黏稠、多纤维素或硬质食物,以防造成支架管腔阻塞。

(5)进食后应保持坐位或立位。术后定期行上消化道造影或透视观察支架在位情况。

应急处理

1. 穿孔　多与气囊扩张有关。如术后患者出现剧烈腹痛后发热、血象升高应考虑穿孔可能。X 线透视及摄片发现膈下游离气体或后腹膜气体即可确诊。一般情况下,小的穿孔通过胃肠减压、禁食以及抗生素使用可得到控制,大的穿孔一经诊断应立即外科手术。

2. 出血　扩张狭窄段和支架置入后的刺激均可引起管壁出血。少量出血时,口服止血药即可,大量活动性出血需要内镜下止血。

3. 胆管炎、胰腺炎及梗阻性黄疸　这种情况见于乳头开口被置入的十二指肠金属支架所覆盖,以覆膜支架更多见,可以在支架置入前行 ERCP 置入胆道支架。

4. 支架移位和脱落　覆膜支架移位率要高于无覆膜支架。支架移位主要由于狭窄部位扩张过大、狭窄段太短,狭窄部组织受支架压迫坏死脱落导致管腔增大,使原支架失去着力点所致。支架完全移位脱落后,一般可从肛门排出,无需特殊处理,但应密切观察,如有穿孔应及时手术。支架如向上移位,可通过内镜取出

重新置入。

5. 食物堵塞　应嘱咐患者以软食为主,忌食黏稠、多纤维素或硬质食物。一旦发生梗阻应及时就诊,检查梗阻原因并行内镜检查及疏通。

6. 再狭窄　同食管支架置入术后再狭窄及处理。

人文护理

(1)术前应向患者说明置入的步骤和注意事项,取得患者的配合。对于配合差和耐受力差的患者可以予以全麻。

(2)术中指导患者有效呼吸、放松的方式,切勿乱动,以免影响置入过程中支架的移位。

(3)术后讲解注意事项并严密观察并发症,指导患者正确的饮食和活动,注意患者的心理变化和配合程度。

(4)出院指导:定期复查,如有不适及时就诊;向患者及家属说明其手术虽能缓解患者吞咽困难,但晚期易发生支架阻塞、移位、狭窄等;告知其避免进食粗糙、粗纤维、硬质及刺激性食物;保证充足的营养和休息,促进疾病早日康复。

(顾　青　李潇潇)

参考文献

[1] 张宗久,李兆申,张澍田,等. 消化内镜诊疗技术[M].北京:人民卫生出版社,2015.

[2] 席惠君,张玲娟. 消化内镜护理培训教程[M].上海:上海科学技术出版社,2014.

[3] 龚均,董蕾,王进海.实用胃镜学[M].第 2 版.西安:世界图书出版西安有限公司,2011.

[4] 施云星,王广勇.侧视内镜联合 X 线置入胃十二指肠及空肠金属支架治疗消化道恶性梗阻的临床观察[J].中国内镜杂志,2019,25(5):80 - 83.

[5] 赵刚,宋亚华.内镜结合 X 线下十二指肠金属支架植入体会并附 15 例临床分析[J].胃肠病学和肝病学杂志,2020,29(2):178 - 182.

第二节　下消化道（肠道）支架置入术的护理配合

适应证

（1）结肠和直肠恶性梗阻。

（2）外科术后肿瘤复发引起浸润，压迫和粘连导致胃肠道吻合口或造瘘口再次狭窄梗阻。

（3）作为外科择期手术前过渡期缓解肠道梗阻，改善手术条件及应急治疗。

（4）作为其他原因导致肠道梗阻无积极治疗方法时的姑息治疗手段。

护理配合内容及要点

（一）支架选择

根据置入支架的部位不同选择不同的支架。一般选用无覆膜支架，覆膜支架在近年来的报道中移位率较高。

（二）护理配合内容

（1）当内镜到达梗阻部位，如果为完全梗阻，内镜无法通过时，可由导丝先行通过梗阻部位。

（2）如果为不全梗阻，内镜可以通过，此时可使内镜通过梗阻部位后导丝留置于梗阻近端结肠部位。

（3）梗阻近端结肠部位导丝长度应至少大于 20 cm，防止通过梗阻段时导丝后滑，然后引入导管注入造影剂以评估梗阻形态及长度。

（4）再通过导丝引入支架系统，支架的长度取决于梗阻的长度，通常支架的长度会比梗阻部位长度长 4～6 cm 以达到支架两端超出病灶边缘 2～3 cm，支架直径一般为 24 mm 或者更大以达到更有效的减压。

（5）导丝、导管、支架的引入都是通过内镜工作通道进行的。一旦支架放置于近端结肠，支架就可以缓慢扩张，扩张过程可以通过透视下观察。在支架释放过程中，梗阻部位远端边缘与支架边缘的距离必须在内镜观察下保持不变。支架释放完后，需在透视下注入造影剂以评价支架位置及扩张情况。

（6）如要置入覆膜支架，因支架的推送器无法通过内镜钳道，则需要在 X 线监视下置入，推送器质硬难以通过肠道弯曲度较大部位，且推送器不易到达右半结肠，因此不易置入。

（7）在 2～3 天内每天行腹部平片检查以评估支架膨胀、近端扩张结肠减压及并发症等情况。

（8）结直肠支架的置入流程见图 3-2-1。

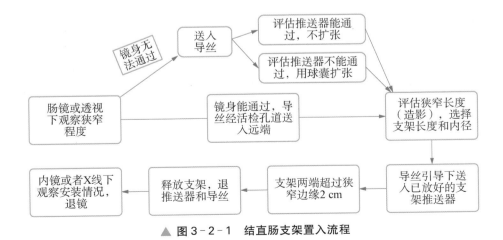

▲ 图 3-2-1　结直肠支架置入流程

（三）护理配合要点

1. 支架长度的选择　支架长度要超过狭窄段 40 mm，置入肠道后远端超出狭窄两端 20 mm。

2. 支架直径的选择　一般选用直径为 18～30 mm 的支架，同时根据患者狭窄部位情况选择，一般直肠选用球头型支架，结肠选用蘑菇头型支架。

注意事项

（1）常规检查血常规、肝肾功能、心电图、出凝血时间、心肺功能。

（2）完善影像学检查，明确狭窄部位、长度。

（3）静脉补液纠正水电解质和酸碱平衡。

（4）术前禁食、禁水 10 小时。结肠及直肠梗阻者术前予以灌肠，以清除梗阻下段的粪便。

（5）术后平卧 12～24 小时，查腹部立卧位平片。

（6）观察患者排便通畅度、排便次数、粪便性状，以及有无腹痛、便血等症状。

（7）术后禁食 24 小时，明确梗阻已解除者可进食流质，逐步至半流质，后改为少渣饮食。避免进食黏糯及刺激性食物，以免食物堵塞支架。嘱患者养成每天排便的习惯，并维持大便松软，避免大便干结不易通过支架引起再次梗阻。

应急处理

1. 出血　出血是最常见的并发症，主要由于支架压迫肿瘤组织引起。迟发性出血可见于支架引起的肠黏膜溃疡。大部分可通过保守治疗控制，极少数需输血或外科手术。

2. 疼痛、里急后重感及大便失禁　疼痛是肠道支架置入术后的常见并发症，一般可在有限的时间内缓解，剧烈疼痛应排除穿孔、支架移位等严重并发症。支架位置距离肛门较近也是剧烈疼痛的重要因素，可伴有里急后重和大便失禁。对于疼痛难以耐受的患者给予适当的止痛药；对于无法耐受疼痛或出现里急后重、大便

失禁的患者应及时取出支架。

3. 粪石梗阻　服用缓泻药可有效地预防粪石引起的梗阻。一旦怀疑粪石梗阻，应行内镜下机械再通。

4. 菌血症和发热　见于完全性梗阻的患者，有专家推荐支架置入前后应用广谱抗生素预防感染。

5. 支架移位　有文献报道，裸支架置入后支架移位发生率为 3％～12％，覆膜支架移位发生率为 30％～50％。支架置入后早期发生移位的，多与支架位置不准有关，因此，放置时应使支架中心部位（腰部）位于狭窄处，且支架上下缘应超过狭窄处 2 cm。肠道支架移位后往往很难调整支架位置，需内镜下用圈套器、活检钳等将支架取出。

6. 穿孔　穿孔是最严重的并发症。患者如出现腹膜炎症状则应高度怀疑穿孔的发生。透视或 CT 观察到膈下游离气体或后腹膜气体即可确诊。小的穿孔通过禁食以及广谱抗生素使用可得到控制，小穿孔形成局限性脓肿可通过引流联合抗生素保守治疗，大的穿孔一经诊断应立即外科手术治疗。

7. 再梗阻　支架置入术后再梗阻发生率平均 12％（10％～92％），再梗阻大多是因为肿瘤侵袭长入支架内引起。梗阻后可通过再次置入支架术治疗。

人文护理

（1）术前应向患者说明置入的步骤和注意事项，取得患者的配合。对于配合差和耐受力差的患者可以予以全麻。

（2）术中指导患者有效呼吸，放松的方式，切勿乱动，以免影响置入过程中支架的移位。

（3）术后讲解注意事项并严密观察并发症，注意患者的心理变化和配合程度。

（4）出院后嘱患者养成良好的生活习惯，进食少渣、粗纤维素含量少的饮食，避免堵塞支架。

（5）遵医嘱按时服药，定期到医院复查，及时了解病情及支架通畅情况，如再次出现腹胀

及肛门排气。排便减少及时到医院复查(可以采用柱状球囊进行扩张)。

(李潇潇)

📖 **参考文献**

[1] 张宗久,李兆申,张澎田,等.消化内镜诊疗技术[M].北京:人民卫生出版社,2015.

[2] 席惠君,张玲娟.消化内镜护理培训教程[M].上海:上海科学技术出版社,2014.

[3] 龚均,董蕾,王进海.实用胃镜学[M].2版.西安:世界图书出版西安有限公司,2011.

[4] 冉文斌,梁树辉.黏膜切开联合覃型覆膜支架及球囊扩张治疗重度结直肠吻合口良性狭窄一例[J].中华消化内镜杂志,2020,37(10):750-751.

[5] 左刚,孙昱,季尚玮,等.结肠支架的临床应用进展[J].中国实验诊断学,2018,22(3):562-566.

第三节　上消化道异物取出术的护理配合

消化道异物是临床常见疾病,也是消化科常见急症之一,尤以上消化道异物多见,严重危害人民群众的生命安全。随着消化内镜技术的迅速发展,内镜治疗使患者避免了传统的外科手术创伤,同时因其安全性高,相对创伤小,治疗费用较低,已成为治疗消化道异物的首选技术。消化道异物最常滞留于上消化道如食管、胃、十二指肠球部,可以通过幽门及十二指肠的异物往往可以自行排出,故上消化道异物的内镜治疗最有价值,因此本篇将着重讨论上消化道异物的内镜治疗。

📖 病因、分类、诊断

通常来说,消化道异物的病因分为外源性异物,内源性异物及医源性异物。外源性异物多为患者意外吞入或故意吞入,如鱼刺、鸡骨、假牙、打火机、硬币(图3-3-1)、纽扣(图3-3-2)、铁钉(图3-3-3)、戒指、弹珠等。内源性异物如未能消化的食物(多见柿子、山楂)(图3-3-4)或异食癖吞入的毛发形成的胃石。而医源性异物指医疗活动后遗留于消化道的缝线,吻合钉,或脱落的食管、胆道支架等。

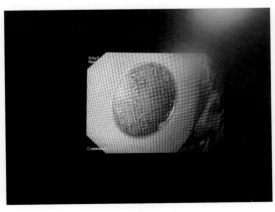
▲ 图3-3-1　硬币

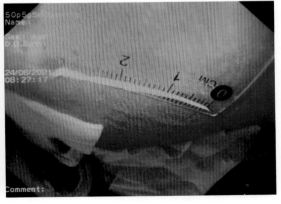
▲ 图3-3-2　纽扣

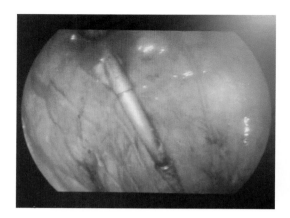

▲ 图3-3-3 铁钉

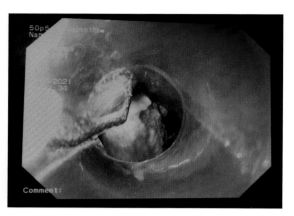

▲ 图3-3-4 未消化的食物

消化道异物复杂多样,相关分类尚缺乏统一标准,为有利于内镜医师在治疗中制定相应的对策,根据异物的形状大小进行分类,目前在临床中最常应用。依此分为:①长条钝形异物;②长条尖锐异物;③类球形异物;④不规则异物;⑤巨大异物:常见为植物性胃石及毛发性胃石,也有少见主动吞服的螺丝刀、牙刷等长度较长物体,尤其巨大胃石或团块异物因其公认的治疗复杂性,目前常被单独列为一类;⑥术后吻合口缝线及吻合钉。

消化道异物的临床表现复杂多样化,患者有无症状及症状的严重程度,取决于异物本身对消化道管壁的影响,患者体内光滑且能顺利通过消化管腔的异物常无任何症状。值得注意的是,相当一部分患者因上腹部不适、吞咽困难、胸痛、咯血典型的消化道症状就诊,多因异物已损伤消化道黏膜,如胃石症、食管异物嵌顿等。少数异物如坚硬的鱼骨可穿破消化道管壁形成消化道穿孔,甚至损伤邻近主动脉导致致命性大出血。

消化道异物的诊断不甚困难。往往患者有明确的吞入异物病史。金属异物通过X线检查即可确诊(图3-3-5),非金属异物内镜直视下确诊也较容易。消化道钡餐通常不应采用,因大量钡粉在消化道管壁黏附,将严重影响后续内镜的检查视野及治疗。

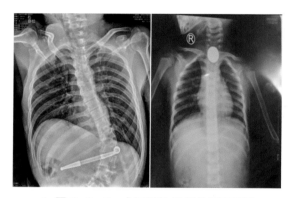

▲ 图3-3-5 金属异物X线检查下显影

🔹 适应证及禁忌证

原则上,内镜取出异物为最直接有效的治疗方法,且时间越早越好,其中尖锐异物、磁性异物、腐蚀性异物、含毒性药物均应考虑急诊处理。一般来说,内镜下尝试取出的适应证有:①异物在内镜可能到达的解剖部位。金属异物经X线检查可大致确定异物的位置,在十二指肠水平段以上的异物可认为内镜能到达位置。②无急诊外科手术的指征:如患者已有明确的消化道穿孔或异物有可能穿透邻近大血管,则首先考虑外科干预。

内镜下治疗创伤小,耐受性接近常规胃镜。故绝对禁忌证相对较少,包括:①有胃镜检查的绝对禁忌。如生命体征不稳定,或有严重心肺脑基础疾患或精神病史,及其他原因抗拒不能配合的患者。②异物已导致消化道穿孔、大量出血、严重感染患者。③毒品袋破裂后会造成致命危险，为内镜处理禁忌证，无法自然排出或怀疑毒品袋破裂的患者，应积极行外科手术。符合以上内镜治疗禁忌证，应考虑外科医生评估病情并考虑外科手术治疗的可能。

护理配合内容

（一）术前准备

1. 患者准备

（1）食管、胃内金属类异物术前胸片检查可确定异物种类、大小、数目、部位。非金属类异物，须立即行胃镜检查，确定异物种类，是否有必要取出。

（2）患者禁食6小时，切勿行钡餐检查，以免影响视野。

（3）术前患者多表现为紧张、惊恐等情绪，护理人员应积极与患者进行有效沟通，详细讲解异物取出的过程，消除紧张恐惧心理，取得患者的信任，以良好的心态积极配合手术，增加异物取出术的成功率。

（4）术前口服二甲硅油散及利多卡因胶浆行表面局部麻醉，消除胃内泡沫。

2. 器械准备　前视型胃镜最为方便，6岁以下幼儿需准备儿童胃镜。钳取所需配件因异物大小形态而定，包括圈套器、异物钳、三爪钳、网篮、网兜等。部分尖锐异物需准备透明帽、咽保护套管。术前应体外试验确认所用器械功能正常。

（二）术中护理配合

明确诊断后结合患者对异物的描述，选择带好透明帽，直接进入取出异物，以防二次进入。部分异物常嵌顿于消化道相对狭窄部，如食管的生理狭窄段、幽门管、十二指肠球降交界部。检查中应去除胃内泡沫、黏液以便尽快发现异物。根据异物的外形、大小特点及滞留位置选取相应器械取出。如判断需要透明帽辅助应安装后二次进镜。

1. 长条锐利异物　多见铁钉、铁针、刀片、牙签、假牙、坚硬鱼刺等，是异物取出中较难掌握且风险也较大的一类，常用鼠齿钳或鳄嘴钳夹住异物一端（如一端已刺入消化管壁，应钳住暴露在外的一端，向反方向轻轻拔除），同时使异物与内镜长轴尽量平行。充分送气使消化管腔撑开，异物随内镜退出空间更大，即对黏膜损伤概率越小。值得注意的是，对于非常锐利的刀片等异物，可出现对贲门、食管及咽部的严重损伤。插入胃镜前有必要使用透明帽或保护套管，钳住异物后将异物收入保护帽（套管）中，连同胃镜拔出。事先完善检查，若刺入主动脉，可手术室置入主动脉支架后，内镜下取出异物。

2. 长条钝形异物　常见牙刷、筷子、笔、打火机、发夹、脱落的食管支架等。该类异物头端较钝，但直径较粗，异物钳难以钳取。钳取该类异物常用圈套器（图3-3-6），常在套住异物后仍需调整内镜，直至套住异物一端1cm以内，该步骤是长形异物与内镜长轴平行然后顺利取出的关键。若异物两端不对称，应钳住较光滑端以减少拉出异物损伤黏膜的风险。食管支架往往为记忆合金支架，术前嘱患者喝入冷水，进

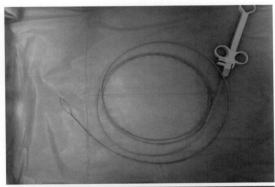

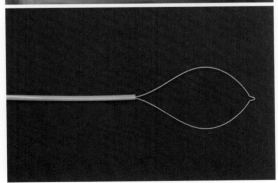

▲ 图3-3-6　圈套器

镜后使用套管法,将支架收入套管内可顺利取出。该类异物尤其较长的异物通过咽部常较困难,需让患者头尽量后仰使口腔与咽部成直线,方可取出。

3. 类球形及不规则异物　较为常见,如弹珠、硬币、电池、纽扣、枣核、食物团块等。此类异物有可能较快地通过幽门进入小肠,而失去内镜取出的机会,故因在最短时间内进行胃镜下取出术。该类异物往往体积不大,边缘不锋利,因钳取有较好的着力点,故相对容易夹取。常应用圈套器(图3-3-7)、网篮(图3-3-8)、网兜、三爪钳、异物钳(图3-3-9),夹住异物后取出,通过咽部时注意不要脱落入口腔以致误入气管。值得注意的是,食管食物团块作为特

殊异物,常见于老年患者,多因吞咽梗阻疑为食管癌就诊。内镜下表现多个不规则形状,质地偏硬的铸形团块,常需多次进镜反复网篮套取出。

4. 巨大异物　常见为胃石症。植物性胃结石、毛发性胃结石、胃乳石分别由植物、毛发、奶粉在胃内聚集、沉淀后形成,空腹进食柿子、山楂及少数异食癖患者进食毛发可形成该类特殊异物。胃石往往占据胃腔一部分,质地坚硬。术前应用5%小苏打溶液常有溶解结石的疗效。体积相对较小的可予以圈套器或碎石网篮套住胃石,绞碎后分次取出,部分残留胃石可通过消化道排出。体积庞大的结石机械碎石困难,近年有学者应用激光爆破碎石技术处理巨

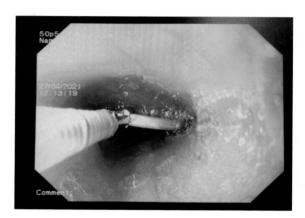
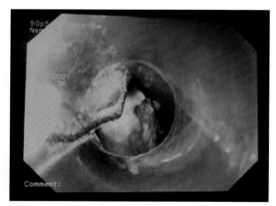

▲ 图3-3-7　圈套器

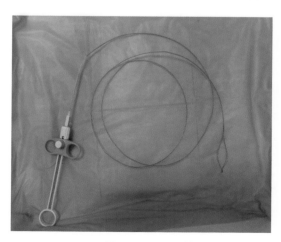

▲ 图3-3-8　网篮

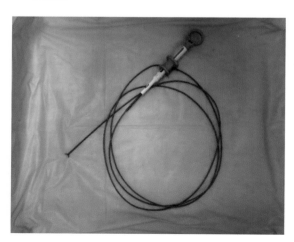

▲ 图3-3-9　异物钳

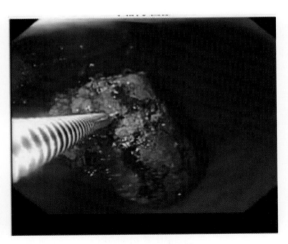

▲ 图 3-3-10　胃柿石

大胃石(图 3-3-10)，应用 1.5 mg 叠氮化铅作为微型炸药探头与光导纤维连接，发现结石后插入光纤药头，紧密接触胃石表面，踩脚踏开关分次引爆直至结石破碎，再用网篮分次取出。因胃石破碎排出过程有导致小肠机械性梗阻的风险，故应尽量经胃镜取出。其余少见的巨大异物如螺丝刀、牙刷等往往长度在 6 cm 以上，此类异物多需事前胃镜安装咽保护套管，取出时方能顺利通过咽部并避免咽部损伤。

5. 术后吻合口缝线及吻合钉　胃、食管术后常可见该类医源性异物，因长期残留可导致吻合口炎症，溃疡形成，故有必要取出。留置时间较长的往往与组织黏膜不甚紧密，可予以异物钳反复尝试钳取，但切忌暴力拉扯导致黏膜撕裂。有条件的单位可使用专用拆线器，通过胃镜钳道剪断缝线，再用活检钳钳住线头取出。术后吻合钉拆除常需专用吻合钉取出器取出。

总而言之，面对种类繁多，外观各异的异物，消化道异物的取出方法是多样化的，也更需要内镜医生经验与技巧的积累。

(三) 术后护理

(1) 术后患者应少说话，适当休息。

(2) 术后可能出现咽部不适、疼痛、声嘶等情况，一般休息后可逐渐缓解。

(3) 行胃镜异物取出术后出现胃部不适或轻微疼痛，一般可自行缓解，若出现大量呕血的

情况，应立即通知医生，并给予吸氧、心电监护，观察术后生命体征变化。

(4) 一般无损伤者术后 2 小时即可饮水。

(5) 较大异物取出过程中可能会损伤消化道黏膜，轻者可造成黏膜撕裂出血，重者可造成穿孔，应暂禁食，并给予黏膜保护剂。

(6) 有穿孔者可在内镜下修补，不成功者行胃肠减压，外科手术。

(7) 异物取出后内镜下拍照留底，若为贵重或特殊物品应妥善保管，并交还患者及家属。

(8) 企图自杀或自伤患者应予以心理疏导及看护，防止再吞异物。

注意事项及应急处理

国内外多数学者认为内镜下异物取出术是安全有效的，绝大部分患者在门诊即可完成而无须住院治疗。内镜处理上消化道异物尽管属于微创治疗，但受设备器械、技术方法、具体病变情况等因素的影响，仍存在一定的并发症发生率，出现较严重并发症比例为 0.06% ~ 0.08%，主要包括黏膜损伤、出血、感染、穿孔、误吸等。并发症的发生除与异物大小、形状、取出术的经验相关外，与异物在体内的留置时间密切相关，如部分异物嵌顿或刺入组织内的时间较长，发生出血、穿孔、感染的概率大幅增加，因此，应提倡急诊内镜异物取出术。

术中、术后应密切观察患者病情，尤其对于高风险患者，如狭窄部异物嵌顿、较大尖锐异物取出后的患者，监测患者生命体征，酌情限制饮食，使用黏膜保护剂，严密观察胸腹部体征。必要时复查 X 线片、CT 等除外严重并发症发生。术中出血较多的喷洒 1∶10 000 肾上腺素盐水，酌情考虑电凝止血或金属夹止血。消化道黏膜和咽部的损伤往往可自行好转，尖锐异物取出术后出现剧烈胸痛、发热、纵隔炎、皮下气肿或腹膜炎、气腹，往往提示食管或胃穿孔，需要考虑外科手术治疗。

(顾　青　吴显卿)

📖 参考文献

[1] 刘娟,张国来,孙佃军,等.内镜下小儿上消化道异物取出术 26 例的护理[J].实用临床医药杂志,2013,17(6):20－21.

[2] 席惠君,张玲娟.消化内镜护理培训教程[M].上海:上海科学技术出版社,2014.

第四节　上消化道狭窄扩张术的护理配合

上消化道狭窄分为良性狭窄恶性狭窄,狭窄发生后患者不能较好地进食、排便,严重影响患者生活质量,长期狭窄可导致严重营养不良、电解质紊乱等,威胁患者生命。以往大多采用外科手术治疗,近年来采用内镜下扩张及支架置入术,已能较好地解决狭窄的问题,特别是对于无法耐受外科手术或已无外科手术指征及条件的患者,内镜下治疗带来了新的希望。

上消化道狭窄球囊扩张术的护理配合

1971 年,Vantrappen G. 在 X 线透视下首先采用气囊扩张术治疗贲门失弛缓症;1981年,London R. L. 等学者在 X 线透视下应用球囊导管治疗食管狭窄病变,成功率达 96%～100%;同年也有学者用扩张血管的球囊治疗食管狭窄病变。目前球囊扩张术已广泛地应用于临床(图 3－4－1)。

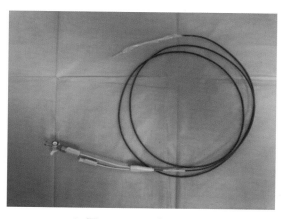

▲ 图 3－4－1　球囊扩张器

🔖 适应证

球囊扩张术多用于良性狭窄病变,如炎性狭窄、吻合口狭窄、放化疗术后食管狭窄、瘢痕狭窄、免疫性疾病所致狭窄(如克罗恩病)、先天性狭窄、动力障碍所致狭窄(如贲门失弛缓症)等,也可用于癌性狭窄。

1. 食管狭窄　食管溃疡反复发生可形成瘢痕致食管狭窄,此外放射性食管炎、腐蚀性食管炎、术后吻合口炎等均可致食管狭窄,不同程度影响患者进食,球囊扩张术可有效解除此类狭窄而避免外科手术。

2. 贲门失弛缓症　为特发性食管下括约肌松弛障碍,致患者吞咽梗阻、呕吐、反流、胸痛、消瘦,药物治疗如钙拮抗剂及内镜下肉毒杆菌注射术可短期缓解,症状易复发。外科手术(腹腔镜肌内切开术)及经口内镜环行肌切开术(POEM)可长期缓解,但创伤较大。球囊扩张术具有创伤小、可重复性强、效果确切等特点,目前广泛应用于临床。

3. 幽门痉挛　球囊扩张术是保留幽门胃切除术后幽门痉挛患者安全有效的治疗方法,对于球囊扩张无效的患者,可复性支架置入术是另一种安全有效的选择。

4. 十二指肠梗阻　Ujjal Poddar 等报道球囊扩张术可安全有效治疗十二指肠蹼患儿,解除其上消化道梗阻症状。

🔖 护理配合内容

(一)术前准备

(1)行胃镜及上消化道钡餐检查,了解病

变部位及范围、狭窄程度,行病理活检了解梗阻病变性质。

(2)向患者做好解释工作,取得患者配合,向家属说明扩张术的必要性及风险,签手术同意书。

(3)术前停用影响凝血功能药物如阿司匹林至少1周,常规检查患者血常规、凝血功能、血型。

(4)扩张前至少禁食12小时,若食管或胃内食物潴留则需禁食更长时间,必要时插胃管引流清洗。若有严重炎症或溃疡则需先行药物治疗。

(5)术前半小时肌内注射地西泮10 mg、山莨菪碱10 mg或间苯三酚40 mg镇静、解痉。

(6)术前准备凝血酶、8%去甲肾上腺素加冰盐水用于局部喷洒。

(7)止血器械准备:胃镜、结肠镜、CRE球囊扩张器或Rigiflex、TTS球囊扩张器及导丝等。

(二)术中护理配合

常规胃镜检查,明确狭窄部距门齿的距离。从胃镜活检孔插入导丝通过狭窄部,留置导丝,退出胃镜。在球囊上涂抹润滑油后沿导丝插入,再次插入胃镜,观察球囊是否到达需扩张的部位,在胃镜直视下进行扩张。向球囊内注气使球囊膨胀并观察球囊位置,选择压力在69～103.5 kPa,一般起始压力为69 kPa,可根据患者扩张过程中疼痛程度决定注气量及球囊压力。若患者疼痛不明显则以黏膜少量渗血为止。扩张持续3～5分钟,间隔2～3分钟再扩张第二次。扩张完成后抽空球囊内气体,将导丝及球囊一并退出,进镜观察(图3-4-2)。

(三)术后护理

食管、贲门、胃十二指肠扩张后禁食2小时,

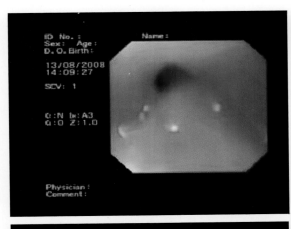
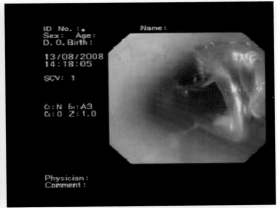
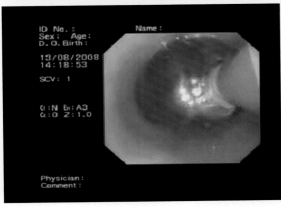
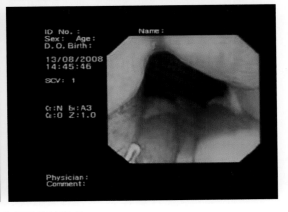

▲ 图3-4-2 贲门狭窄扩张术

术后第一天进食冷流质,第 2 天半流质,手术 3 天后可酌情进食固体食物。术后一般常规给予抑酸药及抗生素 48～72 小时,必要时加用止血药物。

并发症及处理

常见并发症为出血、穿孔、感染、反流性食管炎等。①出血:胃肠黏膜轻微撕裂少量渗血可自行停止,无须处理;出血量较大的可局部喷洒止血药物或静脉使用止血药物。②穿孔:腹腔内穿孔一旦确诊应立即手术。腹腔外穿孔一般无需手术治疗,禁食,补液,抗感染,1～2 周后可自行愈合。

上消化道狭窄支架置入术的护理配合

支架的使用最初是作为一种对食管癌非手术治疗的姑息治疗,现在的支架在胃肠道良恶性疾病的治疗中均发挥作用。支架设计的进展已经大量地增加了支架在各种消化道疾病的应用。早期支架大多为塑料材质,用于梗阻性食管癌。现代支架基本为镍钛合金或不锈钢金属支架。镍钛记忆合金柔软,线端光滑,减少了手术风险和组织过度生长,可广泛用于良性狭窄性病变。

按支架设计形式,金属支架分为无覆膜支架、部分覆膜支架(PC)及全覆膜支架(FC)。目前,全覆膜自动膨胀的塑料支架(SEPS)和可生物降解的支架发展迅速。最常见的食管全覆膜金属支架有:WallFlex(波士顿科学),镍钛－S(Tae Woong),Evolution(库克医疗),Alimaxx-E(Alveolus, Charlotte, NC, 美国),SX-ELLA(Ella-CS, Hradec Kralove,捷克),常州佳森等。

按支架作用部位分为食管、十二指肠、结直肠支架。

适应证

1. 食管良性疾病　食管良性狭窄在临床上较为常见,如反流性食管炎、腐蚀性食管炎、感染性食管炎、食管术后吻合口等炎性狭窄;食管术后吻合口瘢痕狭窄、硬化剂注射治疗后瘢痕、食管溃疡瘢痕、食管烧伤后瘢痕等瘢痕狭窄;食管平滑肌瘤等良性肿瘤。良性狭窄经药物治疗及反复扩张治疗效果不佳者适合于行内镜下支架置入术。

2. 食管恶性疾病　食管支架在恶性疾病中主要应用于预计生存期不长、存在严重吞咽梗阻或形成瘘的晚期食管癌患者的姑息治疗。也可用于其他恶性疾病外压导致的食管狭窄,肺癌或纵隔肿瘤所致的食管瘘或转移瘤。支架置入术在恶性疾病应用中的主要优点在于支架置入后可在最短的时间内(24～48 小时)改善吞咽梗阻症状,但仍有 1/3 左右的患者症状复发。另外,支架置入术在食管恶性病所致瘘管的姑息治疗中,不同类型覆膜金属支架对瘘口的闭合率在 73％～100％。

禁忌证

(1) 门静脉高压所致食管-胃底重度静脉曲张出血期。

(2) 有明显出血倾向或凝血功能障碍者。

(3) 合并严重心肺疾病或其他严重疾病,严重衰竭无法耐受治疗者。

(4) 局部炎症、水肿严重者;狭窄部位过高或狭窄严重,导丝无法通过,治疗困难者为相对禁忌证。

(5) 不能配合者。

护理配合内容

(一) 术前准备

1. 器械准备　支架释放器、食管支架(根据肿瘤狭窄的长度和程度选择适当规格的支架),其他推送器及辅助器材包括胃镜、导丝等。

2. 患者准备　①术前至少 7 天嘱患者停服影响凝血功能的药物(如阿司匹林),常规检查患者的凝血酶原时间、血常规,保证患者能正常止血。②进行必要的上消化道钡餐造影、胃镜检查及活组织检查,以明确狭窄部位、长度、特点及病因。③做好患者的解释工作,取得患者的配合,并向患者家属交代食管支架置入术

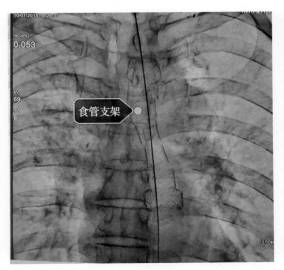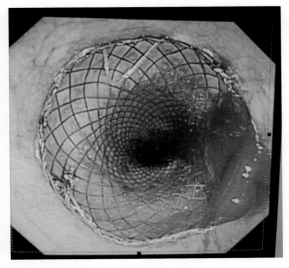

▲ 图 3-4-3　食管支架置入术

治疗的必要性、可能出现并发症及风险,取得患者家属同意,签好手术同意书。④术前至少禁食 12 小时保持食管清洁,若食管腔内残留食物者则需延长禁食时间,也可通过持续胃肠减压或胃镜吸引、冲洗使食管清洁。⑤术前 30 分钟肌内注射地西泮 10 mg、山莨菪碱 10 mg 或丁溴东莨菪碱 20 mg 或间苯三酚 40 mg。⑥与常规胃镜相同,术前对患者咽喉部进行表面麻醉。

(二)术中护理配合

经内镜活检孔插入引导导丝并通过狭窄部,退出内镜后在导丝引导下插入推送器及支架,到达确定位置后逐渐将支架释放到食管或贲门狭窄部位,然后退出推送器及导丝。再次插入胃镜检查,确定支架定位准确(图 3-4-3)。

(三)术后护理

①术后避免进食冰冻、粗纤维、过度黏稠食物及剧烈运动。②给予胃食管黏膜保护剂,预防性应用抗生素及营养支持治疗。③密切观察有无出血、穿孔、感染等并发症。

并发症及处理

(一)早期并发症

1. 出血　主要由于黏膜压迫或物理摩擦损伤造成,少量出血可予云南白药、黏膜保护剂等局部止血,大量活动性出血可用氩气、射频等内镜下止血。

2. 穿孔　发生率低,但后果严重,一旦证实穿孔先行保守治疗,治疗无效则需外科手术修补或再置入覆膜支架。

3. 吸入性肺炎　抗感染治疗。

4. 反流性食管炎　抑酸、抗反流治疗。

(二)远期并发症

1. 再堵塞(食物嵌塞、肿瘤过度生长)　狭窄后扩张或内镜下微波、激光烧灼治疗,无效者可再置入一支架。

2. 支架移位或滑脱　脱落后应在内镜下将支架取出,移位严重者应将原支架取出重新置入。

在过去的 20 年里,内镜下自体膨胀式金属支架在解除胃癌所致胃出口梗阻方面,已逐渐替代胃空肠吻合术。前瞻性随机试验表明,胃空肠吻合术适合于预期寿命>2 个月的患者,内镜下支架置入术适合于预期寿命<2 个月的患者,一些作者仍建议在患者预期寿命超过 6 个月再考虑胃空肠吻合术为宜。组织过度生长及长入、食物嵌塞、支架移位、肠出血、肠穿孔是十二指肠支架置入术后可能发生的不良事件,20%～25% 的患者需内镜干预。适应证、禁忌证、术前准备、术后处理基本同食管支架。

(夏瑰丽　吴显卿)

📖 **参考文献**

［1］王萍，徐建鸣. 消化内镜微创护理学［M］. 上海：复旦大学出版社，2015.

［2］蔡文智，智发朝. 消化内镜护理及技术［M］. 北京：科学出版社，2009.

第五节　食管静脉曲张硬化剂注射与套扎治疗术的护理配合

内镜下曲张静脉硬化术（EIS）指硬化剂注入静脉内损伤血管内皮，局部形成无菌性炎症，白细胞浸润形成血栓性静脉炎，血栓机化导致曲张静脉闭塞。主要方法有血管内注射和血管旁注射。

内镜下曲张静脉套扎术（EVL）通过套扎术可及时阻断曲张静脉血流，紧急止血，随后套扎处静脉血栓形成、组织坏死，逐渐纤维化使曲张静脉消失，达到止血和减少再出血的目的（图3-5-1）。

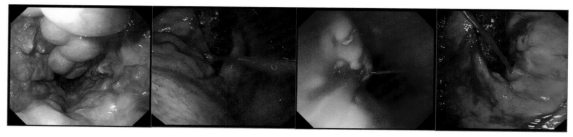

▲ 图3-5-1　食管静脉曲张破裂出血（喷射状）

🔖 **适应证**

（一）硬化剂注射术

（1）既往有食管静脉曲张破裂出血史。

（2）静脉曲张出血急性期。

（3）外科手术静脉曲张再发者。

（4）不适于手术治疗者。

（5）对无出血史的患者，如静脉曲张为重度且红色征阳性，70%～80%近期可能发生出血，应尽早进行预防性治疗。

（6）内科保守治疗无效的出血。

（二）套扎术

（1）既往有食管静脉曲张破裂出血史的二级预防。

（2）急性食管静脉曲张破裂出血。

🔖 **禁忌证**

（一）硬化剂注射术

（1）有胃镜检查禁忌者。

（2）肝性脑病。

（3）长期使用三腔二囊管压迫造成食管广泛糜烂、溃疡者。

（二）套扎术

（1）曾经进行过栓塞、硬化治疗的急性再发出血和再发静脉曲张，由于曲张静脉缩小或食管壁纤维化使结扎难以进行者。

（2）胃镜检查其他禁忌者。

🔖 **护理配合内容及要点**

危险性食管胃底静破裂出血（EGVB）病情特点：病情凶险、出血量大、出血速度快、反复出血、不易止血，是消化道出血的主要死亡原因，此病预后差，病死率极高。内镜技术的不断改进与发展，能迅速明确出血原因、部位，必要时采取内镜下手术的方式可直接止血，所以急诊内镜对消化道出血，尤其是凶猛的 EGVB 来说，是一种迅速有效的办法。

（一）术前准备

1. 术前用物准备

（1）同胃镜检查常规准备。

（2）治疗内镜、透明帽、10 ml 或 20 ml 注射器。

（3）套扎器。

（4）根据医嘱备硬化剂（组织胶、1%乙氧硬化醇或聚桂醇及其他硬化剂）、内镜注射针（多把）、解胶剂、亚甲蓝、高糖、0.9%氯化钠注射液。

（5）一次性输液器、输血器、三腔二囊管。

（6）高频电极、止血钳、急救物品等。

2. 患者准备

（1）同胃镜检查护理常规。

（2）术前现行胃镜检查、CT 等，并携带结果便于术中参考。

（3）术前血常规、血型、凝血功能、心肺功能检查，并调整抗凝血药物治疗。

（4）检查前 24～36 小时进流食，检查当日禁食水。

（5）签署知情同意书。

（6）与患者及家属做好解释工作，包括术中可能出现的现象，已取得患者的配合。

（二）术中护理配合

（1）医生选择粗钳管道内镜进镜。

（2）观察患者静脉曲张情况，看准其曲张部位，选择合适的止血方式（组织胶硬化剂、套扎）。

（3）组织胶使用与配合要点

1）抽胶技巧：贝朗组织胶前端掰断后直接捏入 2 ml 注射器，福爱乐用大针头抽吸。取胶过程缓慢，防止溢出浪费或引起粘连。

2）根据医生选择合适的组织胶/硬化剂注射方案，糖胶糖、糖胶空气、聚胶空气等三明治注射法（糖：高糖溶液；胶：组织胶；聚：聚桂醇）。

3）防粘针：提前备好解胶剂，注射后立即撤回针芯，根据情况使用解胶剂，防止粘针，阻塞内镜。

（4）聚桂醇使用与配合要点

1）一般一点注射 2～4 ml，一次总量不超过 30 ml。

2）边推药边观察静脉情况，推药结束停顿片刻等药品发挥作用。

3）当医生准备拔针时继续推药，针头退出血管后马上收回。此封针法是为了防止针眼中出血甚至飙血，使注射后出血减少到最低程度，亦可使用透明帽压迫止血。

（5）套扎器使用与配合要点

1）根据产品要求正确安装套扎器。

2）检查安装好的套扎器是否在功能位，检查负压吸引是否有效可靠，以使用前端吸引橡胶手套作为常用验证方法。

3）术者将安装好套扎器的内镜送入食管，到达结扎部位后，使内环全周与靶组织接触进行吸引，在视野全部呈红色时，转动释放装置，将曲张静脉结扎，以此方法逐个结扎其余曲张静脉，助手在套扎时协助固定内镜。

4）多个结扎点尽量在一个平面上，避免套扎后食管狭窄。

5）发现出血点或血栓头时应在出血点下方进行套扎，避免负压吸引时引发大出血。

6）套扎可自齿状线上 1 cm 处开始，螺旋式套扎。

7）每次尽量将曲张的静脉全部结扎，尤其有红色征者应彻底结扎。

8）术中密切观察患者反应，指导配合，发现异常情况及时报告、处置。

（6）治疗结束。

（三）护理配合要点

（1）严格执行查对制度。

（2）用物准备齐全。

（3）操作规范，熟练轻巧，配合过程流畅。

（4）掌握硬化剂及套扎的使用方法、技巧。

注意事项

（1）术前询问病史，了解患者是否已行胃镜检查，判断静脉曲张的程度，有无上消化道出血史。核实术前相关检查，如心电图、出、凝血功能及血小板计数等，排除治疗禁忌。

（2）术后嘱患者绝对卧床休息。术后禁食

24 小时,再逐步过渡到半流食,两周后过渡到软食。

(3) 密切观察体温、呼吸、血压、心率的变化,每 30 分钟测量呼吸、心率、血压一次,连续观察 2 小时。

(4) 密切观察出血情况,注意患者大、小便的颜色和量,若大便颜色变黄说明出血停止。

(5) 患者术后均会感到胸骨后不适,发堵或隐痛,属正常反应,1～2 天后可消失,必要时可给止痛剂,如胸痛明显,伴有咳嗽、高热时要防止纵隔炎及食管穿孔,发现异常及时报告医生,尽早处理。

(6) 术后并发症处理措施

1) 出血:若发生出血,应避免内镜活检或停用抗凝药物,少血出血可自行凝固,活动性出血可局部喷洒 1∶10 000 肾上腺素,无效可黏膜下注射、钛夹止血、氩气刀止血、高频电止血,止血无效者通知外科处理。

2) 穿孔:早期出现皮下气肿、难以解释腹痛等症状,及时行腹部立卧位平片观察有无气体溢出,确定为穿孔后予以胃肠减压、禁食、抗感染等处置,必要时转外科手术。

3) 食管狭窄:有症状的食管狭窄可采用探条扩张治疗,严重者可请外科会诊行综合治疗。

4) 菌血症:一旦发生,可选择头孢类抗生素抗感染治疗。

人文护理

(1) 术前沟通:手术适应证,手术方式,手术风险,保障措施,相关费用,注意事项。

(2) 术中监测:麻醉监测(设备,记录,处置)生命体征,腹部体征。

(3) 术后沟通:术后复苏,稳定后送回病房及安全交接(手术方式,效果,费用,术后的不适,并发症,随访要求,术后连续随访 3 天,术后 1 个月复诊)。

(4) 在接诊及治疗的过程中注意尊重患者,保护患者的隐私,引导患者积极表达患病感受和学会正确对待疾病。

(5) 有条件者可制作图文并茂的宣传资料或动画视频资料,为患者讲述静脉曲张相关的知识、治疗方式、治疗后的自我护理和监测,让患者积极参与到自我管理当中,明白饮食和生活习惯对于康复及预防复发的重要性。

(6) 帮助患者取得家庭及社会支持,组建内痔病友群或开展病友交流活动,形成互帮互助、互相监督、互相学习、互相理解的治疗环境,使患者得到心理上的积极支持。

(夏瑰丽　朱崇蓉)

📖 参考文献

许迎红. 非静脉曲张性消化道出血行内镜下止血治疗 168 例护理配合[J]. 齐鲁护理杂志,2013,19(13):76.

第六节　超声内镜引导下细针抽吸活检术的护理配合

超声内镜及其引导下的细针抽吸活检术(fine-needle aspiration,FNA)是指在超声内镜实时引导下,使用穿刺针对消化道及其周围病灶进行穿刺抽吸,以获取组织细胞学诊断的一种技术。FNA 是目前诊断胰腺早癌、纵隔肿瘤和黏膜下肿瘤有效的方法之一,尤其对 CT、MRI、PET - CT 检查后不能确诊的早期胰腺肿瘤更具优势。

适应证

(一) 黏膜下肿瘤

EUS 是诊断黏膜下肿瘤(submucosal tumor,

SMT)的首选方法。以下情况推荐使用 EUS-FNA:①当 SMT 高度怀疑为胃肠间质瘤,且无法手术切除,拟行酪氨酸激酶抑制剂治疗者;②患者既往有恶性 SMT 或其他恶性肿瘤病史,不能排除转移灶;③根据 EUS 检查、临床症状或生化检查结果高度怀疑淋巴瘤、神经内分泌肿瘤或外压性肿瘤且暂不考虑直接切除者。

(二)弥漫性的食管或胃壁增厚

上消化道内的恶性弥漫性胃壁增厚包括硬癌(scirrhous type cancer)、淋巴瘤或其他肿瘤胃壁内转移灶,良性病变包括嗜酸细胞性胃肠炎、卓-艾综合征、Menetrier 病以及克罗恩病、结核和淀粉样变。

(三)胰腺实性肿物

EUS-FNA 对胰腺癌的诊断具有极高的准确率,是胰腺肿瘤进行病理学诊断的首选方式。对于大多数胰腺肿瘤,EUS-FNA 都可以提供足够的组织进行病理评估。

(四)胰腺囊性病变

胰腺囊性病变(pancreatic cystic lesions,PCLs)包括肿瘤性和非肿瘤性,肿瘤性 PCLs(约占60%)包括导管内乳头状黏液瘤(IPMN)、黏液性囊性肿瘤(MCN)、浆液性囊性肿瘤(SCN)、实性假乳头状瘤(SPT)和实性肿瘤的囊性变;非肿瘤性 PCLs 包括先天囊肿(囊性纤维化)、囊性潴留、淋巴上皮囊肿(lymphoepithelial cyst,LEC)、表皮样囊肿及假性囊肿等。

(五)与肺和食管癌无关的纵隔病变

对于后纵隔的实性病变,EUS-FNA 具有很高的诊断准确率。FNA 大大增加了 EUS 对纵隔肿大淋巴结诊断的特异性。EUS-FNA 能为大部分来源不清的纵隔实性病变治疗提供诊断信息。

(六)食管癌

推荐使用 EUS-FNA 对食管癌进行分期。EUS-FNA 对淋巴结转移及肝左叶转移灶诊断准确性要高于单纯 EUS 检查及 CT 检查。

(七)来源不清的淋巴结

EUS-FNA 对异常淋巴结诊断的准确性极高。如果治疗方式的制定依赖于病理学诊断,并且其他常规手段难以取材,推荐使用 EUS-FNA。

(八)肾上腺肿物

EUS-FNA 对于左侧肾上腺肿物的诊断准确性极高。如果治疗方式的制定依赖于病理学诊断,推荐对左侧肾上腺肿物实施 EUS-FNA。

(九)肝脏实性肿块

对于肝脏的实性肿块,EUS-FNA 安全性很高,通常对治疗也具有重要的指导意义。如果肝脏肿块的位置允许实施 EUS-FNA,在以下情况中我们推荐使用此方法:①经皮穿刺无法取材或穿刺结果不理想。②肝脏病变由 EUS 首次发现,可直行 EUS-FNA。

(十)胆管恶性肿瘤

肝外胆管癌一般起病比较隐匿,通常在出现梗阻性黄疸时被发现。EUS-FNA 对胆管癌的诊断具有一定的意义,特别是当胆管刷检呈阴性或其他影像学未发现肿块时。

❖ 禁忌证

(一)绝对禁忌证

(1)严重心肺疾患,如重度心肺功能不全、重度高血压、严重肺功能不全、急性肺炎。

(2)食管化学性、腐蚀性损伤的急性期,极易造成穿孔。

(3)严重的精神疾病患者,患者往往不能很好地合作。

(4)有出血倾向者。

(二)相对禁忌证

(1)一般心肺疾病。

(2)急性上呼吸道感染。

(3)严重的食管静脉曲张。

(4)透壁性溃疡。

(5)食管畸形、脊柱及胸廓畸形。

❖ 护理配合内容及要点

(一)术前准备

1. 用物准备　超声内镜、穿刺针、负压注射器、液基细胞等病理标本瓶、术中使用药品及抢救用物等(图 3-6-1)。

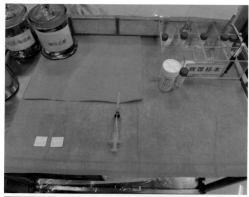

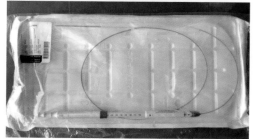

▲ 图 3-6-1　超声穿刺用物准备

2. 患者准备

（1）相关影像学检查，如 CT、MRI、体表超声及内镜检查。

（2）了解患者有无凝血功能障碍，血小板计数不低于 $80 \times 10^9/L$，国际标准化比值（INR）<1.5。术前部分抗凝药需停用。

（3）向患者交代 EUS-FNA 的检查目的及风险，签署知情同意书和麻醉同意书。

（4）胃肠道准备：检查前一天晚 8 点开始禁食、禁水，检查当日空腹。结、直肠手术可服用导泻剂或灌肠等进行肠道清洁。

3. 体位摆放及麻醉监护　患者一般采用左侧卧位，颈部垫一软枕，取下活动义齿。一般采用全身麻醉，给予血氧饱和度监测，术中密切观察生命体征。

（二）术中护理配合

（1）术前准备好穿刺针与负压注射器。插入超声内镜对患者行检查，显示病变，并选择合适的穿刺位置、穿刺路径以及穿刺深度。应用彩色多普勒功能检查穿刺区域内的血管，以避免误伤血管。

（2）将穿刺针插入并安置于内镜活检腔道内，穿刺针手柄固定于内镜活检管道外口，调节穿刺针外鞘长度，使之处于合适的长度，锁住安全锁。

（3）确定穿刺位置，解除手柄上的安全锁，推进穿刺针约 1 cm 直至在超声图像上见到抵住消化道壁的针尖。在声像图上针尖显示为线状强回声，并可有金属产生的"彗星尾"。

（4）在超声引导下将穿刺针刺入目标。当针尖进入目标内，如使用穿刺针为球形头针芯，需将针芯插回原来的位置，将针道内混入的不需要的组织排除，然后彻底拔出针芯；如使用穿刺针为楔形头针芯，直接拔出针芯。

（5）连接已准备好的负压注射器，打开负压阀。在 EUS 监视下，保持针尖在病灶中，来回提插。为了提高穿刺阳性率，在提插操作中每次进针时稍微更改穿刺方向，使穿刺路径在病变内形成扇形（图 3-6-2，图 3-6-3）。

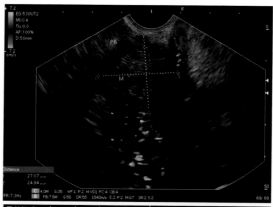

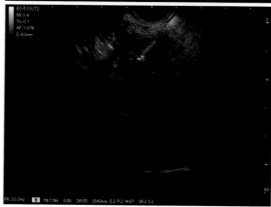

▲ 图 3-6-2　在 EUS 监视下穿刺

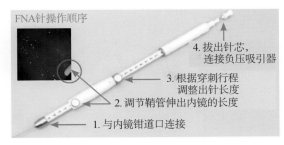

▲ 图3-6-3 超声穿刺操作步骤

FNA针操作顺序

4. 拔出针芯,连接负压吸引器
3. 根据穿刺行程调整出针长度
2. 调节鞘管伸出内镜的长度
1. 与内镜钳口连接

(6)每针穿刺结束后,缓慢释放负压,拔出穿刺针。

(7)对EUS-FNA取得的组织进行处理,根据用于组织学评估还是细胞学评估选择相应的处理方法。观察取材量,决定是否重复操作和重复操作时在组织内提插的次数,原则上应重复2~3次操作。

(8)检查结束后需密切观察患者是否有并发症发生(出血、穿孔、胰腺炎和感染等)。

(三)护理配合要点

1. **穿刺时负压的使用** 负压有可能造成标本混血较多而影响细胞学诊断结果。对胰腺肿瘤同时进行EUS-FNA的组织学和细胞学评估可以提高检出率和诊断敏感性。对于细胞学评估,为减少混血可考虑不使用负压或使用较小负压(如慢提针芯操作)。在取得组织学标本时,为提高组织量需要一定负压,使用高负压的组织获得量和诊断准性明显优于低负压。此外,使用湿法也可在一定程度上提高组织量。组织学评估优势还包括可以进行免疫组化染色,从而诊断特定的肿瘤类型,在精准医疗中将有更为重要的作用。淋巴结和神经内分泌瘤穿刺建议不使用负压吸引。

2. **穿刺中是否使用针芯** 总体来说,是否使用针芯进行细针穿刺并不影响病变检出率及取得标本的质量。此外,通过随机对照临床研究也证实,在将标本从针腔内推出时,使用缓慢注入空气推送优于采用针芯推送。

3. **穿刺针型号的选择**(表3-6-1) 穿刺针包括19G、22G和25G。普遍接受的观点是19G穿刺针常用来进行EUS引导下的介入治疗;22G穿刺针常用来获取组织标本进行诊断。近几年来,随着快速现场病理评估(rapid on-site evaluation,ROSE)及细胞学诊断越来越被重视(尤其是胰腺实性肿物的诊断中体现出的巨大应用价值),25G穿刺针的使用也越来越广泛。此外,穿刺针的操控性也是要考虑的因素,针越粗越不利于在十二指肠进行穿刺操作,所以单从型号考虑22G或25G适合于经十二指肠穿刺操作。当进行囊性病变穿刺,如果怀疑囊液可能为黏液性,选择19G更利于吸取囊液。

表3-6-1 穿刺针型号的选择

型号	最大针长	针径	特点
NA-220H-8019	80 mm	19G	有效长度1400 mm,兼容2.8钳道
NA-220H-8022	80 mm	22G	有效长度1400 mm,兼容2.8钳道
NA-230H-8022	80 mm	22G	有效长度1400 mm,兼容2.8钳道,有侧孔
NA-220H-8025	80 mm	25G	有效长度1400 mm,兼容2.8钳道

注意事项

(一)组织学标本处理

制备组织学检查标本的方法包括:使用空气或针芯将吸取物缓缓推到玻片上或将吸取物推入生理盐水中后,取出组织条浸入福尔马林中。福尔马林体积应为组织块总体积的5~10倍,固定时间室温下3~24小时,最长不超过48小时,送检至病理科进行分析。如组织块过小,应先放置于小块滤纸中,并滴伊红对组织进行染色,组织着色后放入固定液保存。

(二)细胞学标本处理(图3-6-4)

涂片可以使用传统的直接涂片方法,或使

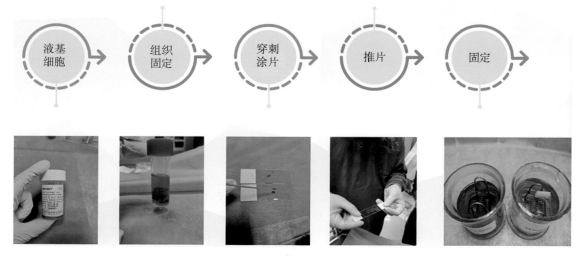

▲ 图 3 - 6 - 4　超声穿刺细胞学标本处理流程

用液基细胞学方法。直接涂片是把针道内物质直接推送到玻片上,然后均匀的薄薄的推在玻片上。涂片使用 95％酒精固定。没有固定的组织具有潜在的生物危害,应当妥善处理。针道冲洗物储存在运送培养基中以便进一步检测。

对于液基细胞检测,吸取的组织应保存在装有固定液或运送液介质的小瓶内。可适用于液体量多而细胞量少的囊性肿块抽吸液,起到富集细胞的作用。通常在病理实验室中制备涂片。

应急处理

与细针穿刺相关的并发症

EUS－FNA 是一种相对安全的检查,并发症的发生率较低,约 1％,主要是感染和出血。其他一些较少见的并发症包括食管或十二指肠穿孔、胆囊或胆管穿刺造成的胆汁性腹膜炎、针道的种植转移。

1. *胰腺实性病变*　细针穿刺的风险较低,近年来争议较大的是针道种植转移的风险。对于胰腺癌的 EUS－FNA,尽管有个别针道肿瘤种植的报道,但其发生率极低,甚至低于经皮穿刺。对于可切除病变,为了避免出现针道转移可尽量使穿刺路径在切除范围内,如胰头癌进行 EUS－FNA 时尽可能在十二指肠进行,因为在行胰头癌切除手术时,可能的种植部位也在切除范围内。

2. *胰腺囊性病变*　细针穿刺术后并发症的发生率是较低的,主要为感染、出血。术后出血常表现为腹痛,且大部分可经保守治疗后好转。针对感染,可考虑术前预防性应用抗生素,尽量多的抽取囊液可减低感染的风险。目前并没有可靠的证据证实囊性病变穿刺术后有增加肿瘤腹腔播散的风险。或许是与囊液内的细胞成分较少,并且囊性肿瘤的恶性程度比胰腺导管腺癌低相关。

术后护理

穿刺术后 6～8 小时患者注意卧床休息,禁食 24 小时。密切观察患者的生命体征、粪便颜色和次数,以及各项实验室检查结果。了解有无胸痛、呼吸困难等,警惕发生出血。告知患者术后 1～2 天内会出现咽喉部疼痛症状,是术后正常反应,可以使用西瓜霜含片等药物缓解症状。

并发症及处理

1. *出血*　最常见,可用冰生理盐水冲洗创面,明确出血点后可直接电凝、止血钳或氩气刀等止血,不成功者可用止血夹止血。

2. 穿孔 术中可及时发现,可用止血夹治疗。

3. 胰腺炎或胰瘘 应积极抗感染,并经过再次手术或经皮穿刺进行治疗。

人文护理

患者对超声内镜引导下细针穿刺活检术缺乏了解,对检查的担心和害怕疼痛的心理,加上EUS-FNA费用比较昂贵,故有不同程度的焦虑和恐惧心理。护理人员应该耐心向患者讲解检查的目的和必要性,告知患者可能出现的不良反应,教会患者正确的配合和减轻痛苦的方法。建立良好的护患合作关系,术中给予语言安慰,转移注意力。

(顾 青 韩 阳)

参考文献

[1] 金震东,李兆申.消化超声内镜学[M].2版. 北京:科学出版社,2011.

[2] 孙思予.电子内镜超声诊断及介入技术[M]. 北京:人民卫生出版社,2002:309-315.

第七节 经胃镜鼻空肠营养管置入术的护理配合

经胃镜鼻空肠营养管置入术是指经胃镜将鼻空肠营养管置入空肠起始部20 cm,建立一条空肠的营养通道,对患有胰腺炎或各种原因造成进食困难的患者进行营养支持的一种方法。

适应证

适用于重症患者的肠内营养、诊断、治疗和监护:①重症胰腺炎;②吻合口瘘(胃癌术后,食管癌术后患者);③胃排空障碍;④幽门狭窄。

禁忌证

(1) 食管胃底静脉曲张。

(2) 肠梗阻、肠道出血。

(3) 肠道穿孔。

护理配合内容及要点

(一) 护理配合内容

(1) 评估患者。

(2) 放置胃镜。

(3) 安置鼻空肠营养管(图3-7-1)。

(4) 退镜。

(5) 拔出导丝。

(6) 妥善固定。

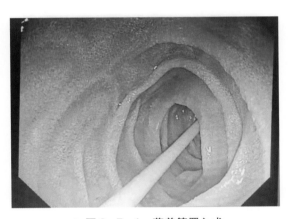

▲ 图3-7-1 营养管置入术

(二) 护理配合要点

(1) 向患者解释检查的目的及注意事项,解除患者焦虑和恐惧心理,取得配合。

(2) 胃镜镜身前端涂抹液体润滑油,配合医生进行胃镜检查,了解患者食管、胃肠道一般情况。

(3) 将鼻空肠管由一侧鼻腔插入咽喉部或进入消化道后,于内镜明视下从内镜通道插入,抓持钳或圈套器抓持或套住管端(图3-7-2),然后于内镜向消化道推进的同时,将鼻空肠管同步向内推送,直至空肠内预定位置,然后在保

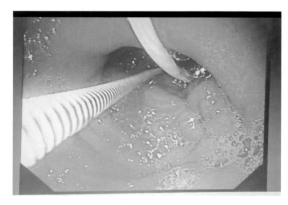

▲ 图3-7-2　异物钳辅助置管

证鼻空肠管不随内镜滑出的情况下,将内镜退出而完成置管过程。

（4）鼻空肠管妥善固定,做好导管位置标识,防止脱管造成误吸。

注意事项

（1）当内镜将管端送至十二指肠降段后,可将内镜退至胃窦,用抓持钳将空肠管再一段段地向十二指肠推送。

（2）为防止退镜的同时将营养管带出,可用抓持钳抓住营养管后,将抓持钳推入的同时后退内镜。

（3）从鼻腔送入营养管的速度不要过快,以免营养管在胃内打襻而容易从空肠内滑脱至胃腔内。

（4）退镜时应慢慢抖动退镜,防止营养管随内镜带出。

（5）喂养腔,管径细,建议使用营养泵泵入专业营养制剂,防止堵管。每次喂养前/后需要用大于10 ml注射器脉冲式冲管,口服药需研磨细打入,注意配伍禁忌,防止药物反应堵管。若导管堵塞,不能用导丝疏通,需要脉冲冲管,或给予小剂量碳酸氢钠溶液打入通管。

（6）压力调节腔用于保证引流/减压导管漂浮在胃部,有效引流。发现引流不畅时,从压力调节腔打入5 ml空气或水,观察引流效果。

应急处理

（1）若推送营养管出现弯曲、折回或打圈可后退营养管,使其变直,再重新调整送入。

（2）在退镜过程中如营养管脱出,重新置入。

（3）在操作过程中若患者出现生命体征不稳定,血氧饱和度下降,应立即停止置入。

人文护理

（1）尊重爱护患者,注意保护患者隐私,注意保暖。

（2）主动关心患者的需求,获取他们的信任,从而使患者产生信赖感,减少置管后的不适感。

（3）术中密切观察患者的血压、心率、血氧饱和度等变化,并配合麻醉医生做好处理。

（4）定期清洁鼻翼及脸颊,妥善固定空肠营养管,防止器械压力性损伤的发生。

（王　琇　王利明　刘红丽）

参考文献

［1］王萍,姚礼庆.现代内镜护理学［M］.上海:复旦大学出版社,2009.

［2］王萍,徐建鸣.消化内镜诊疗辅助技术配合流程［M］.上海:复旦大学出版社,2016.

［3］王莎,袁刚.胃镜引导下放置空肠营养管临床分析［J］.现代中西医结合杂志,2013,22（35）:3922-3923.

［4］杨兰,张霞,郝福庆.内镜下放置鼻空肠营养管的方法和营养效果分析［J］.肠外与肠内营养,2017,24（3）:174-176.

［5］穆晨,张晗,李薨,等.两种内镜辅助下鼻空肠营养管置入方式研究［J］.现代消化及介入诊疗,2020,25（8）:1037-1040.

第八节 超声引导下胰腺假性囊肿穿刺引流术的护理配合

由于急、慢性胰腺炎,外伤,手术损伤等造成胰腺实质或胰管破裂,形成胰瘘,胰液漏出,漏出的胰液被炎性纤维组织包裹,称为胰腺假性囊肿;被包裹的液体含有胰腺坏死物,称为胰腺包裹性坏死。

当假性囊肿伴有明显的腹痛、消化道或胆道压迫症状以及囊肿有感染,症状没有缓解好转的趋势时,应考虑进行治疗。内镜超声(endoscopic ultrasound,EUS)引导引流术的出现,已被认为是治疗有症状的胰腺积液的首选治疗方案。慢性胰腺炎形成的假性囊肿与胰管相通的,可首先考虑经胰管进行囊肿引流,其他假性囊肿应直接采取 EUS 穿刺引流。EUS 囊肿引流还应具备:①假性囊肿囊壁在超声视野下比较清晰;②患者营养状态较好,如果营养状态欠佳,建议引流前先纠正营养不良;③消化道壁和囊肿之间,即经消化道壁穿刺的路径没有大血管存在;④消化道壁和囊肿囊壁粘连在一起操作更佳。

禁忌证

(1)常规内镜检查的禁忌证。

(2)患者一般状态非常差。

(3)早期假性囊肿壁薄,形态不规则。

(4)囊肿的性质不明确。

(5)患者有大量腹水或胸腔积液。

(6)囊肿内液体较少,引流难以减小囊肿体积。

(7)消化道壁和囊肿间存在无法避开的大血管。

(8)凝血功能差,有出血倾向。

EUS 引导下胰腺假性囊肿穿刺引流技术,由于有 EUS 的引导,可以选择最佳的穿刺引流途径和位置,确保将引流管放置在消化道和囊肿之间,达到充分引流的目的。

护理配合内容及要点

(一)护理配合内容

(1)患者信息核查:姓名、性别、年龄、检查号、术式等。

(2)向患者介绍治疗的目的、方法、注意事项及风险,取得患者及家属的配合和知情同意书。

(3)评估患者的身体状况及囊肿形成的形态和囊壁的厚度等,排除禁忌证。

(4)操作场所和物品准备。

1)一般要在有 X 线的内镜检查室进行,特别大的囊肿也可以尝试在没有 X 线的一般内镜检查室或手术室进行。

2)大工作管道线阵超声内镜、内镜主机、超声主机及高频电切设备。

3)一般选择 19G 穿刺针,由于操作中需要导丝的引导,只有 19G 穿刺针能通过 0.025 英寸(0.635 mm)导丝或 0.035 英寸(0.889 mm)导丝。

4)可根据医生的习惯选择 0.025 英寸或 0.035 英寸的导丝,0.025 英寸导丝和 0.035 英寸导丝在操作中各有利弊。

5)囊肿切开刀或 10 mm 的扩张球囊、7~10 Fr 胆道扩张探条等扩张针道器械。

6)一般选择双猪尾、软硅胶、18.5~10 Fr 5 cm 长的引流管(塑料支架),不建议选择直型硬质的塑料引流管。因为引流使囊肿腔缩小,直型引流管容易移位,有穿破肠壁或囊肿壁的可能;软硅胶 10 Fr、双猪尾的引流管在置入或推送过程中,除两侧猪尾占据一定的空间外,还会使引流管变粗,因此选择的超声内镜工作管道最好在 3.8 mm 以上。

7)二氧化碳气泵、注水泵。

8)吸引、吸氧装置、监护仪等。

9)注射器、生理盐水等相关药品。

(5)流程。

1)安装超声内镜于内镜和超声主机,连接

并开启二氧化碳气泵和注水泵。检查各种仪器设备及器械处于完好的备用状态。

2）协助患者取 ERCP 卧位，佩戴安全带，连接监护仪，操作过程中密切观察患者生命体征、血氧变化。

3）由专人护理患者的头部，及时吸出口腔内液体，防止引流成功后大量囊肿液涌向胃内，发生误吸。麻醉的患者建议气管插管，并做好患者眼部及皮肤护理。

4）了解患者病情和术式，正确合理地选择器械，积极主动配合医生操作。

（二）护理配合要点

EUS 引导下胰腺假性囊肿穿刺引流操作

流程大致分为四步（图 3-8-1）：经消化道壁穿刺、留置导丝、扩张组织针道和置入引流管（塑料支架）。

1. 经消化道壁穿刺

（1）检查调节穿刺针：选择穿刺针后，检查其性能及各功能锁是否处于正常的功能状态，将外鞘管长度调整锁和进针深度调整锁都调整到"0"的位置，使穿刺针处于最短状态，避免穿刺时伤及消化道管壁和出现误出针的情况。

（2）将准备好的穿刺针递于操作者，穿刺针到达预穿刺点时，如果选择的穿刺针是常规带针尖的针，上提针芯 0.5 cm，增加针的锋利度，使穿刺更加顺畅。如果选择的是 COOK

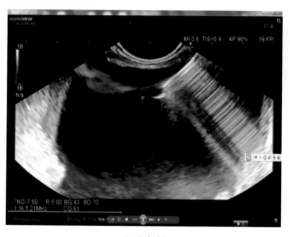

经壁穿刺

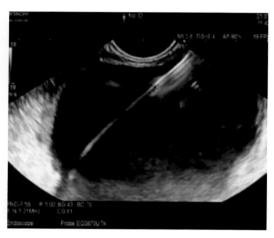

留置导丝

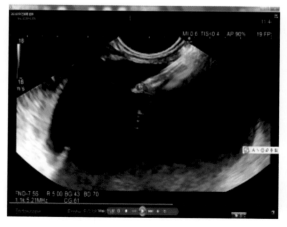

扩张针道

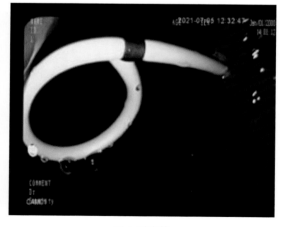

置入引流管

▲ 图 3-8-1 EUS 引导下胰腺假性囊肿穿刺引流操作流程

ECHO-HD-19-A 穿刺针,不能上提针芯。因为这款穿刺针穿刺依靠的是针芯而不是针尖,针尖是光滑的齐头,导丝在这款穿刺针内走行不会出现被削皮的现象。

(3) 在 EUS 引导下,穿刺针刺入囊肿腔后,拔出针芯,用无菌负压注射器或 20 ml 无菌注射器抽吸囊肿液,确认在囊肿腔内,抽出的囊肿液以备化验。

(4) 操作前要了解患者的病情及术式,如果囊肿腔不是很大,抽液不能太多,以防囊肿腔变得更小,给后续的操作带来难度。可备生理盐水,抽液后,向囊肿腔内注入等量或稍大量的生理盐水,使囊肿腔膨胀,为后续的操作创造条件。

2. 留置导丝

(1) 导丝和穿刺针置换的时机:导丝沿着穿刺针置入囊肿腔,在囊肿腔内盘曲 2～3 周时,置换出穿刺针。盘曲少于 2 周,导丝容易脱出;大于 2 周,导丝在囊肿腔内容易交织在一起,引流管留置后,退导丝时,易出现导丝卡在引流管管口,退不出来的情况,甚至造成引流管的脱出。

(2) 导丝在常规带针尖的穿刺针内走行,只能前行,不能后退,否则导丝易被削皮。

3. 扩张组织针道

(1) 正确设置高频电切设备的电切程序,如使用 ERBE 的电切设备,应选择 endo-cut-I 或纯电切程序。

(2) 有些囊肿壁包裹过厚,可能会出现囊肿切开刀切不动的情况。出现这种情况,首先检查所用的高频电切设备调节的程序是否正确。排除程序错误后,若囊肿切开刀仍然切不动,可尝试将 10 Fr 囊肿切开刀更换成 6 Fr 囊肿切开刀,以提高切割效能。

(3) 钳道帽的问题:3.8 mm 工作管道的超声内镜,如果忘记安装钳道帽,囊肿切开刀、支架置入器等器械进入胃腔后,胃腔无法充盈,操作将无法继续。作为助手要养成习惯,摘下钳道帽后,直接将其安装到下一步将用的囊肿切开刀或扩张球囊等器械上,避免影响后续的操作。小物件,也能带来大问题。

4. 置入引流管(塑料支架)

将引流管安装到支架置入器上,支架置入器沿导丝将引流管置入囊肿腔内。在置入过程中,当支架置入器的支撑管进入囊肿腔后,助手立即分离支撑管与推送管,向前推送引流管,当推送至引流管的两个黑色标记点之间时,彻底地退出导丝和支撑管,保持支架置入器的推送管不动。因为如果此时仍有部分引流管的猪尾在超声内镜的管道内,容易在退超声内镜时引流管随着脱出。

📋 注意事项

(一) 术前

(1) 核对患者信息,完善常规检查,严格把控适应证和引流时机。

(2) 了解患者病情和术式,合理配备设备和器械。

(3) 向患者介绍手术的目的及风险,使患者和家属知情同意。

(二) 术中

(1) 确认二氧化碳气泵的工作状态,保证操作注入的气体为二氧化碳,防止术后出现气腹。

(2) 合理选择和操控器械,把握时机,注重细节,才能保证手术质量与安全。

(3) 目前用于引流的器械几乎都是超范围(off-label)使用:操作时,穿刺针(FNA)、导丝(ERCP)、囊肿切开刀等器械之间有时会有冲突,对我们助手的配合技术提出了更高的要求。比如,导丝在穿刺针内走行只能进不能退;囊肿切开刀扩张针道时,正确地选择高频电切程序,减少导丝遇热时间长被烧断等。

(三) 术后

(1) 术后应禁食、禁水 1～2 天,随着病情的好转,逐步进流质饮食、软食。

(2) 观察患者的病情变化,有无出血、腹痛、发热等症状。根据患者病情给予抗生素预防感染。

(3) 术后 2～3 天,行腹部 CT 检查,观察囊肿有无缩小或消失。

📖 参考文献

[1] Robert H. Hawes. 内镜超声学[M]. 李文, 主译. 3 版. 北京：北京大学医学出版社, 2016.
[2] 孙思予. 电子内镜超声诊断及介入技术[M]. 4 版. 北京：人民卫生出版社, 2018.

人文护理

（1）沟通有效，关爱患者，做好心理护理。
（2）做好健康宣教。
（3）家庭支持。

（王彩霞）

第九节 恶性胆管梗阻导丝超选的护理配合

恶性肿瘤梗阻性黄疸系指恶性肿瘤直接侵及或压迫肝外胆道致胆汁排出受阻。根据肿瘤起源及胆汁排出受阻的部位一般可分为低位胆道梗阻和高位胆道梗阻。低位胆道梗阻指壶腹周围恶性肿瘤所致的梗阻，包括胰头癌、胆总管末端癌及壶腹癌等，部分起源于壶腹附近的十二指肠癌及淋巴瘤等也可致低位胆道梗阻。高位胆道梗阻主要指高位胆管癌，即肝门部胆管癌所致的胆道梗阻，肝门部胆管癌又称 Klatstin 瘤。恶性肿瘤会引发恶性胆管梗阻，需要患者接受外科手术治疗方可改善，但恶性肿瘤患者身体损伤较大，已经不具备接受外科手术的条件，故常选用 ERCP 放置胆管内支架治疗，其属于一种内镜下胆胰微创手术，对患者身体创伤小，是目前治疗恶性胆管梗阻的常用手段。本章节主要介绍恶性胆管梗阻患者困难十二指肠乳头插管和导丝超选护理配合。

适应证

解除胆总管低位和高位梗阻：胰头癌、胆总管末端癌及壶腹癌、高位胆管癌。

禁忌证

（1）存在 ERCP 禁忌证。
（2）有重度食管静脉曲张并有出血倾向者。
（3）心肺功能不全或衰竭不适宜行十二指肠镜检查。

（4）食管或贲门狭窄，内镜不能通过者。
（5）病变性质不清的病例勿使用金属裸支架。
（6）无覆膜金属支架：禁用于良性胆管狭窄、腔内生长型肿瘤、瘤栓或有胆管出血者。

操作目的

通过 ERCP 选择性胆胰管插管或肝内胆管分支导丝超选成功，置入塑料或金属支架，解除胆道梗阻。

护理配合内容及要点

（一）术前评估

（1）恶性胆管梗阻患者行 ERCP 手术操作时间相对较长，术前做好对皮肤的保护，防止出现手术相关性压疮。

（2）评估患者的生命体征情况、是否存在恶液质或大量腹水引起的腹部膨隆，合理选择 ERCP 体位。

（3）和操作医生一起查看患者影像学资料，了解梗阻的部位和程度。

（二）护理配合内容

1. 物品准备

（1）器械准备：同 ERCP 检查准备外。

（2）高频电发生器，不同类型的内镜导丝，不同类型的切开刀（可旋转切开刀），乳头切开常用通导丝的双腔或三腔拉式弓形切开刀，预切开及开窗术常用针状刀,三腔造影管 HRC(COOK),各种类型的塑料支架和金属支架。

2. 患者准备 术前详细了解患者的病史、用药史,检查凝血功能、血常规等。术前1周内应停用阿司匹林和类固醇类药物,服用华法林者需改用低分子肝素或普通肝素。有出血倾向者应补充维生素 K_1 和新鲜血浆等以纠正凝血功能。有胆管炎或胆汁淤积者,术前可适量应用抗生素。检查各种知情同意书是否签署,手术安全核查单,内镜下手术交接单,患者静脉通路和皮肤情况,询问有无安装起搏器,监测生命体征,合理安置手术体位。

3. 术中护理配合 见图3-9-1。

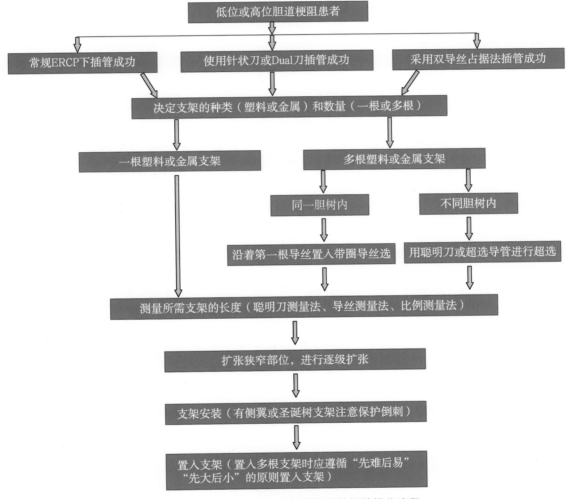

▲ 图3-9-1 ERCP选择性胆胰管插管操作流程

(三)护理配合要点

(1)恶性胆管梗阻患者行 ERCP 一般都为困难性胆胰管插管,困难插管时我们遵守 ERCP 插管的原则不变。第一步仔细观察十二指肠乳头的形态、类型,胆胰管的轴向判断(轴向判断非常重要,且判断方向应该和操作医生一致);第二步根据胆胰管的轴向判断来调整切开刀刀弓的方向;第三部根据内镜图像和 X 线透视情况,做好内镜导丝选择性插管力度的把控(困难插管时核心技术)。

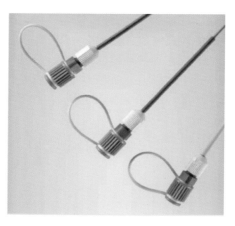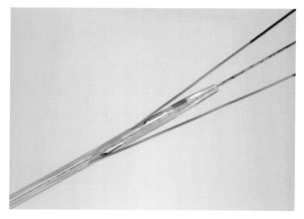

▲ 图3-9-2　三腔造影管头端开口方向

（2）对于低位性胆道梗阻患者,根据影像资料了解梗阻的范围和程度,在插管过程中助手对导丝回馈感判断很重要,在胆胰管的轴向判断和切开刀刀弓的方向准确的前提下,可以加大对导丝插入力度,结合内镜图像和X线透视情况调整导丝插入力度,直至插管成功!

（3）对于高位性胆道梗阻患者,根据碘造影剂造影情况,做好对目标肝内胆管的超选。虽然X线透视产生的图像是二维平面的,但作为ERCP助手需要对二维平面图像进行三维的立体判断（ERCP护士需要具备读懂影像学的能力）,来指导是否采用切开刀刀弓方向的调整,或导丝、切开刀和胆管壁几何反弹的方法进行目标肝内胆管的超选。

（4）特殊附件的使用:三腔造影管HRC用于肝内胆管选择性超选,3个腔道都能通过0.035英寸内镜导丝,导管头端部不透射线可以确认导管的位置,但是尾端的3个导管分别对应前端不同的腔道,使用时要清楚目前进的是哪个腔道,根据X线影像指示,来使用不同的腔道（图3-9-2）。

术后护理及并发症观察

（1）术后卧床休息1～2天,视患者情况选择卧床或床边活动,1周内禁止频繁较剧烈的活动。

（2）术后检查血尿淀粉酶、血常规,肝功能等,遵医嘱予止血、抑酸、抑酶、抗炎及补液治疗。

（3）密切观察生命体征变化,监测血压、体温、脉搏等,密切观察有无恶心、呕血、腹痛、黑便等症状。

（4）禁食2～3天,根据临床症状、血淀粉酶、血常规结果决定是否开放饮食,先流质、软食,1周后逐渐恢复正常饮食。

（5）术后常见并发症观察

1）出血:术后护理特别要关注患者迟发性出血,常见于凝血功能障碍或正在服用阿司匹林、类固醇类药物患者;切口过大或切口过小,结石较大取出过程造成乳头撕裂出血、乳头血管畸形。迟发性出血多发生于EST术后4～12小时,注意观察患者有无呕血和黑便,由于ERCP所致出血位置的特殊性,早期出血未必能及时发现,一旦出现呕血和黑便,说明出血量已经较大。护理上要注意和患者交谈,观察患者精神状态变化,有无淡漠现象;触摸患者的皮肤温度,是否出现湿冷情况;注意血色素变化,发现异常及时汇报主管医生,尽早采取有效止血措施。

2）胰腺炎:为最常见的并发症,术后24小时血淀粉酶超过正常上限的3倍或以上。常见原因:反复多次插管;采用高频电刀时电凝过度造成胰管开口充血水肿;反复多次胰管注入造影剂等。密切观察患者有无恶心、呕吐、发热等情况,轻、中度胰腺炎主要以禁食、胃肠减压、液体复苏、防治并发症及对症治疗为主,早期可予以大剂量乳酸林氏液水化治疗,定期复查胰腺CT了解胰腺病变情况;重症胰腺炎当合并胰腺组织感染性坏死时,合适时内镜下清创引流或外科干预治疗。

3）胆管炎:临床表现为寒战、高热、白细胞计数增高,恶性肿瘤梗阻患者尤为多见,由于术中注射碘造影剂时,没有把梗阻上方的胆汁抽取完全,且造影时用力过大,容易导致逆行性感染。术后应密切观察患者有无寒战、高热,监测血压等生命体征,及时检查白细胞计数,通常以革兰阴性菌、肠道细菌为主,可根据血培养及药敏结果选择敏感抗生素。对于反复发热者,注意复查肝胆彩超,排除胆囊炎及肝脓肿等。

4）穿孔:常因切口过大超过乳头隆起部所致,多见于小乳头大切开、扁平乳头、失控切开等情况。术后应密切观察患者腹部症状及体征、精神状况。如可疑穿孔应立即行腹部 CT 检查明确有无腹膜后积气、积液,判断是否发生穿孔,如出现微小穿孔首先可保守治疗,予禁食水,持续胃肠减压,静脉补液,广谱抗生素治疗

和鼻胆管引流,多数患者可在 1 周内愈合,若症状加重应及时行外科手术介入治疗。

5）十二指肠镜相关的感染:由于 ERCP 操作时间长,十二指肠镜先端部特殊构造以及抬钳器通道不能刷洗等原因,给清洗消毒灭菌带来了困难和挑战,有可能携带多药耐药菌导致医源性交叉感染。

（楼奇峰）

📖 **参考文献**

［1］ 中华医学会消化内镜学分会 ERCP 学组. 中国 ERCP 指南（2018 版）［J］. 中华消化内镜杂志,2018,35(11):777 - 812.

［2］ 曲君成,于洪波. ERCP 放置胆管内支架对难以切除的恶性胆管梗阻的治疗价值［J］. 中国实用医药,2021,16(1):72 - 73.

第十节　ERCP 双导丝插管的护理配合

内镜逆行胰胆管造影（ERCP）是胆道胰腺疾病内镜下微创治疗的主要方法,由于十二指肠乳头及壶腹部解剖结构存在个体差异,如憩室旁或憩室旁乳头、长鼻子乳头等;也有一部分存在先天解剖结构异常,如环形胰腺、部分或完全胰腺分裂、胆胰管汇合部过长等原因;还有一部分由于乳头结石嵌顿或恶性胆管梗阻等疾病原因,仍然存在 ERCP 插管困难的问题。而 ERCP 能否顺利、成功完成的关键就是能否成功地完成胆管或胰管插管成功,如何提高困难性胆管插管的 ERCP 成功率,降低并发症率,仍是 ERCP 临床工作者研究重点。对于困难 ERCP 插管可采用双导丝插管法、针形刀开窗术或预切开术等,这一章节具体介绍 ERCP 双导丝插管护理配合。

🔹 **适应证**

（1）同 ERCP 适应证。

（2）困难 ERCP 胆胰管插管。

（3）反复进入胰管后选择性胆管插管。

🔹 **禁忌证**

（1）存在 ERCP 禁忌证。

（2）有重度食管静脉曲张并有出血倾向者。

（3）心肺功能不全或衰竭不适宜行十二指肠镜检查。

（4）食管或贲门狭窄,内镜不能通过者。

🔹 **操作目的**

（1）对于 ERCP 选择性胆胰管插管过程中,反复进入胰管时采用导丝占据法,一根导丝在胰管内,用另一根导丝进行选择性胆管插管。

（2）对于困难 ERCP 插管如憩室旁或憩室旁乳头、长鼻子乳头、恶性胆管梗阻等患者,在

选择性胆胰管插管过程中,导丝能够进入胰管内就非常困难,胰管插管成功后作十二指肠乳头预切开,打开了合流部共同开口,暴露了胆管,然后采用双导丝插管,从而提高胆管插管的成功率。

(3)双导丝技术中留置胰管的导丝具有以下作用:①第一根导丝进入胰管后可以很好固定乳头,使得乳头部胆管、胰管直线化,不再扭曲,利于胆管插管;②条件允许时沿第一根导丝对胆胰管合流部共同开口处行预切开,仔细观察胆管轴向,调整切开刀刀弓方向和角度,可以使胆管深插管成功率明显提高。

护理配合内容及要点

(一)术前评估

(1)查看患者相关检查资料,了解凝血功能等相关指标。

(2)对于恶性胆管梗阻患者,和操作医生一起查看患者影像学资料,了解梗阻的部位和程度。

(3)预防性胰腺炎相关措施的使用如消炎痛栓使用。

(二)护理配合内容

1. 物品准备

(1)器械准备同 ERCP 检查准备。

(2)高频电发生器、不同类型的内镜导丝、不同类型的切开刀(可旋转切开刀),乳头切开常用通导丝的双腔或三腔拉式弓形切开刀,预切开及开窗术常用针状刀。

2. 患者准备 术前详细了解患者的病史、用药史,检查凝血功能、血常规等。术前1周内应停用阿司匹林和类固醇类药物,服用华法林者需改用低分子肝素或普通肝素。有出血倾向者应补充维生素 K_1 和新鲜血浆等以纠正凝血功能。有胆管炎或胆汁淤积者,术前可适量应用抗生素。检查各种知情同意书是否签署,手术安全核查单,内镜下手术交接单,患者静脉通路和皮肤情况,询问有无安装起搏器,监测生命体征,合理安置手术体位。

3. 术中护理配合 见图 3 - 10 - 1。

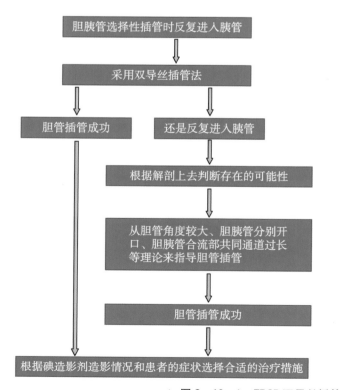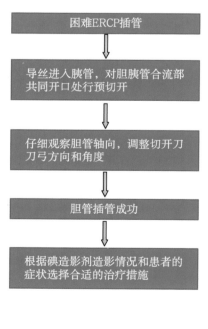

▲ 图 3 - 10 - 1　ERCP 双导丝插管操作流程

（三）护理配合要点

（1）ERCP选择性胆胰管插管过程中，对于反复进入胰管护理配合中，要从解剖上存在个体差异性来指导临床操作。在ERCP操作中，胰管相对胆管较易插入，这是因为切开刀从十二指肠镜抬钳器伸出后，进入共同通道时容易滑入胰管。如果已经采用双导丝占据的方法，还是反复进入胰管时需要从解剖上去判断存在的可能性如正常的胆胰管走行但胆管开口较小或胆管轴向的角度较大；胆胰管合流部共同通道过长，虽然进行了预切开，但还是反复进入胰管；还有一种可能就是胆胰管分别开口，虽然所占的比例较小，要充分暴露乳头仔细观察是否存在胆胰管分别开口的迹象。

（2）对于困难ERCP插管如憩室旁或憩室旁乳头、长鼻子乳头、恶性胆管梗阻等患者，在选择性胆胰管插管过程中，如果导丝进入胰管，不要轻易出来，因为插管时间较长乳头及黏膜往往存在不同程度的水肿，导丝能够进入胰管内就非常困难，如果轻易拔出来未必能再次插入，因此在插管过程中助手和操作医生必须做好有效的沟通。采用双导丝占据法，第一根导丝进入胰管后可以很好固定乳头，使得乳头部胆管、胰管直线化，不再扭曲，然后做预切开，打开合流部共同开口，仔细观察胆管的开口和轴向，从而胆管插管的成功率。

◆ 术后护理及并发症观察

同恶性胆管梗阻导丝超选护理配合。

（楼奇峰）

📖 参考文献

［1］孙雄，龚镭，彭晓斌，等. 经胰管胆胰管隔膜切开术及双导丝术在困难性插管ERCP中的应用及安全性分析［J］. 中国内镜杂志，2017，23（8）：47－50.

［2］Testoni P A, Mariani A, Aabakken L, et al. Papillary cannulation and sphincterotomy techniques at ERCP：European Society of Gastrointestinal Endoscopy（ESGE）clinical guideline［J］. Endoscopy，2016，48（7）：657－683.

第十一节　消化道重建术后ERCP的护理配合

消化道外科手术后再发生胆胰疾病患者越来越多，再次采用外科手术创伤大，因此通过自然腔道下微创手术（如ERCP）需求迫切。但是消化道术后自然腔道改道重建、腹腔内粘连、进镜肠襻过长、治疗附件不足等原因，造成消化道术后ERCP极具挑战性。消化道重建术后行ERCP失败有两大原因分别为进镜失败和胆胰管插管失败。不同的外科手术术式和消化道重建方式造成了各种复杂困难的进镜路径，正确进镜路径辨识困难是导致进镜失败的重要原因之一；另外，外科手术后腹腔内粘连造成的肠腔成角和扭曲等也是造成ERCP进镜失败又一原因。外科手术会造成内镜下插管视角和角度的变化，如胃大部切除Billroth Ⅱ吻合术后内镜下插管的视角和角度与正常ERCP相反，是胆胰管插管失败的原因之一；另外全胃切除Roux-en-Y吻合术（RY－TG）是原始乳头，由于进镜肠襻过长只能在加长肠镜或小肠镜等直视镜下行ERCP，外加附件的不足是胆胰管插管失败的又一原因。因此，消化道重建术后行ERCP确实给临床带来了很大的挑战，本章节具体介绍消化道重建术后ERCP护理配合。

◆ 适应证

消化道重建术后再发胆管或肝内胆管结石、胆胰管吻合口狭窄或肿瘤复发导致流出道不畅。

禁忌证

存在 ERCP 禁忌证。

操作目的

通过消化道重建术后行 ERCP 术,进镜和选择性胆胰管插管成功后,取出胆管或肝内胆管结石;对胆胰管吻合口狭窄或肿瘤复发患者采用扩张或置入支架,解除胆胰管流出道不畅。

护理配合内容及要点

(一)术前评估

(1)根据患者病史和操作医生一起了解患者消化道重建方式很重要,不同的重建方式使用的内镜是不同的,选择治疗用的附件也不同。

(2)掌握我国常见消化道重建方式(图3-11-1),给 ERCP 带来挑战的常见消化道重建方式主要有毕Ⅱ式胃大部切除术(BⅡ,BⅡ+"布朗吻合",图3-11-1a、b)、胰十二指肠切除术(图3-11-1c)、全胃切除 Roux-en-Y 吻合术(图3-11-1d)和胆管空肠 Roux-en-Y 吻合(图3-11-1e)。

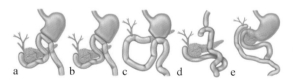

▲ **图3-11-1　消化道重建方式**

(3)根据不同的术式选择合适的内镜和附件。十二指肠镜为侧视镜,在内镜下可以非常清晰地观察位于十二指肠降部的十二指肠乳头,并且十二指肠镜带有抬钳器,方便选择性插管和附件的使用。除十二指肠镜外,常规前视镜(胃镜、结肠镜)、小肠镜也被用于消化道重建术后的 ERCP。目前应用于消化道重建术后 ERCP 的内镜各有优点,十二指肠为侧视镜,方便胰胆管插管,但不利于插镜;胃镜和结肠镜为前视镜,方便进镜,不过缺少抬钳器辅助,不利

于胰胆管插管,但以上3种内镜镜身有效长度较短(110~133 cm),对于肠襻较长的 Roux-en-Y 吻合术后,难以到达胰胆管开口;加长结肠镜(镜身有效长度168 cm)和小肠镜(镜身有效长度200 cm)容易到达胰胆管开口,但是由于工作通道长度较长,可选用的附件受限,需要特制的加长附件。

(4)消化道重建术后 ERCP 手术操作时间相对较长,术前做好对皮肤的保护,防止出现手术相关性压疮。

(二)护理配合内容

1. 物品准备

(1)器械准备:同 ERCP 检查准备。

(2)心电监护仪、十二指肠镜(JF240/260)、胃镜(GIF-Q260J)、结肠镜(CF-HQ290I,CF-HQ290L)、小肠镜(SIF-Q260)。小肠镜外套管、插管导管、乳头肌切开刀、乳头括约肌预切开刀、导丝、鼻胆引流管、胆道塑料支架、胰管塑料支架、金属支架、取石网篮、取石球囊、柱状扩张球囊、扩张探条、圈套器、钛夹、活检钳等。

2. 患者准备

(1)ERCP 术前准备:和内镜操作医生一起通过患者的症状、体征、实验室检查及影像学检查(超声、CT、MRCP等)了解患者的病情,明确患者目前诊断,进一步明确有无 ERCP 指征及操作禁忌证,ERCP 术中需要采取怎样的治疗,制定相应的治疗方案。

(2)了解患者进行消化道重建手术的原因、消化道重建方式、输入襻的长度、吻合口吻合的方式(端侧吻合还是侧侧吻合),根据患者消化道重建的方式准备合适的内镜(十二指肠镜、胃镜、结肠镜、加长结肠镜或小肠镜)及附件。

3. 术中护理配合　见图3-11-2。

(三)护理配合要点

消化道重建术后 ERCP 护理配合中采取相应措施。

(1)难以到达胆胰管开口如全胃切除 Roux-en-Y 吻合术(RY-TG)和胆管空肠 Roux-en-Y 吻合(RY-CJ):一方面消化道重建术后输入襻

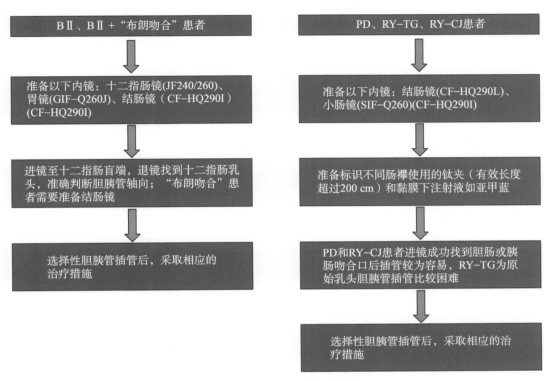

▲ 图 3-11-2　消化道重建术后 ERCP

过长,常规的胃十二指肠镜难以到达。另一方面消化道重建术后容易发生肠粘连,并且吻合口成角锐利,常规的内镜难以通过。此外消化道重建术后往往有多个通路,内镜下难以判断输入襻开口。对于此类手术患者术前准备好加长结肠镜和小肠镜(提前灭菌),以及用于标识不同肠襻使用的钛夹(有效长度超过 200 cm)和黏膜下注射液如亚甲蓝。

(2)插管困难护理应对:消化道重建术后,即使内镜能够成功到达输入襻盲端,由于十二指肠乳头相对位置的改变,插管方向与标准 ERCP 方向相反,导致插管困难,尤其是前视镜没有抬钳器的辅助,插管就更加困难,如胃大部切除 BillrothⅡ吻合术后内镜下插管的视角和角度与正常 ERCP 相反,内镜下胆管的轴向在 5—6 点方向,胰管轴向在 6—7 点的方向。因此首先必须正确判断胆胰管轴向,其次选择合适的附件如可旋转方向的切开刀,插管的时间和成功率就会明显提高。

(3)内镜下治疗时由于附件长度受限时的护理应对:要熟悉采用内镜的工作通道的有效长度,工作通道的直径,选择相应的附件,如小肠镜下放置胆胰管支架就必须准备两个支架推送器;胃镜(GIF-Q260J)工作通道只有 3.2 mm,因此在附件的选择上必须考虑能否通过内镜工作通道。

术后护理及并发症观察

同 ERCP 双导丝插管和恶性胆管梗阻导丝超选护理配合,部分患者术后可能会留置鼻胆管引流,做好引流管体外固定,防止计划外拔管,注意记录胆汁引流量、性状,对怀疑胆道恶性疾病的患者可将胆汁送检,查找肿瘤细胞,进一步明确诊断。

(楼奇峰)

参考文献

[1]　楼奇峰,张筱凤,马文聪,等. 不同肠襻标识

方法在单气囊小肠镜辅助内镜下逆行胰胆管造影术中的应用研究[J].中国内镜杂志，2018，24（3）：60－63.

［2］ Ishii K，hoi T，Tonozuka R，et al. Balloon enteroscopy-assisted ERCP in patients with Roux-en-Y gastrectomy and intact papillae（with videos）［J］. Gastrointest Eudosc，2016，83（2）：377－386.

［3］ 金杭斌，张筱凤，楼奇峰，等. 单气囊小肠镜辅助下经内镜逆行胰胆管造影术对胃肠改道术后并发胆道梗阻的诊治价值[J].中华消化内镜杂，2013，30（9）：499－502.

第十二节　内镜下鼻胆管引流术的护理配合

内镜下鼻胆管引流术（endoscopic nasobiliary drainage，ENBD）在诊断性 ERCP 的基础上建立起来的较为常用的内镜胆道引流方法。采用一细长的塑料管在内镜下经十二指肠乳头插入胆管中，另一端经十二指肠、胃、食管、咽等从鼻孔引出体外，建立胆汁的体外引流途径。内镜下鼻胆管引流术是简便有效地解除胆道梗阻的方法，通过引流达到减压、减黄、消炎的目的，其操作简便，缺点是胆汁流失量较大，患者不适感强，也影响美观，因此放置一般不超过 2 周。

适应证

（1）急性化脓性梗阻性胆管炎。

（2）肝胆管结石所致的胆管梗阻。

（3）ERCP 后或碎石后预防结石嵌顿及胆管感染。

（4）原发或转移性良、恶性肿瘤所致的胆管梗阻。

（5）创伤性或医源性胆管狭窄或胆瘘。

（6）急性胆源性胰腺炎。

（7）临床须重复胆管造影或采集胆汁进行生化和细菌学检查。

（8）胆管结石必须灌注药物溶石治疗、硬化性胆管炎行药物灌注治疗、胆管癌的腔内化学治疗等。

禁忌证

（1）有 ERCP 禁忌证。

（2）有重度食管静脉曲张并有出血倾向者。

（3）心肺功能不全或衰竭不适宜行十二指肠镜检查。

（4）食管或贲门狭窄，内镜不能通过者。

（5）小儿或意识不清、不能配合者；不能耐受咽部异物及鼻黏膜损伤者。

（6）贲门撕裂出血者。

操作目的

（1）解除胆道梗阻，降低胆道压力，保护引流的有效性。

（2）观察胆汁的颜色、性质和量。

护理配合内容及要点

（一）术前评估

（1）评估患者病情、生命体征及腹部体征，观察患者有无发热、腹痛、腹胀、黄疸等。

（2）评估患者的皮肤、巩膜黄染消退情况及大便情况。

（3）观察引流管引流是否通畅，观察引流液的颜色、性质和量。

（二）护理配合内容

1. 物品准备

（1）十二指肠镜：根据情况选择合适十二指肠镜及其相应配套图像处理系统。

1）可选用 Olympus JF260 型或 TJF260 型电子十二指肠镜（有效长度：1 235 mm；插入部外径：12.5 mm；管道内径：3.7/4.2 mm）或 Fujinon ED－450XL8 型电子十二指肠镜。

2）婴幼儿患者：可选用 Olympus PJF-240（有效长度：1 230 mm；插入部外径：7.7 mm；管道内径：2.0 mm）。

（2）附件：使用前检查各种附件有效期，包装有无破损。

（3）造影剂：为无菌水溶性碘溶液，常用的是 60%泛影葡胺或碘普罗胺，非离子性造影剂更为理想。造影剂先用生理盐水稀释 1 倍，抽入 20 ml 注射器中备用。如气温较低，可先用温水将造影剂加温至 37℃左右后再使用，可以减轻造影剂对胰胆管的刺激和降低造影剂的黏稠度。

（4）内镜专用高频电装置：按常规准备内镜专用高频电发生器，并调至合适参数。

（5）X 线透视及摄影装置：目前常用的可移动 C 臂机，使用中注意上下球管的正确摆放，术中患者应位于能通过 X 线管观察上腹部和下胸部位置。做好个人安全防护措施（使用下球管设备的内镜中心尤其要做好防护），包括铅衣、铅围脖、铅眼镜、X 线剂量监测卡等。

（6）生命体征监护设备：常规准备生命体征监护设备，如心电图、血压及皮肤血氧饱和度。

（7）其他：各种电源、吸氧、吸引装置；无菌手套、无菌冲洗用水、生理盐水；无菌干、湿纱布块若干（用于清洁各种器械表面）；30%乙醇纱布若干（用于清洁手套）；各种抢救设备、药品等。

2. 患者准备

（1）做好术前沟通、签字工作，以消除患者顾虑，争取积极配合。

（2）术前完善血常规、肝肾功能、凝血功能检查及心电图检查。

（3）术前饮食管理。术前禁烟 48 小时，禁食、禁水 8 小时以上。

（4）右手或患者右侧置有效的输液通道。着装注意去除金属配饰及影响摄片的衣着。

（5）术前 15 分钟嘱患者服用盐酸达克罗宁胶浆或盐酸利多卡因胶浆。

（6）术前 10 分钟静脉推注地西泮注射液

10 mg、盐酸山莨菪碱注射液 10 mg，哌替啶注射液 50 mg，右前臂留置静脉通路（建议留置两个静脉通路），为了能有效地控制肠蠕动和镇静止痛的作用，术前使用静脉注射丁溴东莨菪碱（解痉灵）、地西泮、哌替啶等药物，有条件的医院根据患者情况可行静脉麻醉下行 ERCP。

（7）取左侧俯卧位或者侧卧位，右肩沿及右腹下置枕垫，予心电监护、吸氧并戴上牙垫。

（8）小儿患者注意对放射敏感部位的保护如甲状腺和性腺等，根据上下球管的不同做到正确防护。

3. 术中护理配合

（1）常规行 ERCP 诊断，了解病变性质及其部位，确定 ENBD 的必要性及其引流部位。

（2）经造影导管或切开刀插入导丝，进行选择性胆管插管。

（3）退出造影导管或切开刀，留置导丝，再经导丝逐渐送入鼻胆管至引流部位。

（4）在透视下边插管边退出内镜，将鼻胆管从口中引出。

（5）将一根引导管插入鼻中并从口中取出，借助这根引导管将鼻胆管引出鼻孔，妥为固定。

（三）护理配合要点

（1）术前与患者解释鼻胆管引流的目的，取得患者的配合。

（2）插管成功后，护士在配合交换导丝时应与医生步调一致，防止导丝脱出（图 3-12-1）。

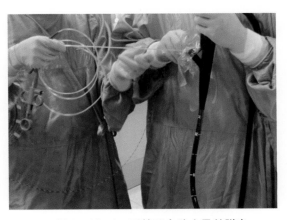

▲ 图 3-12-1 医护配合防止导丝脱出

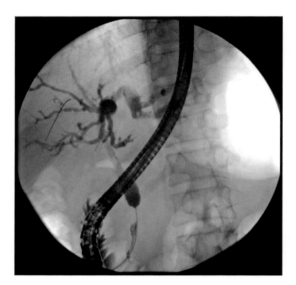

▲ 图 3 - 12 - 2　造影剂显像

（3）造影发现胆管梗阻后应尽可能将造影导管插至梗阻以上胆管，在未能通过梗阻段之前，切忌向胆道内注入过多造影剂，以免增加胆道内压力，诱发胆管炎和脓毒血症的发生；即使导管已达到梗阻以上的胆管，最好先尽量抽出部分淤积的胆汁，然后注入造影剂。

（4）术中严格控制造影剂剂量、浓度和注射时的压力，尽量避免胰胆管压力过高导致术后胰腺炎的发作，可采用 10%～30% 泛影葡胺低压注射，并于透视下观察（图 3 - 12 - 2），一旦发现一级、二级胰胆管显影立即停止注射，取得良好的预防效果。

（5）鼻胆管置管前应用生理盐水润滑鼻胆管，同时手掌心可握湿纱布再次润滑导丝，以便导丝顺利置入鼻胆管内。

（6）在导管及导丝插入或取出的过程中，与术者密切配合，并及时固定鼻胆管，以免将其拉出。操作时应保持内镜头段靠近乳头，切勿距离过远，否则鼻胆管很难置放成功。

（7）留置鼻胆管退出内镜时医护应协调配合，保持速度一致，且在透视下进行以免鼻胆管移位。

做口鼻交换时，为减轻患者不适感，可将导

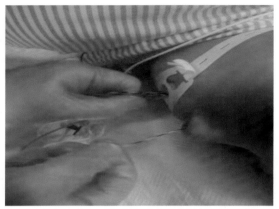

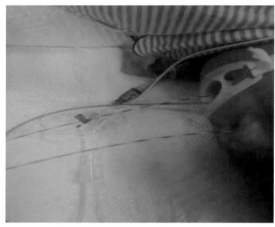

▲ 图 3 - 12 - 3　固定鼻胆管

丝尾段盘圈经口送至咽喉壁，导丝软头端轻轻插入患者鼻腔直至咽喉壁，送入导丝圈内，再将导丝圈内软头端拉出。拉出后将鼻胆管套入导丝内，缓缓将导丝从鼻腔内拉出。回抽管腔内看是否有胆汁流出，也可通过透视检查有无打折、盘圈（特别是咽喉部），无误后固定鼻胆管（图 3 - 12 - 3）。

（8）取下鼻胆管尾端引流袋，碘伏棉签消毒鼻胆管接口后以无菌纱布包裹，置于治疗巾上，检查一次性引流袋有无漏气，打开外包装，戴无菌手套，鼻胆管插入引流袋内（左手捏住包着无菌纱布的引流管接口，右手捏住引流袋接头与之连接）。用胶布缠绕接头处，使之保持密封状态，观察引流是否通畅，妥善固定一次性引流袋于床边适当处（图 3 - 12 - 4）。

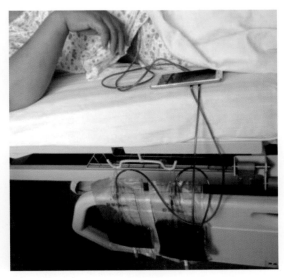

▲ 图 3-12-4 固定一次性引流袋

术后护理

(一)一般护理

术后患者卧床休息 12～48 小时，重者延长卧床时间，密切观察生命体征，预防感染，应用抗生素 2～3 天，术后 3 小时及次日晨抽血查血淀粉酶，有异常继续复查，直至恢复正常，同时观察体温、脉搏、呼吸变化。

(二)鼻胆管的护理

妥善固定并注意鼻胆管留在体外的长度，便于患者在床上进行翻身、大小便等活动，叮嘱患者勿牵拉引流管，防止脱出，若怀疑有稍许脱出，不宜强行往里输送导管，应固定好导管。引流袋应低于床边位置固定，与引流管连接处也要固定牢靠，防止两管脱离致引流液流失，造成记录量不准及污染被服。

保持鼻胆管引流通畅，防止引流管扭曲、折叠以免影响引流液的排出。每天引流量大于 300 ml 时，一般无需冲鼻胆管，以免加重逆行感染的机会。出现以下几种情况应及时报告医师，可予以适量抗生素冲洗：①胆汁每天引流量小于 100 ml，且黏稠或絮状物多；②胆汁引流量突然减少；③合并化脓性胆管炎，患者出现寒战、高热、黄疸加重、白细胞计数增高。冲洗时避免暴力抽吸，如无液体抽出，则怀疑鼻胆管堵塞或脱离引流位置，这时可行鼻胆管造影，必要时更换引流管。

记录 24 小时胆汁量。密切观察引流物的颜色、性状、量，引流量突然减少或无胆汁引出时，疑为导管堵塞或脱出，应及时向医师报告，及时处理。

(三)术后饮食护理

患者术后一般需禁食 24 小时，以防进食后胃酸分泌增加，刺激胰腺分泌，加重胰腺负担，使引流量突然增加，所以应在确认无并发症发生后逐渐恢复饮食。24 小时后可先饮温开水 50 ml，若无不良反应，于 8 小时后再饮温开水 100 ml，无不适者方可进食 100 ml 米汤，以后酌情少量多餐，增加低脂、高蛋白质、易消化的半流质饮食。若有并发性胰腺炎，应延长禁食时间，待淀粉酶正常，无腹痛、恶心、呕吐等症状后，方进食无脂流质饮食。

(四)其他

(1)鼻胆管引流术后患者禁食，口腔细菌易繁殖，口腔护理每天 2 次或 3 次，餐后漱口，以防口腔感染。

(2)引流时间依病情而定，一般 2 周后体温、血常规、血尿淀粉酶恢复正常，腹痛、腹胀、黄疸缓解 3 天后可拔管，有胆管残余结石者需待胆道环境改善、取石后拔管。

(3)每次冲洗鼻胆管及注入药物前应抽出等量胆汁。一般每次注入的液体量不超过 20 ml，以免升高胆管内压力，加重感染。

(4)根据不同的目标胆管，选择合适的鼻胆管。

(5)对于改道术后 ERCP 如毕Ⅱ式、胆肠吻合术后等，留置鼻胆管时应该把 α 形状的取消掉，否则在 X 线透视下放在位置合适的鼻胆管，会被鼻胆管自身的 α 形状回缩移位。在开水下浸泡 10 秒后拉直便可去除鼻胆管 α 形状。

(6)鼻胆管通过口鼻交换后必须回抽胆汁，确保鼻胆管引流通畅后方可离开 ERCP 手术间。

并发症及处理

1. 恶心、咽痛　由于鼻胆管对咽部的刺

激,可发生恶心和咽痛,应消除患者的恐惧心理,必要时可用漱口液漱口,保持咽部卫生。

2. 鼻胆管计划外滑脱

(1)判断滑脱距离,及时报告医生,安慰患者,固定妥当,待下一步处理。

(2)透视下观察鼻胆管位置,必要时重新置管。

（楼奇峰　刘　丽）

参考文献

［1］蔡文智,智发朝.消化内镜护理及技术［M］.北京:科学出版社,2009.

［2］吴东海,李华林.消化内镜手术技巧与护理配合［M］.北京:科学技术文献出版社,2020.

［3］王萍,徐建鸣.消化内镜微创护理学［M］.上海:复旦大学出版社,2015.

第十三节　乳头插管技术的护理配合

ERCP 自20世纪60年代问世以来,开创了胆胰疾病新的治疗领域,随着医学材料科学、影像学及临床经验的积累,ERCP 相关的治疗技术也逐渐开始涌现。对于清除肝外胆管结石、缓解梗阻性黄疸等方面,ERCP 已经作为临床的重要治疗手段,其疗效、安全性得到广泛认可。国内自20世纪70年代开始在应用以来,目前已有超过40年的历史。

经主乳头选择性胆胰管造影的成功率已达90%以上,但仍有种种原因,如解剖结构异常、炎症过程、壶腹部肿瘤、结石嵌顿、乳头旁憩室等情况,均可导致胆管插管困难或失败。

适应证

胆道胰腺疾病、不明原因的黄疸、胆道狭窄、肝内外胆道梗住、胆管癌、先天性的胆道异常、慢性胰腺炎、胆源性胰腺炎等行 ERCP 治疗的患者。

护理配合内容及要点

(一)术前准备

1. 物品准备

(1)十二指肠镜:根据情况选择合适十二指肠镜及其相应配套图像处理系统。

1)可选用 Olympus JF260 型或 TJF260 型电子十二指肠镜(有效长度:1 235 mm;插入部外径:12.5 mm;管道内径:3.7/4.2 mm)或 Fujinon ED-450XL8 型电子十二指肠镜。

2)婴幼儿患者:可选用 Olympus PJF-240(有效长度:1 230 mm;插入部外径:7.7 mm;管道内径:2.0 mm)。

(2)附件:使用前检查各种附件有效期,包装有无破损。

(3)造影剂:为无菌水溶性碘溶液,常用的是60%泛影葡胺或碘普罗胺,非离子性造影剂更为理想。造影剂先用生理盐水稀释1倍,抽入20 ml注射器中备用。如气温较低,可先用温水将造影剂加温至37℃左右后再使用,可以减轻造影剂对胰胆管的刺激和降低造影剂的黏稠度。

(4)内镜专用高频电装置:按常规准备内镜专用高频电发生器,并调至合适参数。

(5)X线透视及摄影装置:目前常用的可移动 C 型臂机,使用中注意上下球管的正确摆放,术中患者应位于能通过 X 线管观察上腹部和下胸部位置。做好个人安全防护措施(对于使用下球管设备的内镜中心尤其要做好防护)包括铅衣、铅围脖、铅眼镜、X线剂量监测卡等。

(6)生命体征监护设备:常规准备生命体征监护设备,如心电图、血压及皮肤血氧饱和度。

(7)其他:各种电源、吸氧、吸引装置;无菌手套、无菌冲洗用水、生理盐水;无菌干、湿纱布块若干(用于清洁各种器械表面);30%乙醇纱布若干(用于清洁手套);各种抢救设备、药品等。

2. 患者准备

(1) 做好术前沟通、签字工作,以消除患者顾虑,争取积极配合。

(2) 术前完善血常规、肝肾功能、凝血功能检查及心电图检查。

(3) 术前饮食管理。术前禁烟 48 小时,禁食禁饮 8 小时以上。

(4) 右手或患者右侧置有效的输液通道。着装注意去除金属配饰及影响摄片的衣着。

(5) 术前 15 分钟嘱患者服用盐酸达克罗宁胶浆 10 ml。

(6) 术前 10 分钟静脉推注地西泮注射液 10 mg,盐酸山莨菪碱注射液 10 mg,哌替啶注射液 50～100 mg。

(7) 取左侧俯卧位或者侧卧位,右肩沿及右腹下置枕垫,予心电监护、吸氧并戴上牙垫。

(8) 患儿保护好敏感部位。

(二) 术中护理

1. 切开刀准备

(1) 根据患者壶腹部的解剖和十二指肠乳头的具体情况合理选择造影导管或切开刀。

(2) 将造影导管或切开刀从外包装取出后,用少量生理盐水将管腔充满。

(3) 用示指和拇指轻轻弯曲头端,使之保持一定的弯度,利于插入乳头位置。

2. 导丝准备

(1) 根据乳头情况合理选择导丝(0.35 mm 或 0.25 mm 导丝)。

(2) 将导丝从外鞘取出后,用生理盐水无菌纱布擦拭整个导丝,并查看导丝有无破损

(3) 轻轻拉扯导丝先端部,观察是否牢固。

(4) 将导丝插入切开刀管腔内,并在切开刀头端可见导丝头端(图 3 - 13 - 1)。

3. 操作流程 十二指肠镜插至十二指肠降段后,将内镜向上钩住,顺时针旋转并向外拉直后,见主乳头,传统的导丝引导技术主要是摆

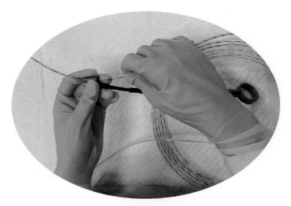
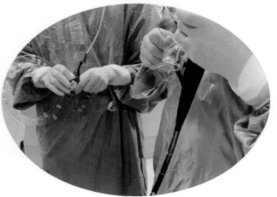

▲ 图 3 - 13 - 1 置斑马导丝于弓刀内

正固定好主乳头的位置,将其置于视野中央,面对面地将导管对准开口,垂直插入造影即可,成功后试抽胆汁,确保有胆汁抽出时在 X 线监视下注入造影剂,速度不宜过快。胆道造影成功后,明确诊断并根据梗阻的性质,如结石、肿瘤、良性狭窄,采用不同的治疗方法,如十二指肠乳头切开取石治疗、用扩张球囊或扩张探条行胆道扩张治疗等。

常规乳头分为 5 类(图 3 - 13 - 2),实际临床操作中,根据乳头插管难度可分为半球状乳头、结石嵌顿性乳头、乳头状乳头(包括背弓性乳头及松软性乳头)、憩室旁乳头、占位性乳头。

出于手术目的的不同,如果主乳头选择性胰管插管失败,可以选择从副乳头进行插管,具体方法如下:如果主乳头插管失败,可以尝试各种方法使副乳头开口明显,促进插管,降低插管难度。通过向副乳头喷洒亚甲蓝和靛胭脂,有

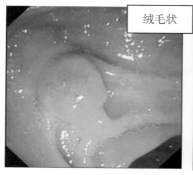
绒毛状

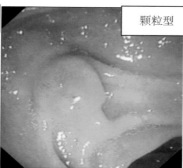
颗粒型

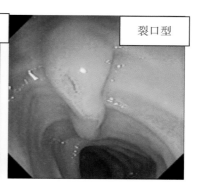
裂口型

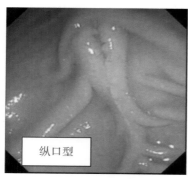
纵口型

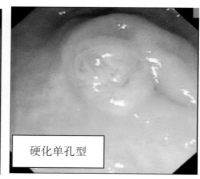
硬化单孔型

▲ 图 3 - 13 - 2　常规乳头形态分类

助于副乳头开口识别。如果背侧胰管和腹侧胰管之间存在交通支,将亚甲蓝注入腹侧胰管,观察经副乳头排出的染色剂,也可能有助于识别开口。静脉注射促胰液素可刺激胰液分泌,增加胰液从副乳头流出,使副乳头更加突出,开口更明显,从而提高插管的成功率。

(1)插管技巧

1)根据乳头情况选择造影导管或切开刀。

2)将造影导管或切开刀递与术者前,用拇指及示指将造影导管或切开刀头端拉式弯曲,注意勿使管道打折。

3)乳头插管选择 11—12 点方向,乳头开口顶部偏左,导管上抬,上抬刀弓,先高后平,先弓后松。

4)普通切开刀可直接弓刀腔内注水润滑。快速交换系列的切开刀可在导丝盘内注水润滑,因 0.25 英寸导丝通过可能会导致导丝滑脱,故而通常选择 0.35 英寸的导丝。

5)当在内镜下看到导丝先端到达其所通过的器械先端后,导丝伸出 2～4 mm,顺着导管

导丝探路,手指握住导丝端 1 cm 处,用示指及拇指指尖的力量,缓慢插管,动作轻柔,不可盲目推进。

6)导丝前进时镜下出现黏膜变白或后推现象,立即后退导丝,防止用力过度引起十二指肠乳头黏膜下水肿,甚至出现穿孔。

7)仔细辨别导丝进入胆管、胰管以及黏膜下组织的不同回馈感,插拉结合,点插手感。有落空感继续插入导丝,有阻力—改变方向—打圈—轴向—无阻力继续。

8)无论导丝进入胆管或胰管,都会有落空感,如果导丝进入胰管会有较胆管更涩的前进感。

9)导丝在共同通道形成 α 角度形成盘曲时,会在导丝前进的同时带给导丝操作者轻微的向外推力。

(2)注意事项

1)十二指肠镜到达乳头拟行插管时,需行钳道冲洗,避免将胃肠内液体带入胆胰管,造成感染可能。

2)插管前导管管腔体外排气,进入体内后

再排气,以排除气泡对造影剂的干扰。

3) 待插管成功后先行推注造影剂,避免盲目推注水或造影剂。

4) 遇到困难型插管,要不断地通过调整导管或切开刀的位置,或是术者通过拉镜等动作调试镜身,靠近乳头,寻找最好插管位置。

5) 插管时弓刀配合导丝不断微调方向,及时试探滑入导丝。

6) 插管遇阻力时,迅速退出导丝,防止反复刺激乳头黏膜导致乳头出血及水肿,增加插管难度,应待术者调整插管方向后反复轻柔探插导丝。

(楼奇峰)

📖 参考文献

[1] 姚炜,黄永辉. 十二指肠副乳头插管在 ERCP 中的应用价值[J]. 中国微创外科杂志,2016, 16(10):889-895.

[2] Freeman M L, Guda N M. ERCP cannulation: a review of re-ported techniques [J]. Gastrointest Endosc, 2005, 61 (1): 112-125.

[3] Park S H, Bellis M D, Mchenry L, et al. Use of methy-lene blue to identify the minor papilla or its orifice in patients with pancreas divisum [J]. Gastrointest Endosc, 2003, 57 (3):358-363.

[4] Maple J T, Keswani R N, Edmundowicz S A, et al. Wire-assisted access sphincterotomy of the minor papilla [J]. Gastrointest Endosc, 2009,69(1):47-54.

[5] 王萍,徐建鸣. 消化内镜微创护理学[M]. 上海:复旦大学出版社,2015.

第四章

消化内镜相关急救护理操作技术

第一节　上消化道出血抢救流程

上消化道出血是指屈氏韧带以上的消化道疾病引起的急性出血，包括食管、胃、十二指肠或胰胆等病变引起的出血，出血量超过 1 000 ml 或循环血容量的 20%，称为上消化道大出血，多为消化道疾病中的急症，临床上以呕血及黑便为特征性表现，常伴有血容量减少而引起的急性周围循环障碍，最常见的病因是消化性溃疡、食管胃底静脉曲张等。本病以发病突然、发展迅速，患者心理紧张、恐惧为特点，病情严重者如不及时抢救，可危及生命，应采取积极措施进行救治，而消化内镜既能判断出血原因又能进行有效止血。

诊断标准

诊断主要参考中华医学会消化病分会的《急性非静脉曲张性上消化道出血诊治指南（2018 版）》和中华医学会外科分会门脉高压症学组的《肝硬化门静脉高压症食管、胃底静脉曲张破裂出血诊治专家共识（2019 版）》，以及《急性上消化道出血急诊诊治流程专家共识（2015版）》，并结合患者实际情况进行诊治。

（一）症状及体征

若患者出现呕血和黑便症状，伴或不伴头晕、心悸、面色苍白、心率增快、血压降低等周围循环衰竭征象时，急性上消化道出血诊断基本可成立。部分患者出血量较大、肠蠕动过快也可出现血便。少数患者仅有周围循环衰竭征象，而无显性出血，此类患者应避免漏诊。

（二）内镜检查

无食管胃底静脉曲张并在上消化道发现出血病灶。

（三）食管胃底静脉曲张的诊断依据

诊断依据为食管胃十二指肠镜检查。当内镜显示以下情况之一时，食管胃底静脉曲张出血的诊断即可成立，如静脉曲张有活动性出血、静脉曲张上敷"白色乳头"、静脉曲张上敷血凝块或无其他潜在出血原因的静脉曲张。

应避免将下列情况误诊为急性上消化道出血：某些口、鼻、咽部或呼吸道病变出血被吞入消化道，服用某些药物（如铁剂、铋剂等）和食物（如动物血等）可引起粪便发黑。

抢救流程

抢救流程见图 4 - 1 - 1。

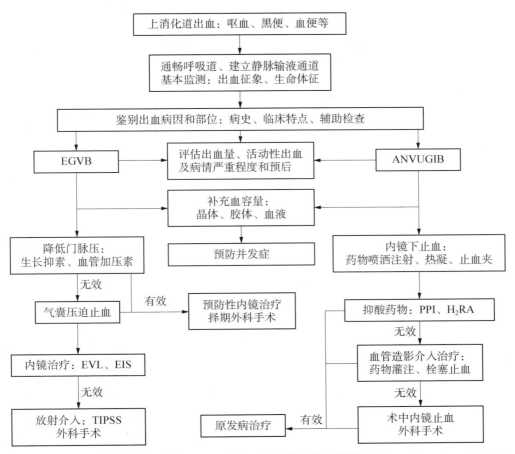

▲ 图4-1-1　急性上消化道出血抢救流程。食管胃底静脉曲张出血（esophageal and gastric variceal bleeding, EGVB）；急性非静脉曲张性上消化道出血（acute non-variceal upper gastrointestinal bleeding, ANVUGIB）；内镜下食管静脉曲张套扎术（endoscopic esophageal varix ligation, EVL）；内镜下硬化剂（endoscopic injection sclerotherapy, EIS）；质子泵抑制剂（proton pump inhibitors, PPI）；H₂接受体拮抗剂（H₂ receptor antagonist, H₂RA）；经颈静脉肝内门体静脉内支架分流术（transjugular intrahepatic portosystem stent-shunt, TIPSS）

护理配合内容

（1）快速、准确评估患者有无体表出血；评估患者是否存在气道阻塞、有无呼吸：呼吸频率、呼吸深度、三凹征；评估患者脉搏、末梢循环情况；评估患者意识状态。

（2）使患者平卧位，头偏向一侧，下肢抬高30°，以保证脑部供血；清理口腔异物，保持呼吸道通畅，给予鼻导管吸氧。

（3）若患者口腔出血较多，接负压吸引器快速吸取血液，必要时气管插管迅速稳定患者生命体征，开通多组静脉通路，迅速开放两条或两条以上静脉通道，必要时选择颈内静脉、锁骨下静脉等较大静脉进行深静脉穿刺置管，以便提高输液速度，从而及时补充足量血容量，确保输液用药通畅，维持有效血液循环。

（4）检验血型，快速补充血容量。

（5）给予质子泵抑制剂抑酸、止血，对休克患者采取积极措施改善微循环。

（6）确定出血原因及部位进行急诊内镜检

查,确定治疗方案:①内镜检查是明确上消化道出血主要手段,是消化道出血定位、定性诊断的首选方法。内镜下药物治疗分药物喷洒止血和药物注射止血。内镜下直接将药物喷洒或注射到出血部位,促进血管血栓形成起到止血作用,目前主要用于内镜止血处理后,喷洒在局部加强止血作用,单独应用作用弱。由于这两种方法均较方便、易行,不需要特殊昂贵设备,损伤少,疗效可靠。②急性胃黏膜病变、NSAIDs 相关溃疡,抗凝药导致出血局部注射、药物喷洒效果好。消化性溃疡出血占到非静脉曲张性出血近一半,镜下注射和热凝固术止血首选,止血率85%～90%。高频电凝是通过高频电产生的热量使出血的血管脱水、凝固而达到止血,适合于喷射状出血、活动性渗血、血管显露等出血。③高频氩气(APC):在高频电作用下产生离子化氩气,凝固组织达到止血。弥漫性出血是最佳适应证,适用于肿瘤出血等,APC 穿透组织浅(2～3 mm),只要操作得当一般是安全的。④金属夹止血(图 4 - 1 - 2):多用于血管性出血,止血效果确切、可靠,目前广泛应用。主要适合较粗的裸露血管,Dieulafoy 病、Mallory-Weiss 综合征适合金属夹止血,在遇到溃疡出血时,要夹边缘,因溃疡中心基地部均为坏死组织,质地脆无法钳夹止血有引起穿孔的可能,恶性肿瘤出血不适宜使用止血夹止血,怀疑溃疡穿孔者为使用止血夹的禁忌证。⑤组织黏合剂(图 4 - 1 - 3):组织黏合剂与血液接触时会在

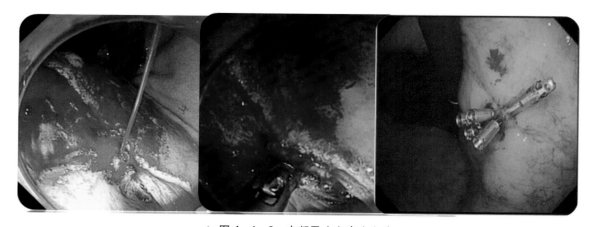

▲ 图 4 - 1 - 2　电凝及止血夹止血法

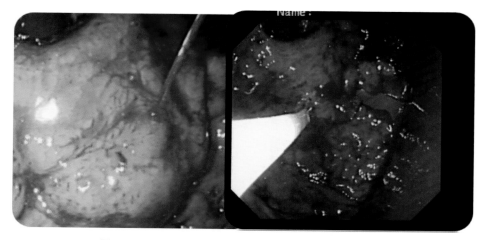

▲ 图 4 - 1 - 3　胃底静脉曲张破裂出血组织黏合剂注射止血法

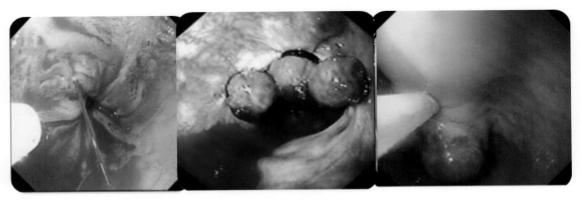

▲ 图4-1-4 食管静脉曲张破裂出血套扎及硬化剂注射止血法

1/20秒内发生链式聚合反应,由液态变成固态,迅速堵塞出血的血管腔,达到止血目的。⑥硬化剂注射(图4-1-4):常用的硬化剂有聚桂醇,硬化剂注入静脉后破坏血管内皮,引起白细胞浸润,形成血栓性静脉炎于10~14天出现肉芽组织,3~4周发生纤维化,血管闭塞。食道静脉曲张硬化剂注射联合胃底曲张静脉组织黏合剂注射治疗是静脉曲张性出血的首选方法。

疗效判断

1. 止血成功率 止血效果分为显效、有效和无效。①显效:收缩压≥90 mmHg,心率60~90次/min,大便≤2次/d,并且没有再次出血呕血现象;②有效:收缩压≥90 mmHg,心率60~90次/min,大便>2次/d,没有再次出血呕血现象;③无效:未达到有效标准。

2. 建立静脉通道时间 自接诊开始至成功开放静脉通道的时间。

3. 内镜检查时间 自接诊开始至开始内镜检查的时间。

4. 止血时间 患者接诊后经过治疗未见呕血或黑便时间。

注意事项

(1)规范化抢救护理流程具有以下优势:①规范化抢救护理流程让急性上消化道出血的工作程序化,明确抢救过程中首先应该做什么,其后应该做什么,最后应该做什么,避免因个人能力或经验不足导致抢救延迟,同时提高工作效率;②规范化抢救护理流程明确分工,避免出现现场工作人员多但是抢救秩序混乱,效率低的现象,从被动参与变成主动、积极参与;③规范化抢救护理流程使工作规范化、科学化,可以提高止血的成功率,缩短建立静脉通道时间,缩短内镜检查时间,缩短止血时间和住院时间,提高医患配合度,减少医患纠纷,为抢救奠定了一定的基础。

(2)三腔二囊管压迫止血的特殊护理:用气囊压迫食管胃底静脉曲张静脉,其止血效果肯定,但患者痛苦大,应注意:①心理护理,插管前应先向患者及家属告知使用三腔二囊管的目的和方法,以取得患者的配合,压迫过程中要多安慰患者。②放置三腔二囊管12~24小时应放松牵引,放气15~30分钟,如出血未止再注气加压,以免食管胃底黏膜受压过久而糜烂、坏死。③出血停止后,放松牵引,放出囊内气体,保留管道,继续观察24小时,未再出血可考虑拔管。④对昏迷患者亦可继续留置管道用于注入流质食物和药液。⑤拔管前口服麻油或橄榄油20~30 ml,润滑黏膜和管、囊外壁,抽尽囊内气体,以缓慢、轻巧的动作拔管,气囊压迫一般以3~4天为限,继续出血者可适当延长。⑥不可轻易移动管道,胃管连接负压吸引器或定时抽吸,预防误吸及窒息,观察出血是否停止,并记录引流液的性质、颜色及量。

人文护理

在抢救过程中,应该做好心理护理工作,交

流过程中做到语言亲切、态度和蔼,稳定其情绪,详细交代病情,及时沟通病情变化,消除其心理障碍,使其积极配合急救工作,以减少医患纠纷,提高急救质量;规范化抢救护理流程使工作规范化、科学化,通过情景模拟、案例重演等方式进行培训,要求每位护士熟悉并掌握其流程,便于工作快捷、高效。

（王　琇　吴　静　宋　林）

📖 **参考文献**

[1] 沈海霞.急性上消化道出血急诊诊治的流程分析[J].中国医药指南,2013,11(22):573 - 574.

[2] 周荣斌,林霖.《急性上消化道出血急诊诊治流程专家共识(修订稿)》的阐释[J].中国全科医学,2015,18(33):4021 - 4024.

[3] 中国医师协会急诊医师分会.急性上消化道出血急诊诊治流程专家共识[J].中国急救医学,2015,35(10):865 - 873.

[4] 李晓玲,李佗弟.急性上消化道出血急救护理流程的优化效果临床观察[J].实用临床护理学电子杂志,2017,2(7):8 - 9.

[5] 陈虹,黄秋萍,蔡海荣,等.急性上消化道大出血规范化抢救护理流程的应用效果[J].牡丹江医学院学报,2017,38(3):153 - 156.

第二节　消化道穿孔内镜治疗

消化道穿孔是一种临床常见消化道疾病,有病理性的如溃疡、憩室、畸形等,也有医源性的如手术切除、主动穿孔、术中不可预见的穿孔等,以及外伤性穿孔等。消化道穿孔病情发展比较快,如果不及时发现并干预,预后较差。及早发现及早处理对于患者康复,改善预后有重要意义。传统对于消化道穿孔的处理包括保守治疗、胃肠减压、腔镜干预、外科开腹等。近年来,内镜下治疗等技术不断进步,对消化道穿孔的处理有了新的方法,胃肠减压、金属夹夹闭、荷包缝合、OTSC 缝合等广泛运用于临床,其创伤小、恢复快,得到行内认可。

消化道穿孔内镜治疗用于经过内镜检查或 X 线、超声检查等明确诊断为消化道穿孔的患者,但对巨大穿孔并发大量出血、小肠中段穿孔、严重心肺疾病、凝血障碍、不能耐受胃肠镜检查等应排除在外。

🔧 **护理配合内容**

（一）护理要求

1. 术前患者准备到位　护理工作应该做到术前评估充分、各项告知详细并签署知情同意书,患者取平卧或者左侧卧位(经上消化道入路体位同胃镜检查体位,经下消化道入路体位同结肠镜检查),牙垫、润滑剂、口水垫、中单铺单正确,心电监护到位,内镜用高频电能量平台连接正确规范。

2. 术中配合到位　消化道穿孔内镜下修复术中护理配合应按照既定手术流程,做到手法熟练,无多余动作,全过程器械无污染,患者隐私得到保护。

3. 术后告知解释到位　护理人员术后在遵医嘱行护理的同时,应该及时充分告知患者及家属手术情况,做好家属及患者的解释和心理疏导工作,消除患者及家属紧张情绪。

（二）护理配合内容

1. 患者及用物准备

（1）患者术前应通过内镜检查评估、X 线检查、超声检查等评估,麻醉风险评估,禁食 12 小时,禁水 2 小时以上。

（2）麻醉满意后,取平卧或者左侧卧位,戴牙垫,防止口水用治疗巾。

（3）连接内镜高频电能量平台，以 ERBE vio200D 工作站为例，参数设置：电切效果 3、间隔 2、宽度 4；电凝模式：强凝、功率 45 W，以备必要时止血用。

（4）备术中可能用到的黏膜下注射液（推荐使用甘油果糖＋亚甲蓝），备解痉药山莨菪碱等。

（5）备术中用手术器械，依手术使用先后顺序依次摆放透明帽、金属夹、尼龙皮圈、释放器套件、注射针、电凝止血钳等。

2. 内镜下尝试修复穿孔

（1）通常来讲，对于直径小于 1.5 cm 的穿孔，优先考虑尝试用金属夹夹闭穿孔（图 4 - 2 - 1）。内镜手术医生通过控制内镜，找到并且充分暴露穿孔点，配合冲洗吸引，仔细观察有无出血和穿孔点与周围脏器关系。助手将金属夹经过内镜钳道送至穿孔处，张开金属夹，在手术医生控镜下，配合充吸气，根据穿孔面情况，让金属夹夹闭穿孔面两侧边缘黏膜层或者肌层，如此重复，直至穿孔面全部夹闭，充气证实穿孔面已经全部夹闭后吸气退镜。腹腔内气体过多时可行腹壁穿刺放气，穿刺点一般为脐水平位置腹直肌外侧缘，叩诊鼓音最明显处。

（2）对于穿孔面大于 1.5 cm 或者穿孔位置位于十二指肠球部、结肠肝曲、脾曲等镜下不易充分暴露的穿孔，一般采用荷包缝合方法，或者使用 OTSC 夹闭等方法（图 4 - 2 - 2）。由于

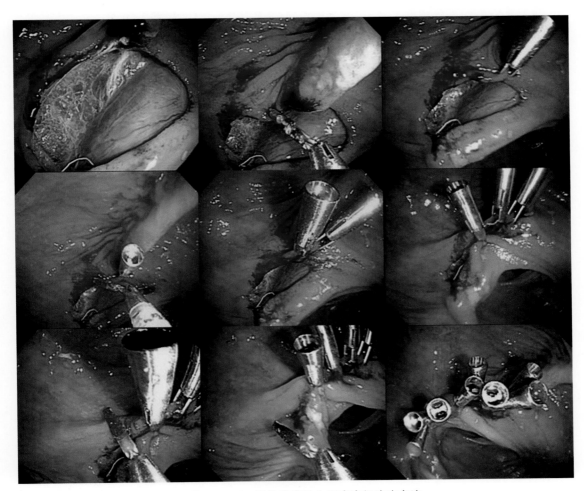

▲ 图 4 - 2 - 1　消化道穿孔金属夹夹闭治疗方法

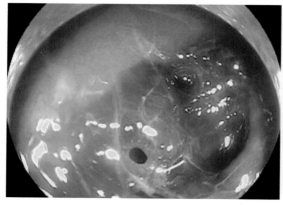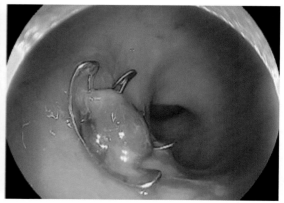

▲ 图 4-2-2　消化道穿孔 OTSC 夹闭治疗方法

OTSC 价格高,对使用者和助手要求较高,目前在国内使用不甚普及。

荷包缝合法使用方便、价格适中,运用更为普及。现主要介绍荷包缝合法(图 4-2-3)。

1) 将尼龙皮圈安装在释放器上面,通过治疗内镜钳道将其送达穿孔处,助手向前推送尼龙皮圈释放器,使尼龙皮圈脱钩释放于穿孔处,再回收尼龙皮圈释放器。

2) 将金属夹经过治疗内镜钳道送至穿孔处,打开金属夹,用金属夹夹住尼龙皮圈后,再将金属夹夹闭穿孔处边缘消化道壁全层或者黏膜及肌层。如此重复,根据穿孔面大小将数枚金属夹均匀分布于尼龙皮圈上,固定于穿孔处边缘消化道壁。

3) 通过治疗内镜钳道再一次将尼龙皮圈释放器送入穿孔处,找到尼龙皮圈根部回收环。助手向前推出尼龙皮圈拉钩,在术者配合下,勾住回收环,再收紧尼龙皮圈,使其穿孔面闭合。

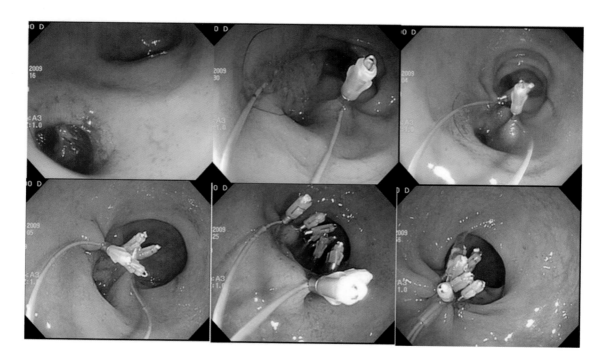

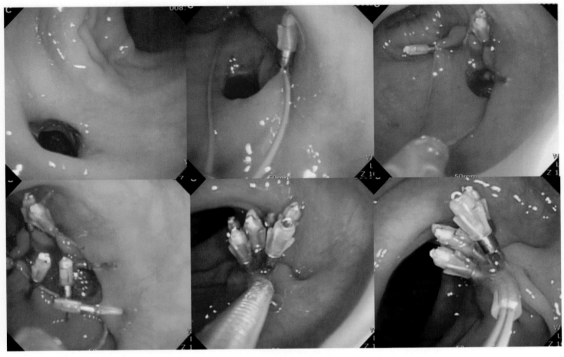

▲ **图4-2-3　消化道穿孔尼龙绳荷包缝合治疗方法**

充气证实穿孔面已经全部夹闭后吸气退镜。腹腔内气体过多时可行腹壁穿刺放气,穿刺点一般为脐水平位置腹直肌外侧缘,叩诊鼓音最明显处。

（三）护理配合

术前充分评估、用物充分准备,术中动作娴熟无污染,术后及时宣教及护理。

注意事项

术中配合动作应轻柔,不要伤及脏器;收紧尼龙皮圈时注意金属夹头方向,避免金属夹头朝向脏器侧,不利于金属夹脱落;止血应彻底,避免术后迟发性出血。

应急处理

（1）消化道穿孔内镜下处理:应急情况主要有术中伤及脏器、操作不当导致出血、封闭穿孔失败等。

1）伤及脏器:术前应该有充分应急预案,伤及脏器时应该立即停止操作并行内镜下修补（包括及时冲洗、钛夹夹闭、荷包缝合,严重时请外科腔镜干预甚至开腹处理）。

2）出血:及时补液与输血,根据出血多少,如出血不多可首先尝试内镜下电凝止血（电凝模式:softcoag,效果2,功率40W）;小血管破裂出血时可选电凝止血,效果不佳时可改用钛夹夹闭止血;大血管破裂出血在钛夹夹闭同时请外科腔镜干预或者开腹止血。

3）封闭穿孔失败:对于内镜下尝试穿孔修补失败者,应该根据病情结合外科意见保守治疗或者及时外科干预。

（2）手术设备故障主要包括内镜系统故障、高频电能量平台系统故障、器械故障。处理主要包括:设备定期检查维护,术前再次检查,术中要求设备工程师跟台保障,对容易出现故障的设备准备备份（如内镜按钮、内镜冷光源、高频电能量平台负极片、各数据连接线等）及时更换。手术用器械术前先检查,术中留备份,必要时更换。

术后宣教

术后医务人员应及时对患者及家属进行宣教,告知术中情况及术后注意事项(麻醉清醒前应该平卧头偏向一侧、禁食、禁水、24 小时内不要下床活动、及时观察大小便情况、及早发现有无术后并发症出现),护理人员应在遵医嘱的基础上及时提供术后监护及护理。

人文护理

消化道穿孔内镜下封闭术是内镜下比较新颖的手术之一,手术方式与手术流程还在不断更新,这就要求医护人员均具有较高人文素养。对护理人员而言,必须在熟练掌握内镜下各类手术配合,要求护理人员具备崇高的职业素养和慎独精神,善于保护患者隐私,具有良好的护患沟通技巧和扎实的理论基础。

对于消化道穿孔患者而言,病情重,急腹症明显,患者及家属心理压力大,焦虑明显。尤其是对于手术非计划内的穿孔,往往会导致患者住院时间明显延长,治疗费用明显增加。这就要求医护人员善于沟通,及时做好解释宣教工作。

(顾 青 吴 静 宋 林)

参考文献

[1] 赵九龙,李兆申.外置内镜夹在消化道穿孔、瘘(漏)及出血内镜治疗中的应用[J].中华普通外科杂志,2015,30(5):3.

[2] 沈陈波,杨建民,徐启顺,等.内镜黏膜下剥离术和外科手术治疗消化道早癌及癌前病变的比较研究[J].中国内镜杂志,2015,21(6):571-574.

[3] 邝胜利,白冰,李修岭,等.圈套器联合橡皮圈辅助内镜黏膜下剥离术在治疗上消化道早癌中应用[J].中华消化内镜杂志,2018,35(3):210-212.

第三节 心脏骤停抢救流程

心脏骤停是指各种原因引起的心脏突然停止跳动,有效泵血功能消失,引起全身严重缺氧、缺血,临床表现为扪不到大动脉搏动和心音消失,继之意识丧失、呼吸停止、瞳孔散大,若不及时抢救可引起死亡。心脏骤停是临床上最常见的急危重症,是世界各国人口死亡的最常见原因,其病死率高达 80% 以上,严重威胁人类的健康。心肺复苏(CPR)是心脏骤停最初、最有效、最容易操作的抢救方法,可以及时恢复患者的心跳,减少缺血缺氧性脑损伤,及时挽救患者的生命,为后续高级生命支持争取宝贵的时间。研究表明,心脏骤停发生超过 4～6 分钟可以造成脑组织等重要脏器发生不可逆损害,在4 分钟内进行现场心肺复苏抢救成功率可高达50%,在6 分钟内进行心肺复苏抢救成功率为40%,心肺复苏每推迟 1 分钟,心肺复苏抢救成功率就下降 7%～10%。有学者提出心脏骤停后 4 分钟是抢救的"黄金时间",可以显著提高抢救成功率。因此,一旦发现患者出现心脏骤停,应该立即对患者进行心肺复苏。

心肺复苏适应证

患者发生心脏骤停的原因很多,如严重创伤、手术麻醉意外、各种休克、酸碱失衡、自主神经反射异常、溺水窒息、卒中、药物过量、心脏病发、失血、电击、一氧化碳中毒等,一旦判断患者发生心脏骤停,立即心肺复苏,争分夺秒进行抢救。心脏骤停的临床表现和心电图特征如下。

1. 临床表现　①意识突然丧失或伴有全

身短阵抽搐;②心音消失,大动脉搏动消失,血压测不出;③呼吸呈叹息样或嘴气式(濒死呼吸),随后即停止;④皮肤灰白、发绀;⑤瞳孔散大、固定。

2. 心电图特征 ①心室颤动;②无脉性室性心动过速;③心室停顿;④无脉性电活动。

在医院以外的场所,只要判断患者出现临床表现中的①②③,应该立即对其进行心肺复苏并立即呼救,寻求他人帮助,拨打120。

心肺复苏步骤

1. 对患者进行正确评判 如发现有患者心跳、呼吸骤停应立即将其取平卧位,5～10秒钟内完成判断。

(1)判断有无意识:呼叫患者,轻拍患者肩部。当确认意识丧失,立即呼救,寻求他人帮助。

(2)判断大动脉有无搏动:示指和中指指尖触及患者气管正中部(相当于喉结部),旁开两指,至胸锁乳凸肌前缘凹陷处,检查颈动脉有无搏动,判断时间为5～10秒。

(3)观察有无呼吸:检查颈动脉搏动的同时观察胸廓有无起伏,5～10秒内没有起伏,即可判断为没有呼吸。

如无搏动、呼吸,应判断为心跳骤停,立即进行心肺复苏。

2. 及时有效的心肺复苏 一旦判断为心跳骤停,要争分夺秒进行心肺复苏,如果浪费1分钟,那么患者的存活率就会降低10%。心肺复苏包括A、B、C三个操作步骤,2010年以前操作顺序为A－B－C,2010年以后至今调整操作顺序为C－A－B。

C(circulation) 胸外心脏按压

将患者仰卧于硬板床上,如为软床,背部需垫胸外按压板。按压30次后,给患者开放气道。

按压部位:胸骨中下1/3处,两乳连线中点。

按压手法:双手掌根重叠,手指相扣,居下

的手五指翘起离开胸壁,掌根部按在患者胸骨上,双肩正对患者胸骨上方,双肘关节伸直,利用上身重量垂直下压。按压时观察患者面色。

按压幅度:使胸骨下陷至少5cm但不超过6cm,而后迅速放松,反复进行,保证每次按压后胸廓完全回弹,尽可能减少按压中断次数。

按压频率:100～120次/分,按压时间:放松时间＝1:1。

A(airway) 开放气道

确认患者有无颈椎损伤,无损伤,采用仰头抬颏法:一手小鱼际置于患者前额,另一只手的示指与中指置于下颌骨或下颌角处,抬起下颌,使下颌角与耳郭连线和地面呈90°。疑有颈椎损伤,则采用托下颌法。急救者右手按压前额使头后仰,左手向上举颏。同时用手指去除患者口和鼻腔中异物,取下活动义齿。

B(breathing) 人工呼吸

将患者鼻子捏住,采取口对口人工呼吸。送气时捏住患者鼻子,呼气时松开,送气时间不小于1秒钟,见胸廓抬起即可。

胸外心脏按压和人工呼吸的比例即C:B＝30:2。操作5个循环后再次判断颈动脉搏动、自主呼吸、瞳孔、意识、微循环(面色、口唇、甲床、皮肤颜色)是否恢复。

3. 美国心脏协会2020年CPR与心血管急救(ECC)指南 见图4-3-1。

4. 心跳骤停患者抢救护理配合流程 见图4-3-2。

心肺复苏有效标准

1. 颈动脉搏动恢复 停止按压后,触摸颈动脉有搏动,说明患者自主循环已恢复。如停止按压,搏动亦消失,则应继续进行胸外按压。按压期间,每次按压可以摸到一次大动脉搏动,说明按压有效。

2. 自主呼吸出现 如果复苏有效,自主呼吸亦可能恢复。

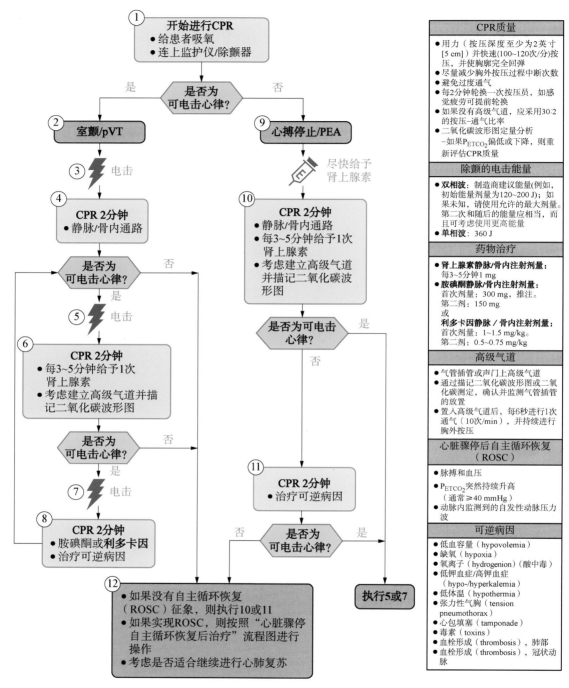

▲ 图 4-3-1   美国心脏协会 2020 年 CPR 与心血管急救(ECC)指南。
pVT:无脉性室性心动过速;PEA:无脉性电活动

　　3. 瞳孔　复苏有效时,瞳孔由散大开始回缩,如瞳孔由小变大、固定,则说明复苏无效。

　　4. 面色及口唇　复苏有效时,可见面色由发绀转为红润。如若变为灰白,则说明复苏无效。

　　5. 神志　复苏有效,可见患者有眼球活动,

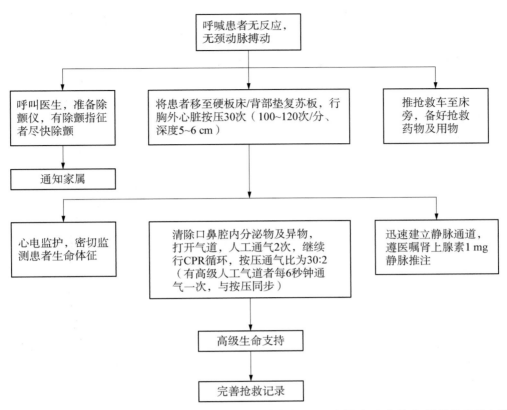

呼喊患者无反应，无颈动脉搏动

呼叫医生，准备除颤仪，有除颤指征者尽快除颤

将患者移至硬板床/背部垫复苏板，行胸外心脏按压30次（100~120次/分、深度5~6 cm）

推抢救车至床旁，备好抢救药物及用物

通知家属

心电监护，密切监测患者生命体征

清除口鼻腔内分泌物及异物，打开气道，人工通气2次，继续行CPR循环，按压通气比为30:2（有高级人工气道每6秒钟通气一次，与按压同步）

迅速建立静脉通道，遵医嘱肾上腺素1 mg静脉推注

高级生命支持

完善抢救记录

▲ 图4-3-2　心跳骤停患者抢救护理配合流程。电击除颤指征：心室颤动、心室扑动、无脉性室性心动过速

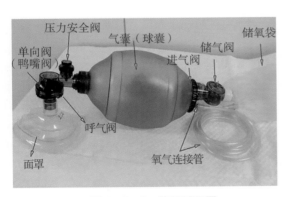

▲ 图4-3-3　简易呼吸器

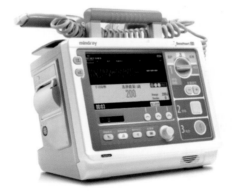

▲ 图4-3-4　除颤仪

睫毛反射与对光反射出现，甚至手脚开始抽动，肌张力增加。

　　心肺复苏成功，须对患者进行进一步生命支持：包括及时给予患者使用抢救药物，规范使用抢救仪器设备（图4-3-3，图4-3-4），对抢救效果进行合理评价。

心肺复苏要点

　　（1）按压频率：100～120次/分（15～18秒完成30次按压）。

（2）按压深度：成人 5～6 cm。8 岁以下儿童为胸廓前后径的 1/3（婴儿大约 4 cm，儿童大约为 5 cm）。

（3）按压期间，保证胸廓完全回弹：按压放松时，手掌根部既不要离开胸壁，也不要倚靠在患者胸壁上施加任何压力。

（4）尽量减少胸外按压中断。

（5）不要过度通气。

（6）未置入高级气道的成人患者，不论单人与双人心肺复苏，按压与通气之比均为 30∶2。对于儿童和婴儿，单人心肺复苏时，按压/通气比例同成人；但当双人心肺复苏时，按压/通气比例为 15∶2。

注意事项

一般情况下，发现心搏骤停患者应立即实施 CPR。但在下列情况下可以不实施 CPR：①施救者施救时可能造成自身严重损伤或处于致命的危险境地（如感染传染性疾病）；②存在明显不可逆性死亡的临床特征（如尸体僵直、尸斑、斩首、身体横断、尸体腐烂）；③患者生前有拒绝复苏遗愿（do not attempt resuscitation order，DNAR），此项应根据具体情况谨慎决定。

终止心肺复苏：经过 20 分钟的心肺复苏后，患者对任何刺激仍无反应、无自主呼吸、无自主循环征象，心电图为一直线（3 个以上导联），可以考虑终止心肺复苏。

人文护理

（1）注意保护患者隐私。

（2）医护人员及时给予心理支持。

（3）及时全面的健康教育，及时发现问题并解决。

（4）为患者提供舒适的住院环境。

前沿进展

（1）早期识别患者启动应急反应，以减少延迟，进行快速、有效、同步的检查和反应。

（2）保证现场安全：评估现场环境，施救者通过视、听、嗅觉及思维整合确认抢救现场环境安全，只要发病地点不存在危险并合适，应就地抢救。

（3）以团队形式进行心肺复苏：对于专业人员而言，以团队形式实施的 CPR 仍然是临床实践首选。鼓励在具备基础设施和培训师资的培训机构及部门（国家级、省级急诊、全科医师、住院医师规范化培训基地）中，使用高仿真模型。在高级心脏生命支持（ACLS）课程中，应该融入对领导能力和团队合作原则的强化培训，以提升受训人员的实际抢救水平和能力。要建立院内 CPR 的质量监测和控制体系，不断改进和提升院内团队的复苏质量和能力。

（夏瑰丽　杨美华）

参考文献

[1] Sandroni C，Parnia S，Nolan J P. Cerebral oximetry in cardiac arrest：a potential role but with limitations ［J］. Intensive Care Med，2019，45(6)：904 - 906.

[2] Kitamura T，Kiyohara K，Sakai T，et al. Public-Access Defibrillation and Out-of-Hospital Cardiac Arrest in Japan ［J］. N Engl J Med，2016，375(17)：1649 - 1659.

[3] Gates S，Lall R，Quinn T，et al. Prehospital randomised assessment of a mechanical compression device in out-of-hospital cardiac arrest （PARAMEDIC）：a pragmatic, cluster randomized trial and economic evaluation ［J］. Health Technol Assess，2017，21(11)：1 - 176.

[4] 何忠杰. 探讨心肺复苏的黄金时间[J]. 中华卫生应急电子杂志，2017，3(2)：75 - 78.

[5] 刘永飞，高昌俊. 针刺对心肺复苏脑损伤保护作用的研究进展[J]. 国际麻醉学与复苏杂志，2018，39(5)：458 - 462.

[6] 张廷英. 人文关怀在 85 例心肺复苏成功病例后续治疗中的应用效果[J]. 临床医药文献电子杂志，2019，22(6)：157 - 158.

［7］邵小平,杨丽娟. 实用急危重症护理技术规范［M］.上海:上海科学技术出版社,2019.

［8］张波,桂莉. 急危重症护理学［M］.第4版.北京:人民卫生出版社,2017.

［9］金静芬,刘颖青. 急诊专科护理学［M］.北京:人民卫生出版社,2018.

第四节　气道梗阻抢救流程

诊断

一种或多种原因所致急性气道气流严重受阻,患者出现以下临床表现:①剧烈呛咳,面色发红,吸气性呼吸困难;②不能说话,不能咳嗽,极度呼吸困难;③面色发绀甚至发生昏迷、呼吸心跳停止。

抢救有效标准

（1）患者气道异物排出。

（2）自主呼吸恢复,面色及口唇由发绀转为红润。如若变为青灰,则说明抢救无效。

（3）心率:患者心率恢复正常,血压、大动脉搏动恢复。

（4）神志:患者能言语,能准确表达不适,瞳孔恢复正常。

护理配合内容及要点

（一）护理配合内容

（1）确认现场环境安全。

（2）呼唤患者,快速评估是否发生气道阻塞,请他人呼叫医生或拨打120。

（3）患者能发声,鼓励患者咳嗽,促进异物排出。

（4）患者不能发声、不能咳嗽、呼吸极度困难者,立即施行急救手法:

1）腹部冲击法（图4-4-1）（海姆立克手法）:施救者站于患者背后,双臂环抱患者腰部,左手握拳以拇指抵住患者上腹部,位于剑突与脐间的腹中线部位,右手放在左手上,利用拳头的冲击力快速向内、向上使拳头冲击患者的腹部,反复冲击直到异物取出。

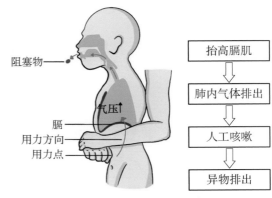

▲ 图4-4-1　海姆立克手法

2）背部叩击法（图4-4-2）:常用于婴幼儿,支撑患儿头颈并翻转为面朝下头低脚高位,在其背部两肩胛骨之间拍击5次,再托住颈部将小儿翻转成仰面头低脚高位,用示指、中指按压其胸骨下端5次,反复进行拍背及压胸直至异物咯出,或用手指将异物从口内取出。

3）胸部冲击法（图4-4-3）:当患者是妊娠末期或过度肥胖者,施救者站于患者身后,把上肢放在患者腋下,将胸部环抱住,一只拳的拇指侧放在胸骨中线,避开剑突和肋骨下缘,另一只手握住拳头,向后冲压,直到把异物排出。

4）仰卧腹部冲击法（图4-4-4）:昏迷患者,取仰卧位,施救者骑跨在伤病员髋部两侧,一只手掌根置于伤病员腹正中线、脐上方两横指处,另一只手直接放在第一只手背上,两手掌根重叠。两手合力快速向内、向上有节奏冲击患者腹部,连续5次,重复操作若干次,检查口腔,如异物被冲出,迅速将其掏出。检查患者呼

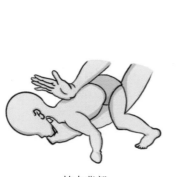

拍击背部　　　　　　翻转小儿　　　　示指、中指按压胸骨下端

▲ 图 4-4-2　背部叩击法

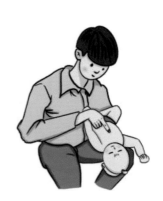

患者妊娠/肥胖

↓

施救者站于患者身后

↓

环抱胸部，向后冲压

↓

异物排出

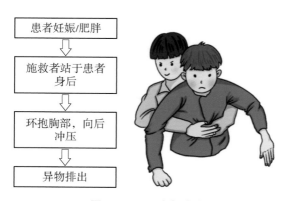

▲ 图 4-4-3　胸部冲击法

患者昏迷

↓

取仰卧位
施救者骑跨髋部

↓

双手重叠
向内向上冲击腹部

↓

异物排出

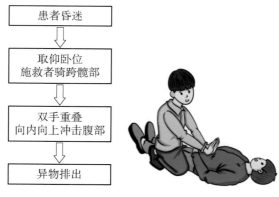

▲ 图 4-4-4　仰卧腹部冲击法

吸、心率，如仍未恢复，需立即行心肺复苏术及高级生命支持。

5）如异物未取出，应配合医生进行气管切开等进一步抢救。

（二）护理配合要点

（1）快速评估。

（2）争分夺秒。

（3）手法准确：不同患者采取不同救助方法，体位准确、手放置位置准确、快速、有力、有节奏。

（4）需注意及时取出口腔内异物，防止口腔内吐出的异物再次进入气道。

（5）如抢救不成功需快速准备气管切开或内镜探查手术等。

🔹 **注意事项** ▶▶▶

（1）快速识别、发现气道阻塞患者，应立即争分夺秒实施抢救。

（2）抢救的同时注意观察患者神志、面色、呼吸及异物取出情况。

（3）终止手法急救：经过抢救患者气道异物未排出，呼吸循环未改善，需立即心肺复苏的同时，配合医生内镜异物取出术或紧急气管切开。

🔹 **应急处理** ▶▶▶

（1）快速做好环境评估与病情识别。

（2）呼吸评估，并通知医生或拨打120。

（3）立即实施高质量海姆立克急救法、背部冲击、腹部冲击或胸部冲击等急救手法。

（4）如心跳呼吸停止立即实施CPR。

（5）配合医生行进一步抢救和高级生命支持。

人文护理

（1）注意保护患者隐私。

（2）医护人员及时给予患者及家属心理支持。

（3）发现问题及时沟通。

（4）做好健康指导，防止意外事件发生。

（杨美华）

参考文献

［1］黄选兆，汪吉宝，孔维佳.实用耳鼻咽喉头颈外科学［M］.第2版.北京：人民卫生出版社，2019.

［2］王一镗.现场急救常用技术［M］.北京：人民卫生音像出版社，2003：59-63.

［3］金静芬，刘颖青.急诊专科护理［M］.北京：人民卫生出版社，2018：11.

［4］孔维佳，周梁.耳鼻咽喉头颈外科学［M］.2版.北京：人民卫生出版社，2011.

［5］田勇泉，韩东一.耳鼻咽喉头颈外科学［M］.8版.北京：人民卫生出版社，2015.

［6］张波，桂莉.急危重症护理学［M］.4版.北京：人民卫生出版社，2017.

第五节 高血压危象抢救流程

高血压危象（hypertension crisis）是指收缩压高于 250 mmHg（约 33.3 kPa）持续 1 分钟以上的高血压状况，高血压危象发生原因包括缓进型或急进型高血压，其中一期和二期患者、多种肾性高血压、内分泌性高血压、妊娠高血压综合征和卟啉病（紫质病）以及急性主动脉夹层血肿和脑出血，胃镜检查中高血压危象的发生主要与用药不恰当或操作不当引起的不良刺激相关，导致患者在诱导前易出现紧张与恐惧，当患者合并严重缺氧或 CO_2 蓄积时也可诱发高血压危象。目前，尽管麻醉科、内科医师参与对这类患者胃镜检查前的治疗及准备工作，使他们的生命安全得到更好的保护，但仍有不少隐匿型的患者在手术时出现意外，病死率可高达50%以上。根据相关数据统计，70%的嗜铬细胞瘤生前并无症状，而在尸检时才发现，所以胃镜中高血压危象的潜在风险需加以重视并制订相应的抢救流程，对降低此类患者手术死亡率，改善临床预后具有十分重要的现实意义。

高血压危象包括高血压急症（hypertensive emergency）及亚急症（hypertensive urgency）。高血压急症是指血压严重升高（血压＞180/120 mmHg），伴发进行性靶器官损害的表现；高血压亚急症是指血压显著升高但不伴有靶器官损害的情况。

诊断标准

患者收缩压常升高到 250～260 mmHg（33～34 kPa），舒张压可升高至 120～140 mmHg（16～18 kPa）。起病急，剧烈头痛、恶心、呕吐、心悸、多汗、耳鸣、眩晕、气急及视物模糊等症状。严重者出现暂时性偏瘫、失语、眼底视盘水肿及出血等，甚至昏迷。

隐匿型患者如被意外激发，发病过程通常有一定规律：①体温突然升高，可达 40 ℃以上；②原因不明的高血压，常合并有心律紊乱，如室上性心动过速等；③当处理不及时则出现外周循环衰竭表现，皮肤冷汗、发绀等，预示着后果严重；④死亡前多表现为低血压。

护理配合内容及要点

（一）护理配合内容

1. 严密监测患者的情况 要严密观察患者的意识、瞳孔大小、血压、心率、呼吸频率，严密做好血压监测工作，加强巡视及早发现各种并发症的早期症状，如意识及呼吸等症状，严格监测血压及尿量等,一旦发现异常要立即报告医生,作出相应的治疗。

2. 用药及护理措施　降压药物的应用护理。及时向医生报告血压的变化,血压下降不宜过快。推注药物过程中要保证静脉血管的通畅,输液前选择较易暴露且粗大的静脉,并给予静脉留置针穿刺,以便于进行各种药物治疗和患者的检查等。严密观察药物的疗效和不良反应。

(1) 胃镜检查前,使用肾上腺素能抑制药去调节和维持围术期循环系统的稳定。可采用长效的 α-受体阻滞药有苯苄胺,主要用于胃镜检查前准备以解除末梢血管床的张力、控制高血压,作用时间较长。另外,在外周血管张力缓解情况下可补充血容量,使因血管痉挛引起的体液相对不足得以纠正和改善,并对胃镜检查中肿瘤切除后儿茶酚胺分泌骤降的低血压有一定预防作用。

(2) 胃镜检查中,一旦发现患者血压升高超过原水平的 1/3 或达到 200 mmHg(26.7 kPa),初步诊断为高血压急症的患者。首先要排除儿茶酚胺的作用及其他各种增加心肌应激性的不利因素,应及时给予紧急、有效的静脉降压治疗。根据情况可选择单药或联合使用,以预防或减轻靶器官的进一步损害。同时去除引起血压急性升高的可逆临床情况或诱因,在短时间内使病情缓解。首选静脉输注 α 肾上腺素能受体阻滞剂,如酚妥拉明、酚苄明、乌拉地尔及硝普钠等。短效 α-受体阻滞剂常用的有酚妥拉

明,起效快,作用时间短,1~5 mg 静脉注射或配成 0.01% 的溶液静脉滴注以控制血压;也可用硝普钠 50 mg 溶于 5% 的葡萄糖液 500 ml (100 μg/ml)中静脉滴注以控制血压;或用微量泵输入,先从 0.5~1.5 μg/(kg·min)的剂量开始,根据血压高低再随时调整,获得满意效果为止,用药方法为推注,硝普钠要现用现配、避光使用,每 4~6 小时未推注完毕,要重新配制。如果存在心律失常和心动过速,可在 α 受体阻滞剂基础上加用 β 受体阻滞剂降低心律,短效的 β 受体阻滞剂艾司洛尔因其起效快、作用时间短、相对安全性高而常用。其他药物如普萘洛尔、利多卡因等抗心律失常药也可使用。同时应除外麻醉深度、缺氧及 CO_2 蓄积问题带来的影响,必要时作适当调整。

(3) 胃镜检查后,嗜铬细胞瘤患者在麻醉后仍可能发生复杂的病情变化,出现各种严重症状,如高血压、心律失常、心功能不全、代谢异常等。因此,在胃镜检查后仍应密切观察循环动力学的变化。最好的方式是将患者自手术室直接转运至 ICU 由专人监测、治疗。及时采取有效措施,维持循环动力学稳定,直至患者完全恢复正常。

3. 基础护理措施

(1) 高血压危象:急性期要绝对卧床休息,将床头抬高 30°左右,可以有效改善脑血管供血供氧(图 4-5-1)。

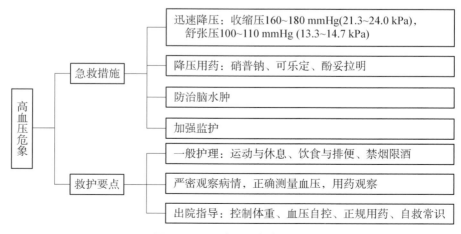

▲ 图 4-5-1　高血压危象救治流程

（图中内容：）

高血压危象
- 急救措施
  - 迅速降压:收缩压160~180 mmHg(21.3~24.0 kPa),舒张压100~110 mmHg (13.3~14.7 kPa)
  - 降压用药:硝普钠、可乐定、酚妥拉明
  - 防治脑水肿
  - 加强监护
- 救护要点
  - 一般护理:运动与休息、饮食与排便、禁烟限酒
  - 严密观察病情,正确测量血压,用药观察
  - 出院指导:控制体重、血压自控、正规用药、自救常识

（2）氧气疗法：吸入 1～2 L/分低流量持续吸氧，严密观察患者意识状态、瞳孔大小、血压、心率、呼吸频率，严密观察患者的血压情况，如果发现患者血压迅速降低或升高，或者出现了其他异常情况，要马上通知医生处理。

（3）饮食护理：急性期饮食要低盐、低脂、清淡，嘱患者多吃些容易消化的食物，多吃新鲜的蔬菜与水果，随时保持愉快的心情。

（二）护理配合要点

1. 迅速降压 降压要做到迅速、安全、有效，但血压下降不宜过低。如肾功能正常，无脑血管病或冠心病者则血压可降至正常范围值。但如患者为 60 岁以上高龄，有冠心病或脑血管病，或肾功能不全，血压下降过快过猛可导致冠状动脉或脑动脉供血不足，使心、脑、肾功能逐步恶化。因此，一般收缩压降至 160～180 mmHg（21～24 kPa），舒张压降至 100～110 mmHg（13～14 kPa）即可。

2. 常用降压药物 硝普钠 25 mg 加入 10％葡萄糖注射液 250 ml 中静脉滴注，开始速度每分钟 50 μg，视血压情况控制滴数。可乐定 0.15 mg 缓慢静脉注射或肌内注射，必要时 30 分钟后再给 0.3 mg。酚妥拉明 5 mg，以每分钟 1 mg 静脉注射。

3. 防治脑水肿 常用甘露醇、呋塞米等进行脱水治疗。有惊厥者镇静止惊可肌内注射苯巴比妥钠、地西泮或水合氯醛灌肠等。

4. 加强监护 患者应入重症监护室（ICU）治疗，以获得全面密切的监测。注意观察心、脑、肾灌注情况。

注意事项

在处理高血压急症时，除了加强一般治疗（吸氧、安静休息、心理护理、检测生命体征、维持水电解质平衡、防治并发症等），在降压治疗时还需注意高血压急症治疗初期不宜使用强力利尿降压药，除非有心力衰竭或明显的体液容量负荷过度。因为多数高血压急症时交感神经系统和肾素血管紧张素醛固酮系统（RASS）过度激活，外周血管阻力明显升高，患者体内循环血容量减少，强力利尿是危险的。

高血压急症经静脉降压治疗后血压达到目标值，且靶器官功能平稳后，应在监测生命体征、靶器官功能变化的过程中逐渐过渡到口服药。需注意的是，口服药应根据具体药物起效时间与静脉用药在一定的时间内重叠使用。静脉用药停止后，可保留静脉通道，以便于血压反弹时再次静脉给予降压药。

人文护理

抢救治疗容易引起患者的恐惧、焦躁心理，特别是老年患者，更容易悲观，甚至对治疗失去信心。要求内镜室护士在治疗及护理过程中，态度要和蔼，语言中要多些安慰鼓励。耐心讲解检查和治疗的相关知识，还有各项护理操作的目的、程序，以取得患者配合。及时告知患者病情好转的每个指标，改善患者的心理状态，并保持稳定健康的情绪。

（甘晓琴 裴皓玉）

参考文献

[1] Ramani NS, Stoppacher R, Morani AC, et al. Undiagnosed pheochromocytoma simulating malignant hyperthermia [J]. Am J Forensic Med Pathol, 2017,38(3):262-265.

[2] Sonntagbauer M, Koch A, Strouhal U, et al. Catecholamine crisis during induction of general anesthesia: a case report [J]. Anaesthesist, 2018,67(3):209-215.

[3] Kohno M, Nagamine Y, Goto T. A case of undiagnosed extra-ad-renal pheochromocytoma in an adult patient with single ventricle circulation after the bidirectional glenn operation [J]. Masui, 2015,64(9):985-988.

[4] Kenny L, Rizzo V, Trevis J, et al. The unexpected diagnosis of phaeochromocytoma in the anaesthetic room [J]. Ann Card Anaesth, 2018,21(3):307-310.

[5] Liu H, Li B, Yu X, et al. Preoperative risk

factors for massive blood loss in adrenalectomy for pheochromocytoma [J]. Oncotarget, 2017,8(45):79964-79970.

[6] 中国医师协会急诊医师分会.中国急诊高血压诊疗专家共识(2017版)[J].中国急救医学,2018,38(1):1-13.

[7] 国家基本公共卫生服务项目基层高血压管理办公室.国家基层高血压防治管理指南[J]中国循环杂志,2017,32(11):1041-1048.

[8] 陈伟伟,高润霖,胡胜寿,等.《中国心血管病报告2016》概要[J].中国循环杂志,2017,32(6):521-530.

[9] 王吉耀,廖二元,王建安,等.内科学[M].北京:人民卫生出版社,2015:9.

[10] 中国老年学和老年医学学会.老年高血压的诊断与治疗中国专家共识(2017版)[J].中华内科杂志,2017,56(11):885-893.

第六节　脑血管意外抢救流程

脑血管意外指任何栓塞、血栓形成或出血性脑血管事件,其运动、感觉或认知功能障碍持续至少24小时。分为缺血性意外(如脑梗死、脑血栓形成)和出血性意外(如脑出血、蛛网膜下隙出血)。以病情突变、多变为特征,病死率高和病残率高,既往有脑血管病危险因素或脑卒中病史时更容易发生脑血管意外。

胃镜检查是诊断与治疗消化道疾病的重要手段,但在操作过程中由于刺激患者咽部,可引起恶心、呕吐、心率加快、血压升高,增加老年患者心脑血管意外并发症的风险。此外,患者存在动脉硬化、心源性和非心源性栓子、血管炎、血液黏稠度改变及高凝状态,麻醉以及手术管理等也是围术期脑血管意外的诱因。

围麻醉期脑血管意外的发生率为0.2%,而急性病死率却高达16%～40%,幸存者70%以上遗有不同程度的功能障碍,导致住院时间延长、术后病死率增加,同时严重影响患者生活质量。及时有效的急救护理对挽救患者生命,降低患者的致残率有重要的意义。

▶ 诊断标准

胃镜检查中脑血管意外可发生在麻醉中或麻醉后,如果发生在麻醉中时,表现为胃镜检查后苏醒延迟,呼吸可以恢复,但是唤之不醒,或者唤之可以睁眼,但是无应答,等患者清醒后,可表现失语,右侧偏瘫,肌力0级,双侧瞳孔不等大,对光反射迟钝,巴宾斯基征阳性,霍夫曼征阳性等;如果发生在胃镜检查后,比如胃镜检查后情绪激动,出现脑血管意外,则表现类似于一过性或永久性脑功能障碍的症状和体征。主要包括运动障碍、感知觉障碍、认知障碍、言语障碍、吞咽障碍、脑神经麻痹等症状。

影像学检查　CT、MRI等影像学检查可发现相应的脑部病变,如脑静脉血栓形成、血管源性水肿、脑梗死或颅内出血等。患者符合中华医学会神经病学分会和中华医学会神经病学分会脑血管学组专家委员会颁布的《中国各类主要脑血管病诊断要点2019》中的诊断标准。

▶ 护理配合内容及要点

(一)评估病情

护理人员应对脑血管意外有足够的认识和了解,配合医生检查病情,如测定血压、脉搏、呼吸、心率等生命体征,观察有无呕吐、瞳孔是否等大、神志状态和四肢活动,有无偏瘫、颈项强直等神经系统症状。询问清醒患者是否头痛、眩晕及过往病史,向昏迷患者家属询问发病情况和患者的既往史,了解患者是否出现脑血管意外及可能的类型。对患者进行血气值测定和心电图检查,判断患者有无糖尿病、心肌缺血或心律失常。密切观察病情,密切观察并记录患者的神志、瞳孔、意识、体温、脉搏、呼吸、血压、呕吐等病情变化，合理安排体位。神志清楚者将其平卧，头部稍微抬高，解开衣领，合理安排患者的体位，及时清理呕吐物和鼻腔分泌物，观察呕吐物和大便颜色，是否出现消化道出血或者溃疡。

(二) 胃镜检查前准备

严密监测生命体征变化，保持患者生命体征稳定。其中及时发现和处理潜在脑损伤，是预防不可逆性中枢神经系统后遗症发生的有效手段。因此，在胃镜检查前对易发生脑血管意外患者进行包括意识水平、视觉、运动功能、感觉、语言功能在内的完全的中枢神经系统评估，并作为一个基本检查与胃镜检查后相对照。并对有高血压、高血脂、心房颤动、过量饮酒、吸烟、糖尿病等危险因素的患者进行治疗，使其各项指标尽可能地在正常范围，以提高患者对手术的耐受力。

(三) 选择体位

当进行患者的病情评估后，选择一个合适的体位。患者不应随意搬动，并采取适当的抢救措施，保持周围环境舒适安静，对暴躁患者给予适量无呼吸抑制的镇静剂，保证患者情绪稳定，避免情绪波动引起的血压不稳，脑部耗氧量增加，加重病情。患者取平卧位，将其头部偏向一侧，便于呕吐物流出，防止堵塞呼吸道。对疑似脑出血的患者抬高头部 $15°\sim30°$，利于降低颅内压和静脉血液回流，寒冷会引起血管收缩，所以体位安置好以后要保持室温暖和以及患者保暖。

(四) 建立静脉通道

根据医嘱治疗和观察药物疗效。静脉滴注 20%甘露醇时，应防止药物外渗，保证脱水效果，做到每次在 30 分钟内快速滴完，并观察尿量；溶栓抗凝治疗时，注意有无出血倾向；口服阿司匹林应注意有无黑便；使用改善循环的药物，如低分子右旋糖酐，静脉滴入速度宜慢，注意有无过敏反应；抗凝、扩血管及溶栓治疗过程中，注意有无原有症状加重或出现新症状，警惕梗死范围扩大、出血、栓子脱落等。

(五) 麻醉管理

选用对脑血管影响小的麻醉药物，特别是麻醉诱导应慎重用药，减少对心血管的抑制。诱导时，麻醉深度要适当，麻醉操作如插管等动作要轻柔，尽量避免心律失常和颅内压升高等的发生。同时要维护好通气，防止 CO_2 的蓄积，保证颅内压的稳定。密切监测患者体温、氧饱和度、血容量、血压、血糖等，维持生命体征平稳。

(六) 液体治疗

胃镜检查中液体治疗应慎重，严格按晶体和胶体比例的原则输注和量的控制，尽量避免含糖液等晶体溶液的输注，因为葡萄糖无氧代谢可产生过多的乳酸，加重对脑血管的损害。尽量避免血浆胶体渗透压降低，以输注胶体液和血液制品比晶体液更为适宜，显效快速，特别是对于伴有脑血管痉挛的患者，改善脑血容量的作用非常明显。

(七) 特殊情况

当患者出现头痛、恶心、呕吐、瞳孔不等大和意识障碍，血压进一步升高，呼吸深而快，脉搏快而弱，严重时出现呼吸停止。应遵循慎重、适度的原则，使患者绝对卧床。脑出血患者头部稍垫高，脑栓塞患者应立即使患者平卧、头稍后仰，以保证脑血回流灌注。及时急查血凝常规、血常规、血型、血生化全套、备血。

(八) 安全转运

转运途中做好安全监护，搬运动作轻柔、迅速、平稳，妥善固定患者的四肢和头部，避免发生意外，转运中做好安全监护，如心电监护、控制血压和颅内压、给予氧气、保持呼吸道通畅、静脉通路无液体外渗等，密切观察患者的生命体征，保障管道的通畅，防止出现扭曲、受压和脱出等。脑血管意外是常见的急危重症，如果得不到很好的紧急救治，患者往往会失去生命，因此，正确、有效、快速的急救护理对患者的生存具有重大的作用，对挽救患者生命、降低病死率和致残率、后续的抢救和治疗至关重要，应引起医护人员的高度重视。

(九) 护理配合要点

见图 4-6-1。

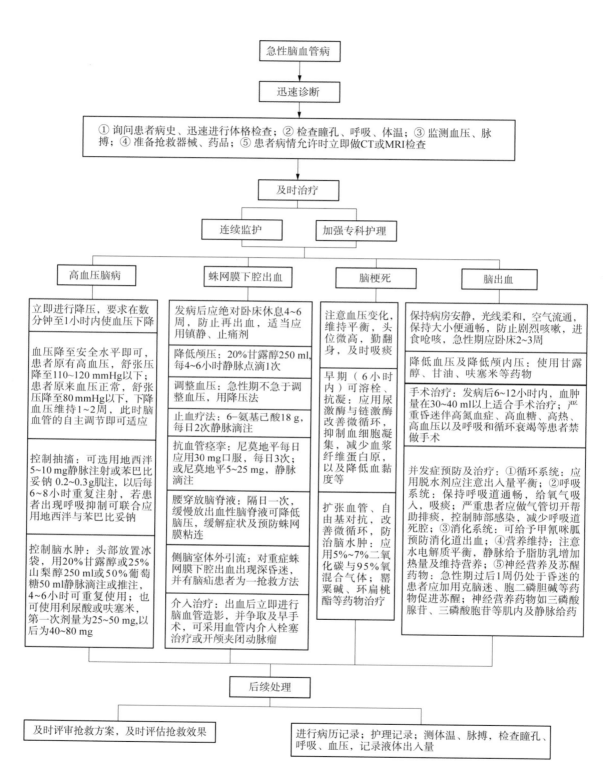

▲ 图 4-6-1   急性脑血管病抢救流程

注意事项

急性脑血管意外是常见的急危重症,其起病急、病情进展快、病死率高,如果得不到很好的紧急救治,患者往往会失去生命。因此,正确、有效、快速的急救护理对患者的生存具有重大的作用。护理人员首先对患者进行现场护理评估,初步了解患者的病情,保持呼吸道通畅,做好恶心、呕吐的护理,快速建立静脉通路,密切观察患者生命体征及病情变化。快速有效的急救护理对挽救患者生命降低病死率和致残率以及后续的抢救和治疗至关重要,应引起医护人员的高度重视。

人文护理

胃镜检查前心理护理,脑血管意外患者担心手术痛苦及胃镜检查后生活不便,此时护理人员应向患者告知手术相关信息,减少陌生环境,并将带管出院者介绍给患者认识,减轻其焦虑感。同时,患者因吞咽功能缺损、构音障碍、缺少与社会的联系与交流,易出现抑郁、性格、行为改变,甚至轻生厌世。护士应多关心患者,多进行交流,让家属及患者观看成功病例并协调好家庭支持系统,使其树立战胜疾病的信心。

检查前了解患者的病史、过敏史,并向患者及家属讲解有关无痛胃镜知识和胃镜检查的必要性,消除患者的紧张心理;嘱患者检查前禁食8～12 小时,检查前做心电图,高血压患者胃镜检查前测血压。检查当天需由家属陪同。

（甘晓琴　裴皓玉）

参考文献

[1] 中华医学会神经病学分会,中华医学会神经病学分会脑血管病学组.中国各类主要脑血管病诊断要点[J].中华神经科杂志,2019(9):710 - 715.

[2] 肖涛,丁四清,严文广,等.脑血管意外住院时间的影响因素[J].中南大学学报(医学版),2014,39(9):907 - 911.

[3] 王玲,王英.中西医结合康复护理治疗脑血管意外临床疗效分析[J].辽宁中医杂志,2015,42(3):614 - 617.

[4] 庞翠华,董荔.重症脑血管意外患者家属焦虑相关因素分析及护理对策[J].重庆医科大学学报,2011,36(1):114 - 116.

[5] 陈锦秀,张义花,沈冬冬.急性脑血管意外患者的急诊护理[J].医疗装备,2017,30(13):153 - 154.

第七节　误吸抢救流程

误吸是指食物、口腔分泌物或胃食管反流物等进入声门以下的气道,各种增加腹内压从而增加胃内压的病理情况以及胃-食管交界处异常均可增加反流。在胃镜手术中发生反流误吸的高风险主要包括:胃镜检查前禁饮禁食时间不足、胃食管反流疾病、胃潴留(幽门梗阻、肠梗阻)、腹内压增高(腹部巨大包块、肝硬化、大量腹水)等。腹膜炎患者由于胃肠道功能减弱易导致麻痹性肠梗阻,尤其是在超声胃镜检查麻醉后贲门括约肌松弛,自身保护性反射减退,大量的注气和注水,使患者误吸风险增高。据统计,围术期与麻醉相关反流误吸的整体发生率约为 0.1%,与其他手术比较,内镜手术反流误吸的发生率偏高,约 0.16%～0.18%。误吸发生后患者会立刻出现呛咳,甚至窒息,后续可表现为吸入性肺炎(化学性及细菌性),进而引发喉痉挛、支气管痉挛、通气不足、气道梗阻、肺水肿、急性呼吸窘迫综合征、血压下降、心跳骤停等问题,如不及时抢救,可危及生命。因此,误吸抢救流程的制定与落实,对误吸患者的救治与转归具有十分重要的现实意义。

诊断标准

（1）口咽部可见分泌物、胃内容物、血液等涌出。

（2）出现刺激性呛咳，脉搏血氧饱和度（SPaO$_2$）下降。

（3）明显气促，听诊可闻及肺部湿啰音。

（4）吸痰时，气管内吸出胃内容物。

（5）影像学检查见有气管痉挛、肺纹理增粗等炎性反应。

护理配合内容

（一）胃镜检查前预防

1. 胃镜检查前宣教　胃镜检查前必须充分禁食、禁饮，择期手术成人禁食6～8小时，小儿禁食4～6小时，胃镜检查前禁水至少2小时；可按需服用小于50ml的黏膜清洁剂。如患者存在胃排空功能障碍或胃潴留，应适当延长禁食和禁水时间。目的是避免胃内食物潴留影响观察视野、同时可防止胃镜检查过程中发生反流、误吸。

2. 胃镜检查前查体　误吸、窒息致吸入性肺炎多发生于胃潴留、胃癌术后的患者，若胃镜检查前能通过认真查体（有无气过水声）、胃超声、CT等检查排除胃潴留，可避免误吸、肺炎等不良事件的发生。

3. 胃镜检查前评估　使用《误吸风险评估表》快速、准确评估出误吸高危人群，并采取相应的预防措施。

4. 胃镜检查前标识　由准备间护士在误吸高危人群的转运床上做好颜色标识，评分2～3分患者采用绿色标识，4～5分患者采用黄色标识，6分以上患者采用红色标识，用颜色标识区分患者高危程度并与责任护士做好交接。

5. 胃镜检查前预吸氧　若患者吞咽功能弱或咳嗽反应弱，遵医嘱进行胃镜检查前吸氧3～5L/min，10～15分钟，以减轻喘息，避免咳嗽导致误吸。

6. 抢救用物准备　检查前应做好抢救用物和药品的准备，如氧气、吸引器、吸痰管、简易呼吸器、气管插管设备及各种抢救药品，如阿托品、麻黄碱、地塞米松等。

7. 麻醉注意事项　麻醉医生必须意识到所有具有"烧心感"和吞咽困难等异常症状，此类患者都有反流、误吸胃内容物的危险。在为此类患者实施异丙酚无痛胃镜麻醉时，简易呼吸器、面罩、氧气等急救用物必须备齐；对疑似有胃潴留、胃石症、胃癌术后的患者先行普通胃镜快速探查，如无胃潴留再行无痛胃镜检查，可减少误吸、窒息的风险；当EUS检查，胃腔内需要大量注水时，注意注水的部位，如位于食管、贲门等距咽喉部声门裂较近，应采用气管内插管全身麻醉；饱胃患者胃镜检查前放置胃管，诱导前尽量将胃内容物吸尽；快速诱导插管时采用头部稍抬高和后仰体位；镇静状态下经口消化内镜尽快通过食管进入胃底。

（二）术中护理配合

1. 胃镜检查中体位管理　检查时患者保持左侧卧位，头向下偏，及时吸出口腔分泌物，保持呼吸道通畅，严防呛咳、误吸。若患者胃动力不足、有上消化道手术史或怀疑胃潴留时，制作角度标识，将患者床头抬高30°，以减少胃内容物向食管反流。

2. 麻醉管理　胃镜检查中严密观察麻醉深度，保证麻醉深度适宜。一旦发生误吸，使患者头低足高位，保持有效的通气和引流，吸入100%氧气，适当加深麻醉，便于暴露清理和吸引口咽部和气道，在气道清理前尽量不采取正压通气，以免将异物吹向气道远端。有低氧血症、血流动力学不稳定的重症患者，应立即气管内插管，用粗大吸引管快速清理气道，继以纯氧机械通气，纠正低氧血症，维持生命征稳定。酌情采用纤维支气管镜灌洗和雾化吸入支气管扩张剂。早期经验性使用广谱抗生素，减轻吸入性肺炎，不主张早期常规大剂量用糖皮质激素。

3. 胃镜检查中加强配合勿反复刺激咽喉部　在内镜视野下放置鼻空肠管，防止鼻肠管在咽喉部打圈或误入呼吸道，以刺激患者咽喉从而诱发咳嗽，引起误吸。

4. 胃镜检查中配合护士分工明确 责任护士将检查室护士分为台上护士(观察患者)和台下护士(配合操作),由台上护士密切观察患者的呼吸、脉搏、血压、血氧饱和度及是否发生呛咳等情况。

5. 当发生反流误吸时,处理措施要及时、有序

(1) 当发现患者发生误吸时,护士应立即报告医生,停止胃镜检查。

(2) 立即进行负压吸引,快速吸出鼻及呼吸道内异物。

(3) 根据患者具体情况进行紧急处理,当患者神志清楚时,护士可一手抱住患者上腹部、另一手叩拍背部;当患者处于昏迷状态时,可使患者处于仰卧位,头偏向一侧,医护人员按压腹部,同时用负压吸引器进行吸引;也可让患者处于俯位,叩拍背部,注意观察患者面色,呼吸,神志等情况。

(4) 迅速建立静脉通道,备好抢救仪器和物品。

(5) 监测生命体征和血氧饱和度变化。如患者出现严重发绀、意识障碍及血氧饱和度、呼吸频率和深度异常,立即采用简易呼吸器维持呼吸,同时急请麻醉科插管吸引或气管镜吸引。患者出现神志不清、呼吸心跳停止时,立即进行胸外心脏按压、气管插管、机械通气、心电监护等心肺脑复苏抢救措施,遵医嘱给予抢救用药。

(6) 严密观察患者生命体征、血氧饱和度、神志、瞳孔及呼吸频率与节律变化。

(7) 医生采取对症处理,患者病情好转、生命体征逐渐平稳后,及时清洁患者口腔,整理床单位,安慰患者家属,做好心理护理。

(8) 实时做好监护及抢救记录。

(三) 术后护理

胃镜检查后观察患者咳嗽及食管异物感发生情况并做好记录,嘱患者胃镜检查后 2 小时进食、水,对取活检做病理学检查者嘱其进温凉流食,必要时可遵医嘱予止血药;发放检查报告单,嘱患者 24 小时内勿驾驶汽车及高空作业。胃镜检查后详细指导患者注意事项是保证检查质量的重要内容。

注意事项

预防是无痛胃镜检查期间严重发生呕吐误吸的关键环节。尽管在无痛胃镜检查期间严重呕吐误吸发生非常少,但对于其发生仍须警惕。常规手术及胃镜检查前 8~12 小时,可使胃排空以避免呕吐和反流造成误吸。对于拟行消化内科无痛胃镜检查可能存在幽门梗阻或肠梗阻,膈疝或食管裂孔疝,过度肥胖患者以及因神经及消耗性疾病所致咽喉反射降低的患者,发生呕吐、误吸的概率大增。对于此类高危患者,应在全身麻醉之前通过胃管排空胃液,如果配合,可考虑清醒状态表面麻醉下行胃镜检查。胃镜检查及诱导时,均要警惕及预防此类患者呕吐误吸的发生。同时,由于在麻醉时要求严格根据患者的体重、年龄及既往疾病史,合理掌握用药量,检查者进镜过程中尽量将咽部及食管腔内液体抽吸干净,以免反流入气管,动作轻柔熟练,尽可能缩短操作时间。

如已发生呕吐误吸,应尽快祛痰、平喘、氧疗、抗感染、纠正水电解质平衡、支持及对症等常规内科综合治疗。有研究表明在内科常规治疗的基础上行纤维支气管镜吸痰,发现早期使用纤维支气管镜清除气管及支气管管腔内的痰液、痰栓、食物残渣和分泌物,并根据病情需要注入抗生素保留灌注,能够显著降低呼吸频率、心率,肺部啰音亦能够更快消退。故在内科常规治疗效果不佳时,可使用纤维支气管镜综合治疗,以缩短治疗时间,提高治愈率,降低病死率。

设立误吸预防监控小组,对误吸风险预防进行专人专项培训、提高护理团队误吸的理论知识培训,学习经内镜下置入鼻空肠管术的操作流程、误吸风险预案、常用急救药品的说明;培训临床实践能力以及筛选误吸高危人群的能力。正确使用《误吸风险评估表》对误吸高危人群进行积极干预、优化预防误吸的干预措施。

护士在参与抢救时的注意事项:沉着冷静,口头医嘱应重复对照确认无误后方可执行,保

证急诊急救工作准确顺利的开展;急诊急救情况未解除时内镜应保持视野尽量清晰并位于关键位置;抢救结束后,当台清点药品,抢救医生尽早完成检查报告及抢救记录,做到无纰漏,无差错。

应急处理

见图4-7-1。

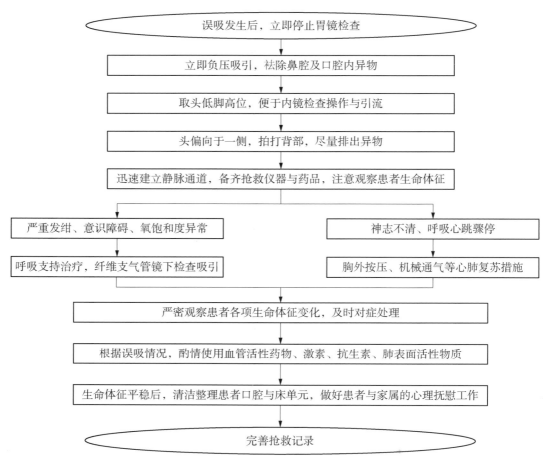

▲ 图4-7-1　应急处理流程

人文护理

胃镜检查是一种相对比较安全的消化道疾病检查方法,相关致死性并发症发生率极低,但并不能避免并发症的发生。因此,检查前做好患者的心理指导,使患者尽量放松配合检查,动作轻柔熟练,随时注意观察患者情况,尽量缩短检查时间。

胃镜检查前应充分告知患者相关手术风险,取得患者的理解与支持。在突发抢救过程中,应该做好心理护理工作,随时观察患者的生命体征和状态,给予必要的人文关怀,及时沟通病情变化,消除其心理障碍,使其积极配合急救工作,以减少医患纠纷,提高急救质量。

（甘晓琴　裴皓玉）

参考文献

[1] 赖慧晶,区智凤,吴怡卿.运用FMEA预防留

置胃管鼻饲患者吸入性肺炎的效果分析[J].护理管理,2018,15(13):94 - 98.

[2] Green SM，Mason KP，Krauss BS. Pulmonary aspiration during procedural sedation：a comprehensive systematic review[J]. Br J An-aesth，2017,118(3):344 - 354.

[3] Friedrich K，Scholl SG，Beck S，et al. Respiratory complications in outpatient endoscopy with endoscopist-directed sedation[J]. Gastrointestin Liver Dis，2014,23(3):255 - 259.

[4] 江笑惠,洪彬源,杨承祥,等.无痛胃镜检查并发食管严重反流一例[J].临床麻醉学杂志,2010,26(9):747.

第二篇
护理管理篇

第五章

内镜中心流程管理

第一节　内镜中心（室）护理管理要求

一、内镜中心布局要求

根据内镜中心（室）的功能要求，布局应设置内镜预约台、候诊区、内镜常规操作室、内镜特殊操作室、VIP诊疗/接待室、麻醉复苏/评估室、内镜清洗消毒室/污物处置间、镜库、设备耗材库、医护办公区、示教室、更衣室、卫生间等主要功能区，并设置双通道或三通道。不同系统（如呼吸、消化系统）软式内镜的诊疗工作应分室进行，有条件的医院洗消室也应分开独立设置。内镜的诊疗环境至少应达到非洁净手术室的要求，应根据开展的内镜诊疗项目设置相应的诊疗室，内镜诊治例次是决定内镜中心（室）设置与布局的重要指标。

（一）内镜操作间面积

操作间的面积一般有 $16\,m^2$、$18\,m^2$、$28\,m^2$，对于 EUS 等特殊操作间、有教学任务的单位，其房间面积应至少在 $20\sim28\,m^2$，房间形状以长方形为好，操作台沿其长轴摆放。房间内安放基本设备后，要保证床能 $360°$ 自由旋转。

（二）内镜清洗消毒室布局要求

内镜清洗消毒室必须独立设置，设置在内镜室的中间位置，尽量靠近操作间区域，可供所有的操作间所使用，方便内镜的传送，提高成本效益比。内镜清洗消毒室分内镜清洗区、内镜消毒区、内镜洁净干燥区、洁净内镜储存区。内镜清洗消毒室的大小应根据内镜操作诊疗量来决定使用面积，内镜转运通道应洁污分流。

二、基本设备要求

（一）内镜诊疗室配备要求

（1）内镜诊疗室主要配置包括：吊塔或台车、内镜及附件（软式内镜及附件数量应与诊疗工作量相匹配）、可转运诊疗床 1 张、主机、冷光源（含显示器）、高频发生器、吸引器、治疗车、麻醉机等仪器设备。

（2）水源、电源、氧源、惰性气罐、诊疗室辅助配置包括：手卫生装置（采用非手触式水龙头）、洗眼器、通风设施、吸引装置、电脑接口、多功能电源插口与插头、急救设备、药品、贮存柜等。配备可调节明暗度的照明系统。

（二）内镜清洗消毒室配备要求

（1）内镜清洗消毒室配置一定数量的清洗消毒及灭菌设施，包括内镜清洗消毒水槽（工作站）、全自动内镜清洗消毒机（有条件者）、超声波清洗机器、测漏装置、干燥装置、全管道灌流器、各种内镜专用刷、压力水枪、压力气枪（必须配置空气过滤器，一般要求 $0.3\,\mu m$）、计时器、内镜及附件运送容器、清洗剂罐、高水平消毒剂罐、手卫生装置及非手触式水龙头、储存低纤维絮且质地柔软的擦拭布和无菌垫巾专柜以及应急处置设施（如洗眼设备、防毒面具等）。

（2）设置三套供水系统：第一套为普通的自来水系统，供内镜冲洗与一般洗涤所用；第二套为纯化水系统，设有 0.2 μm 以下的过滤装置，细菌菌落数标准为 10 cfu/100 ml，达到高水平消毒要求；第三套为微创内镜无菌水系统，用于内镜浸泡消毒或灭菌结束后的冲洗，并定期对水质进行监测，若不达标及时更换滤膜，记录在档。内镜诊疗量大的内镜中心，有条件者应配置洁净水中央供水系统。

（3）注水瓶内应使用无菌水，每天更换。注水瓶宜每天送消毒供应中心进行 EO 灭菌。

（4）保持通风良好，宜采用机械通风，采取"上送下排"方式，换气次数宜达到 10 次/h，最小新风量宜达到 2 次/h。

（5）清洗消毒流程以文字或图片方式在清洗消毒室的适当醒目位置张贴。

三、人员配备及基本要求

（1）内镜中心（室）应配置经过专业化培训的内镜专职护士，护理人员的总数应按内镜诊疗单元 1∶1 或 1∶1.5 的比例配置，其从业年限至少在 3 年以上。

（2）每个检查台应配备一名跟台操作护士（按同一时间内开展的台数计算）。高难度内镜微创手术应配置 2 名跟台操作护士。

（3）3～4 个内镜诊疗单元应配置 1 名巡回护士。

（4）从事内镜清洗消毒工作的洗消专业人员需经过至少 1 个月的专业培训且考核合格者具有从业资质，其数量与本单位的工作量相匹配。

（5）3 间以上操作室的内镜中心应设立专职护士长或护理组长。

（6）较大型的内镜中心宜设置总务管理护士及院感专职护士。

四、管理基本要求

（1）建立健全的规章制度、岗位职责和相关技术规范、操作规程，并严格遵守，保证医疗服务质量及医疗安全。加强质量控制和管理，指定专（兼）职人员负责护理质量和安全管理。

（2）护士应经过严格的专业理论和技术培训并考核合格，掌握内镜护理的专业技术，专科医学与护理基础知识，各种内镜护理配合、附件的应用，内镜清洗消毒流程与操作技能，内镜中心危急重症患者的病情观察及抢救，专科新技术、新业务及护理配合新技巧，医院感染预防与控制的相关知识。每年还应接受相关的继续教育培训与专业知识更新。

五、内镜室质量监测与控制

（一）内镜清洗质量监测

（1）采用目测法对每件内镜及其附件进行检查，内镜及其附件的表面应清洁、无污渍。清洗质量不合格的应重新处理。

（2）可采用蛋白残留测定、ATP 生物荧光测定等方法，定期监测内镜的清洗效果。

（二）内镜消毒质量监测

（1）应遵循消毒剂/灭菌剂产品使用说明书进行浓度监测。如产品说明书未写明浓度监测频率，则单次使用的消毒剂/灭菌剂应对每批次产品进行监测，可多次使用的消毒剂/灭菌剂应每次使用前进行监测。

（2）酸性氧化电位水每次使用前，应在内镜消毒现场酸性氧化电位水出水口处，分别测定 pH 值和有效氯浓度。

（3）软式内镜清洗消毒效果监测方法

1）有管道软式内镜采样方法：采样部位为内镜的管道内腔面。用无菌注射器抽取 50 ml 采样液（含与所使用消毒剂相应中和剂的磷酸盐缓冲液），从被检内镜活检管道入口注入，用无菌试管从活检管道出口收集，立即送检。

2）无管道软式内镜采样方法：采样部位为内镜的外表面。用沾有采样液的棉拭子，涂擦被检内镜插入部的全部外表面，剪去棉拭子手接触部分，将棉拭子投入含有 50 ml 采样液的采样管中，及时送检。

3）样品采集后应在 2 小时内处理。

4）内镜高水平消毒合格标准：菌落总数≤20 cfu/件。无菌内镜不得有细菌检出，当怀疑医院感染与内镜诊疗操作相关时,应进行致病微生物监测。

（三）质量控制记录与信息化可追溯要求

（1）应记录每条内镜的使用及清洗消毒情况,包括:诊疗使用日期、患者标识与内镜编号（均应具唯一性）、清洗消毒的起止时间及操作人员姓名等。

（2）应记录使用中消毒剂浓度及染菌量的监测结果。

（3）应记录内镜的生物学监测结果。

（4）宜留存内镜清洗消毒机运行参数打印资料。

（5）记录应具有可追溯性,消毒剂浓度监测记录的保存期应≥6个月,其他监测资料的保存期应≥3年。

（方　英）

📖 参考文献

姚礼庆,钟芸诗.内镜中心的设计和装修[J].中华消化内镜杂志,2006,23(6):470-471.

第二节　内镜洗消流程管理

一、管理目标

（1）所有软式内镜每次使用后均应进行彻底清洗和高水平消毒或灭菌。

（2）通过清洗消毒,对软式内镜进行最大限度的无害化处理。

二、管理要求

（1）建立集中的内镜诊疗中心（室）,负责内镜诊疗及清洗消毒工作。

（2）内镜室应有固定的专人从事内镜清洗消毒工作,专人负责监测工作。

（3）内镜清洗消毒人员应接受内镜清洗消毒知识的培训。

（4）清洗消毒室应独立设置,保持通风良好,如采用机械通风,宜采用"上送下排"方式,换气次数宜≥10次/h,最小新风量宜达到2次/h。

（5）每位患者使用后的内镜应进行统一处理。检查内镜应高水平消毒,治疗内镜应灭菌。活检钳应为一次性使用或每次使用后清洗、灭菌。

（6）内镜清洗消毒流程应做到由污到洁,不同系统（如呼吸、消化系统）软式内镜的清洗槽、内镜自动清洗消毒机应分开设置和使用。

（7）每日使用前,应对当日拟使用的消毒类内镜进行再次消毒、终末漂洗、干燥后,方可用于患者诊疗。

（8）每日清洗消毒工作前,应对终末漂洗槽和干燥台进行高水平消毒后使用。每日清洗消毒工作结束,应对清洗槽、漂洗槽等彻底刷洗,并采用含氯消毒剂、过氧乙酸等消毒剂进行消毒后保持干燥。

三、管理实践

（一）准备环节

（1）操作人员个人防护装备:进行内镜清洗消毒工作前,应配备防水围裙或防水隔离衣、医用外科口罩、护目镜或防护面罩、帽子、手套、防水专用鞋等。

（2）工程学方面的控制:清洗消毒室要提供良好的通风设施、优质的自来水、纯化水等。

清洗消毒物品的准备:①软式内镜清洗消毒工作站,配置"四槽一台"（清洗槽、漂洗槽、消毒槽、终末漂洗槽、干燥台）。需配备压力水枪/压力气枪和计时器,宜配备自动灌流器、超声清洗机;②宜配备自动清洗消毒机;③各种内镜专用长/短毛刷或一次性清洗刷、软毛牙刷;④全管道灌流器及管道塞;⑤不掉屑且质地柔软的擦拭布/纱布垫,灭菌超细纤维毛巾;⑥内镜专用清洗剂/消毒剂,75%～95%乙醇,消毒剂浓度测试卡,倒计时器;⑦10 ml/20 ml注射器;⑧保养装置、测漏器;⑨内镜转运车及附件运送容器;⑩内镜储存柜/洁净储存柜。

(二)操作环节

1. 手工清洗消毒流程

(1)预处理。

(2)目的:加强水气管道的预处理,清除内镜表面及各管道内污物。

(3)时机:使用后立即进行。

(4)地点:诊疗室床旁。

(5)内镜诊疗结束立即用清洗液纱布擦拭整个插入部外表面污物,擦洗用品应一次性使用。由操作部保护套至先端部顺序进行擦拭。

(6)右手示指关节将光源/送气调节按钮设至"OFF"(关闭),取下送气/送水按钮,安装清洗专用接头(AW管道清洗接头);将内镜先端部轻放入清洗液容器中,打开送气调节按钮,同时按下清洗专用接头来回送气、送水≥10秒/吸引按钮脉冲式吸引清洗液≥10秒,注意观察送气、送水情况是否正常,吸引液是否抽吸进吸引管。

(7)将内镜先端部从清洗液中取出,左手按下吸引按钮吸引空气10秒,固定好弯曲部;右手取用避污纸或纱布进行:关闭主机电源,退出注气注水瓶接头,拔除吸引管,分离内镜电缆,安装防水盖,将内镜与主机撤离。双手持镜盘大圈放入污染转运车内。

(8)盖上污染转运车车盖,送入清洗消毒室进行清洗消毒。

2. 测漏

(1)目的:为避免内镜破损造成分泌物、污染物、水等通过泄漏处进入内镜内部,腐蚀电子元器件及角度钢丝,并为微生物提供繁殖环境,需在每次清洗前对内镜进行测漏。

(2)时机:内镜清洗前进行。治疗内镜检查结束后立即测漏。测漏前取下各类按钮和阀门。

(3)地点:清洗消毒室。

1)开启保养装置和测漏器:连接保养装置和测漏器,打开电源。

2)检查测漏器和内镜通气接头:检查测漏器接头是否磨损,用手轻按测漏器接头内金属棒,确认测漏器空气排出正常。检查测漏器接头帽和内镜通气接头是否彻底干燥,否则表面的水会进入内镜,导致内镜损坏。

3)检查并充气:检查防水盖是否盖紧,将测漏器接头帽连接至防水盖通气接头上,确认充气后观察内镜先端弯曲部膨胀情况。

4)放入内镜:将内镜放入水槽中,确保内镜完全浸没在水中,内镜盘曲直径需大于40 cm,无不当叠压,用手去除内镜表面的气泡。

5)注水:使用注射器向各个管道注水,以排出管道内气体。

6)S形弯曲观察:用双手"S"形弯曲插入部,确保插入部充分伸展,仔细观察插入部有无连续气泡冒出。

7)旋转角度控制旋钮并观察:在水中缓慢旋转角度控制旋钮(上、下、左、右)到最大,观察弯曲部、吸引接头、送气接头、送水接头、管道开口、旋钮处有无连续气泡冒出。

8)检查遥控按钮:在水中依次挤压内镜遥控按钮,观察各按钮处有无连续气泡冒出。

9)静置观察:仔细观察内镜先端部、插入部、操作部、连接部等部分有无连续气泡冒出,观察时间需大于30秒。

10)取出:测漏结束后,内镜连同测漏器一起取出。

11)减压:关闭保养装置电源,拔出连接测漏器插头,等待30秒,或者直到弯曲部橡皮恢复原状,取下测漏器。

12)记录:记录测漏情况;如有漏水,需根据漏水部位及气泡溢出情况进行不同处理,并立即与厂家联系送修。

3. 清洗 清洗是清洗消毒中最重要的步骤。

(1)目的:有效去除所有附着的黏液、血液、可见污物,降低生物负荷,保证内镜消毒质量。

（2）注意：内镜不允许待干后清洗，因为这将使去除有机物变得困难或不可能。使用后的内镜应在使用后30分钟内及时处理。

宜采用信息化内镜追溯系统，对内镜清洗消毒步骤进行记录。建议将副送水冲洗管用三通管连接在管道灌流器上，方便对副送水管进行全程有效清洗消毒。

步骤：

1）扫描记录：扫描洗消人员操作卡，记录洗消人员信息；扫描内镜卡，记录内镜信息及开始清洗时间。

2）配制清洗液并放入内镜：清洗液按比例配制后，将内镜置于清洗液中，防止由于内镜自身体积导致清洗液配比不准确。

3）擦洗内镜外表面及镜面：纱布垫由洁到污螺旋式擦洗内镜外表面，重点擦洗操作部和插入部。擦洗镜面时，需顺着喷嘴方向，以免造成喷嘴堵塞。

4）刷洗注气/注水活塞口、吸引活塞口和钳子管道入口：短毛刷插入注气/注水活塞到底，旋转清洗刷刷洗；抽出刷子，并在清洗液中清洗刷毛；重复几次，直到完全除去所有污物及碎屑。同法刷洗吸引活塞口和钳子管道入口。

5）45°角刷洗钳子管道：清洗刷以45°角插入吸引活塞开口，直至刷头从内镜先端部钳子管道出口处伸出，清洗刷毛。拔出清洗刷，注意勿摩擦吸引底座。可使用左手示指及中指覆盖吸引活塞开口，清洗刷从两指间拉出，以保护吸引底座，避免磨损。再次在清洗液中清洗刷毛，反复清洗至无可见污物。

6）90°角刷洗吸引管道：清洗刷90°角插入吸引活塞开口，直至刷头从内镜吸引接头处伸出。清洗刷毛。拔出清洗刷，注意勿摩擦吸引底座，方法同上。再次在清洗液中清洗刷毛，反复清洗至无可见污物。

7）刷洗钳子管道：清洗刷插入钳子管道入口，直至刷头从内镜先端部钳子管道出口处伸出。清洗刷毛。拔出清洗刷，再次在清洗液中清洗刷毛，反复清洗至无可见污物。

8）循环灌流内镜全管道：安装管道塞和管道灌流器，在控制面板上点击"循环"按钮，对送气/送水管道、吸引管道、钳子管道、副送水管道内灌注清洗液，灌注时间应遵循清洗液产品说明书。

9）排尽内镜各管道内清洗液：灌流结束后，排放清洗槽内清洗液。自动灌流器充气30秒，以排尽送气/送水管道、吸引管道、钳子管道、副送水管道内清洗液。

4. 漂洗

（1）目的：在消毒前充分漂洗干净内镜，去除液体残留。

（2）注意：漂洗结束，需彻底吹/擦干内镜。

步骤：

1）扫描记录：扫描内镜操作卡，记录内镜漂洗时间。

2）充分漂洗内镜外表面及镜面：在流动水下反复用纱布垫擦洗内镜外表面及镜面。

3）循环漂洗内镜全管道：点击控制面板"循环"按钮，向送气/送水管道、吸引管道、钳子管道、副送水管道灌洗30秒。

4）排尽内镜各管道内水分：灌洗结束后，自动灌流器充气30秒以排尽送气送水管道、吸引管道、钳子管道、副送水管道内水分。

5）去除内镜外表面水分：高压气枪吹净内镜角度旋钮残余水分，用纱布垫彻底擦干内镜外表面。

5. 高水平消毒

（1）目的：杀灭一切细菌繁殖体，包括分枝杆菌、病毒、真菌以及孢子和绝大多数细菌芽孢。

（2）注意：每天内镜消毒前确保消毒剂浓度合格有效。消毒次数多，应多频次测试消毒剂浓度，确保有效消毒。内镜放入前彻底吹/擦干，取出前排尽消毒剂，减少水分带入、原液丢失。消毒结束，拿取内镜前需更换无粉手套。

步骤：

1）消毒剂浓度测试：按照消毒剂使用说明书严格执行，测试结果合格，可使用；不合格，及时更换消毒液。更换消毒剂后需再次测试消毒液浓度。

2）扫描记录：扫描内镜卡，记录内镜消毒

时间。

3）消毒液灌注所有内管道：将内镜置于消毒槽，完全浸没于消毒剂中，连接灌流管，点击控制面板"注液"按钮，确认所有内管道灌满消毒剂，关闭"注液"按钮，取下灌流管接头浸泡在消毒液中。

4）浸泡消毒：盖上消毒槽盖，开始计时消毒。根据消毒剂使用说明书规定时间进行消毒。

5）消毒结束排尽内镜各管道内消毒液：更换佩戴无粉手套，拿取无菌巾打开消毒槽盖（可使用洁污双把手消毒槽盖），连接灌流器后盖上槽盖，点击控制面板"吹气"按钮，自动灌流器充气30秒以排尽各管道内消毒液。

6. 终末漂洗

（1）目的：彻底冲洗干净内镜各管道及外表面，避免消毒液残留。

（2）注意：终末漂洗水非自来水，水龙头内、灌洗水管内、水枪内出水均为纯化水。

步骤：

1）扫描记录：扫描内镜操作卡，记录终末漂洗时间。

2）灌洗内镜所有内管道：点击控制面板"循环"按钮，持续灌流送气/送水管道、吸引管道、钳子管道、副送水管道至少2分钟。同时用纱布垫在水面下擦洗内镜外表面及镜面。

3）流动纯化水下漂洗内镜：在流动纯化水下继续擦洗内镜外表面及镜面。

4）排尽管道内水分：自动灌流器充气30秒，以排尽送气/送水管道、吸引管道、钳子管道、副送水管内水分。

7. 干燥

目的：去除内镜各管道及外表面残留水分。

步骤：

1）扫描记录：扫描内镜操作卡，记录内镜干燥时间。

2）吹干：干燥台铺设无菌超细纤维毛巾，内镜放置干燥无菌巾上，用压力水枪吹干内镜各管道和操作部角度控制旋钮。无菌巾擦干表面水分。无菌巾每4小时至少更换一次，遇潮湿及时更换。

3）乙醇溶液干燥内镜各管道：使用75%乙

醇溶液灌注并吹干所有管道。取下管道灌流器和管道塞。

4）乙醇溶液干燥内镜外表面：用75%乙醇溶液纱布擦拭内镜外表面。

5）扫描记录：扫描内镜操作卡，记录内镜清洗消毒结束时间。

6）安装内镜按钮及阀门：安装吸引按钮、送气/送水按钮和钳子管道开口阀，置于消毒内镜转运车上备用。

＊所有内镜按钮及阀门均需同内镜一起进行彻底清洗、消毒后使用。

8. 储存

（1）内镜储存环境要求：参照无菌物品存放区要求，储存区相对湿度应低于70%，温度应低于24℃。储存库（柜）墙面/内壁表面光滑、无缝隙，且需要满足避光、干燥、清洁要求。采用高效洁净储存柜储存内镜，应注意温度保持在24～26℃，湿度保持在50%～60%，洁净通风管道应正确连接。

（2）每日诊疗工作结束，取下所有按钮、阀门，将消毒后内镜彻底干燥，储存于专用洁净镜柜或镜库内，插入部和连接部均应垂直悬挂，弯角固定钮应置于自由位。

（3）灭菌后的内镜、附件及相关物品应当遵循无菌物品储存要求进行储存。

（4）镜柜或镜库每周清洁消毒一次，污染时随时清洁消毒。

（5）每日诊疗工作开始前：普通镜柜或镜库储存的内镜，应对当日拟使用的消毒类内镜进行再次消毒后使用；洁净储存柜储存的内镜，第二天可直接取出使用，免消毒使用时间以设备说明为准。

9. 附件及其他设备处理方法

（1）可复用附件清洗、高水平消毒、干燥后，送消毒供应中心灭菌。

（2）重复使用的口圈：使用后立即放入清洗液中浸泡，检查结束后统一清洗、漂洗，用有效氯含量为500 mg/L的含氯消毒剂浸泡消毒30分钟；消毒后，用水彻底冲净残留消毒液，干燥处理后，送消毒供应中心灭菌。

（3）注水瓶及连接管：使用后清洗刷洗，用有效氯含量为 500 mg/L 的含氯消毒剂浸泡消毒 30 分钟；消毒后用无菌水冲净，干燥备用；连接管内腔应用高压气枪吹干干燥。手术用注水瓶及连接管应环氧乙烷灭菌后使用。

（4）吸引瓶、吸引管：使用后清洗刷洗，用有效氯含量为 500 mg/L 的含氯消毒剂浸泡消毒 30 分钟，清水刷洗干净，干燥备用。宜使用一次性吸引管。

（5）清洗槽、漂洗槽：每日工作结束，用有效氯含量为 500 mg/L 的含氯消毒剂彻底刷洗，浸泡消毒 30 分钟，流动水冲洗干净后擦干。

（6）消毒槽：每次更换消毒液时进行彻底刷洗、清洁、浸泡消毒 30 分钟后，无菌水冲净，无菌巾擦干备用。

（7）终末漂洗槽、干燥台及控制面板：每日工作结束，用消毒湿巾或有效氯含量为 500 mg/L 的含氯消毒剂擦拭消毒，用无菌巾擦拭干燥。

（8）清洗工作站用消毒湿巾擦拭消毒，擦拭顺序由洁到污、由内到外：终末漂洗槽→干燥台→消毒槽→漂洗槽→清洗槽，保持干燥状态。

10. 内镜中心清洗消毒室清洁消毒方法和要求　见表 5-2-1。

表 5-2-1　内镜中心清洗消毒室清洁消毒方法和要求

设备名称	处理过程	消毒/灭菌及时间	消毒方式	消毒后处理过程
消毒内镜	预处理、测漏、清洗、漂洗	邻苯二甲醛≥5 分钟 过氧乙酸≥5 分钟	手工浸泡 机洗浸泡	终末漂洗、干燥后 镜柜内存放
灭菌内镜	预处理、测漏、清洗、漂洗	过氧乙酸≥10 分钟 （阿西赛多）	机洗浸泡	干燥后 镜柜内存放
可复用附件	清洗液中清洗、漂洗	邻苯二甲醛≥5 分钟	浸泡	漂洗、干燥后 送消毒供应中心灭菌
复用口圈	清洗液中清洗、漂洗		浸泡	漂洗、干燥后 送消毒供应中心灭菌
注水瓶 连接管	清洗刷洗		浸泡	无菌水冲净，干燥备用；管内腔高压气枪吹干干燥 手术使用灭菌
吸引瓶 吸引管	清洗刷洗	500 mg/L 含氯消毒剂 30 分钟	浸泡	清水刷洗干净，干燥备用
清洗槽 漂洗槽	彻底刷洗		浸泡	流动水冲洗干净后擦干
消毒槽	更换 彻底刷洗		浸泡	无菌水冲净，无菌巾擦干
终末漂洗槽 干燥台控制面板	清洁		擦拭	无菌巾擦拭干燥
内镜转运车	清洁	消毒湿巾或 ＊500 mg/L 含氯消毒剂（需用清水毛巾再擦拭一遍）	擦拭	无菌巾擦拭干燥
镜柜	清洁		擦拭	无菌巾擦拭干燥每周一次 污染及时处理

（续表）

设备名称	处理过程	消毒/灭菌及时间	消毒方式	消毒后处理过程
地面	无明显污染，清水擦拭 被血液、体液污染，500 mg/L 含氯消毒剂消毒		擦拭	每天一次
墙面	清洁	500 mg/L 含氯消毒剂	擦拭	每月一次 污染及时处理
空气	环境清洁后	空气消毒机消毒 1 小时		每季度清洁消毒空气过滤网一次

11. 内镜清洗消毒机工作流程

（1）使用内镜清洗消毒机时应遵循产品说明操作使用。

（2）在使用内镜清洗消毒机进行清洗消毒之前，应先对内镜进行预处理和手工清洗、漂洗；如果内镜清洗消毒机无测漏功能，应先进行手工测漏。流程参照手工清洗消毒流程。

（3）将内镜置入内镜清洗消毒机内，并用专用的连接器将内镜各个管道与洗消机连接；关闭舱门，启动洗消程序进行工作。

（4）如果所用内镜清洗消毒机无干燥功能，应进行手工干燥。

（三）监测环节

1. 日常监测

（1）内镜清洗质量监测

1）洗消质控人员每日对洗消设备及附件进行检查，确保完好使用。

2）洗消质控人员每日加强洗消人员操作环节的督查，及时发现错误/不规范行为，予以制止和纠正，确保内镜清洗质量。

3）采用目测法对漂洗后的内镜表面及其附件监测，是否有血渍、污渍、水垢等残留。清洗质量不合格的，应重新清洗。

4）采用三磷酸腺苷（ATP）生物荧光检测，间接反映微生物或有机物含量，可以快速监测内镜清洗前后细菌残留量，用于评估内镜清洗的有效性。

5）采用蛋白残留测定，包括对清洗后的内镜残留血红蛋白、蛋白质、碳水化合物的检测。通过显色反应，颜色越深表示蛋白残留越多，需

要重新清洗或检测。

（2）使用中的消毒剂或灭菌剂监测

1）必须定期监测消毒剂浓度效果，因为反复使用使浓度被稀释。每天内镜消毒前进行监测，确保消毒剂浓度合格有效。

2）消毒次数多，应多频次测试消毒剂浓度，确保有效消毒。

3）消毒剂说明书上如果注明使用规定数量，消毒内镜数量达到规定数量的一半后，应在每次内镜消毒前进行监测。

4）每次更换后的消毒剂需测试消毒剂浓度。

5）消毒剂达到使用效期必须丢弃，不管是否达到最小有效浓度。

6）染菌量监测：①采样时间，每季度监测 1次；②采样方法：用无菌注射器吸取 1 ml 消毒剂原液，加入 9 ml 中和剂混匀，立即送检；③监测标准：使用中的消毒剂≤100 cfu/ml，无致病菌生长；使用中的灭菌剂无菌生长。

（3）内镜消毒质量监测：消毒内镜应每季度进行生物学监测。监测采用轮换抽检的方式，每次按 25% 的比例抽检。内镜数量≤5 条的应每次全部监测；内镜数量>5 条的每次监测数量应不低于 5 条。

每次监测时尽量选择不同型号、不同种类的内镜，每条内镜至少每年监测 1 次。建议内镜数量多的，每月分批次监测；治疗内镜，每月监测 1 次。

1）采样时间：在内镜高水平消毒/灭菌处理后、使用前立即采样。

清洗消毒机新安装或维修后、更换消毒剂品牌、引进新内镜、内镜维修后、使用厂家提供备用镜前,应对内镜进行监测,监测合格后方可使用。

2)采样部位:消毒/灭菌内镜的内腔面(包括钳子管道、送气/送水管道、副送水管道、抬钳器钢丝管道)建议使用灭菌的全管道灌流器采样。

3)采样方法:用无菌注射器抽取50 ml含相应中和剂的无菌洗脱液。从被检内镜活检口注入冲洗内镜管道,先端部出口收集全量洗脱液。注射器向管腔内注入空气,以排尽管腔内残留洗脱液。拧紧集液瓶盖,及时送检。

4)监测标准:高水平消毒合格标准≤20 cfu/件,无致病菌生长,灭菌合格标准无菌生长。

含相应中和剂的洗脱液,不同种类消毒剂使用的中和剂不同:含氯消毒剂、过氧化物消毒剂,用含0.1%的硫代硫酸钠中和剂;洗必泰、季铵盐类消毒剂,用含0.3%吐温80(聚山梨酯80)和0.3%卵磷脂中和剂;醛类消毒剂用含0.3%甘氨酸中和剂;含有表面活性剂的各种复方消毒剂,可在中和剂中加入吐温80至3%。

(4)内镜清洗消毒机监测

1)应遵循产品使用说明书正确使用并定期维护。

2)应正确使用配套的附件、消毒剂、清洗剂及其消耗品。

3)内镜清洗消毒机新安装、维修,以及更换清洗用水、消毒剂、清洗剂等时,应遵循生产厂家的使用说明或指导手册进行监测,检测合格后方可使用。

4)使用中应监测使用情况。连接管是否安装到位/折弯,影响有效灌流;内镜放置是否正确,否则消毒液无法完全浸泡;消毒液、清洗液是否缺失,影响消毒效果;水压是否太低,影响机器正常运转等。警惕机器故障造成内镜无法正常消毒,错误认为消毒完成而使用内镜!

5)建议使用有流量监测功能、报警提示功能的清洗消毒机。

6)多频次监测消毒液浓度,确保有效消毒灭菌。

7)每日使用结束,应做好机器的终末处理。

8)定期做好机器自身消毒。

9)手卫生和环境消毒质量监测

10)每季度应对医务人员手消毒效果进行监测。

11)每季度应对诊疗室、清洗消毒室的环境消毒效果进行监测。

(5)监测限定数值及改进措施:见表5-2-2。

表5-2-2　监测限定数值及改进措施

采样对象	采样时间	采样面积	合格 RLU	不合格 RLU
物表	清洁后	10 cm×10 cm	<350	>350
内镜外表面	清洗后	4 cm×25 cm 尽量涂抹	<200	>200
内镜内腔面	清洗后	/	<200	>200
改进措施			清洁合格	重新清洁

注:即使是完全清洁的样品得出的结果也不会为0!

2. 日常记录

(1)应做好内镜清洗消毒的登记工作,登记内容应包括:诊疗日期、患者标识与使用内镜的编号(均应具唯一性)、清洗消毒的起止时间以及操作人员姓名等。有洗消追溯系统的,应落实每日追溯记录完整、真实有效。

(2)应记录使用中消毒剂/灭菌剂浓度/染菌量监测结果。

（3）应记录内镜测漏情况。

（4）应记录内镜生物学监测、手卫生和环境消毒质量监测结果。

（5）应记录每日物品和环境终末处置情况。

（6）应记录内镜清点及维修情况。

（7）应记录内镜洗消工作站维修情况。

（8）宜记录：消毒/灭菌剂更换、终末漂洗水滤芯更换、内镜清洗消毒机自身消毒。

（9）记录应具有可追溯性，消毒剂浓度监测记录保存期≥6个月，其他监测资料保存期≥3年。

附1 奥林巴斯OER‑AW清洗消毒灭菌流程

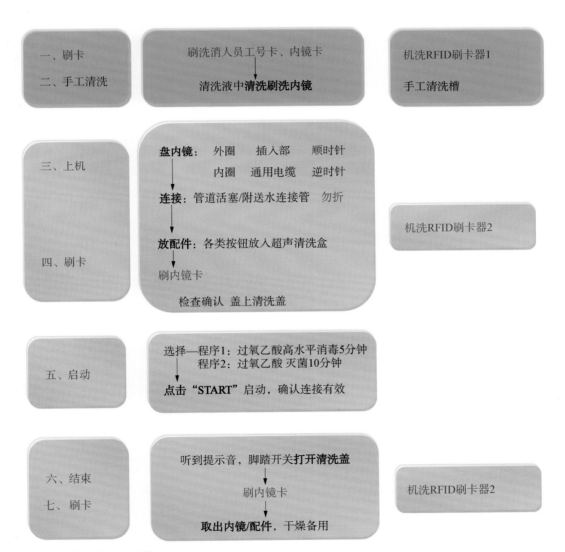

注：1. 操作前做好个人防护。

2. 盘放连接内镜时轻放勿折，确保连接管畅通。

3. 定时检查OER‑AW过氧乙酸浓度/清洗液量，确保有效消毒灭菌。

附2 更换阿西赛多消毒液流程

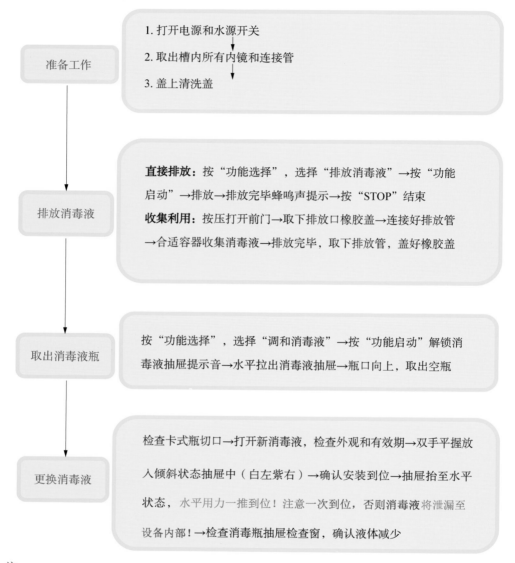

准备工作
1. 打开电源和水源开关
2. 取出槽内所有内镜和连接管
3. 盖上清洗盖

排放消毒液
直接排放： 按"功能选择"，选择"排放消毒液"→按"功能启动"→排放→排放完毕蜂鸣声提示→按"STOP"结束
收集利用： 按压打开前门→取下排放口橡胶盖→连接好排放管→合适容器收集消毒液→排放完毕，取下排放管，盖好橡胶盖

取出消毒液瓶
按"功能选择"，选择"调和消毒液"→按"功能启动"解锁消毒液抽屉提示音→水平拉出消毒液抽屉→瓶口向上，取出空瓶

更换消毒液
检查卡式瓶切口→打开新消毒液，检查外观和有效期→双手平握放入倾斜状态抽屉中（白左紫右）→确认安装到位→抽屉抬至水平状态，水平用力一推到位！注意一次到位，否则消毒液将泄漏至设备内部！→检查消毒瓶抽屉检查窗，确认液体减少

注：
1. 操作前做好个人防护。
2. 操作前取出所有内镜和连接管，否则消毒液无法正常排放。
3. 确保排放口橡胶盖密封性，防止消毒液泄漏损坏设备。
4. 调和消毒液程序结束后查看消毒液检查窗情况，确保操作正确。

附 3 奥林巴斯 OER-AW 终末处理流程

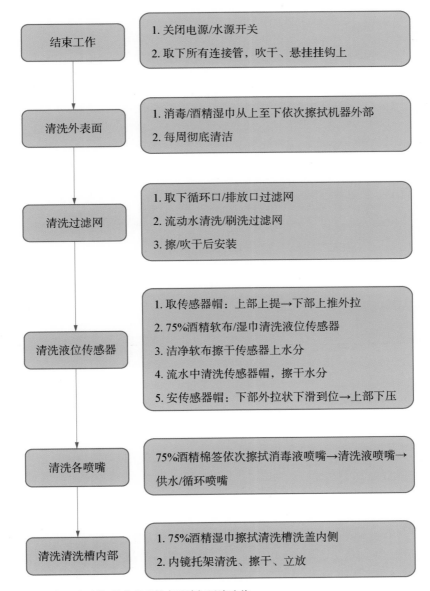

结束工作	1. 关闭电源/水源开关 2. 取下所有连接管，吹干、悬挂挂钩上
清洗外表面	1. 消毒/酒精湿巾从上至下依次擦拭机器外部 2. 每周彻底清洁
清洗过滤网	1. 取下循环口/排放口过滤网 2. 流动水清洗/刷洗过滤网 3. 擦/吹干后安装
清洗液位传感器	1. 取传感器帽：上部上提→下部上推外拉 2. 75%酒精软布/湿巾清洗液位传感器 3. 洁净软布擦干传感器上水分 4. 流水中清洗传感器帽，擦干水分 5. 安传感器帽：下部外拉状下滑到位→上部下压
清洗各喷嘴	75%酒精棉签依次擦拭消毒液喷嘴→清洗液喷嘴→供水/循环喷嘴
清洗清洗槽内部	1. 75%酒精湿巾擦拭清洗槽洗盖内侧 2. 内镜托架清洗、擦干、立放

注：为确保清洗槽内部彻底干燥，终末处理结束后请打开清洗盖。

附4　奥林巴斯 OER‑AW 自身消毒流程

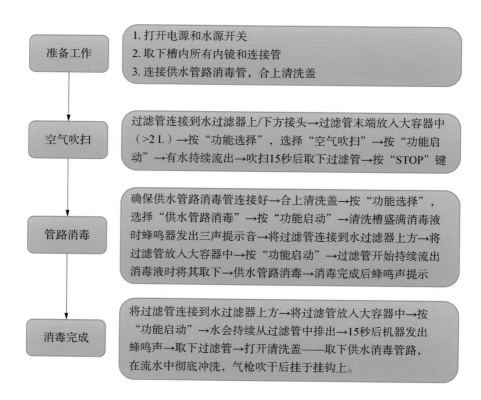

| 准备工作 | 1. 打开电源和水源开关
2. 取下槽内所有内镜和连接管
3. 连接供水管路消毒管，合上清洗盖 |

| 空气吹扫 | 过滤管连接到水过滤器上/下方接头→过滤管末端放入大容器中（>2 L）→按"功能选择"，选择"空气吹扫"→按"功能启动"→有水持续流出→吹扫15秒后取下过滤管→按"STOP"键 |

| 管路消毒 | 确保供水管路消毒管连接好→合上清洗盖→按"功能选择"，选择"供水管路消毒"→按"功能启动"→清洗槽盛满消毒液时蜂鸣器发出三声提示音→将过滤管连接到水过滤器上方→将过滤管放入大容器中→按"功能启动"→过滤管开始持续流出消毒液时将其取下→供水管路消毒→消毒完成后蜂鸣声提示 |

| 消毒完成 | 将过滤管连接到水过滤器上方→将过滤管放入大容器中→按"功能启动"→水会持续从过滤管中排出→15秒后机器发出蜂鸣声→取下过滤管→打开清洗盖——取下供水消毒管路，在流水中彻底冲洗，气枪吹干后挂于挂钩上。 |

注：
1. 操作前做好个人防护。
2. 每月进行自身消毒一次。自身消毒前请监测消毒液浓度，合格使用；不合格，更换消毒液后自身消毒。
3. 洗消机停用 14 天以上、更换水滤芯后务必进行自身消毒。

附5　内镜中心生物学监测内容

一、采样方法

(一) 内镜消毒/灭菌效果监测(附表 5‑1)

1. 采样时间　在高水平消毒/灭菌处理后立即采样。

2. 采样部位　消毒/灭菌内镜的内腔面。

3. 采样方法　用无菌注射器抽取 50 ml 含相应中和剂的无菌洗脱液。从被检内镜活检口注入冲洗内镜管道，先端部出口收集全量洗脱液。注射器向管腔内注入空气，以排尽管腔内残留洗脱液。拧紧集液瓶盖，及时送检。

(二) 使用中的消毒剂

采样方法：用无菌注射器吸取 1 ml 消毒剂原液，加入 9 ml 中和剂混匀，立即送检。

(三) 使用中的灭菌剂

采样方法：用无菌注射器吸取 1 ml 灭菌剂原液，加入 9 ml 中和剂混匀，立即送检。

(四) 物体表面消毒效果监测

采样时间：在消毒处理后立即采样。

采样方法：被采样本面积<100 cm² 取全部表面；采样面积≥100 cm²，连续采样 4 个位置（不可有重叠），每个位置采 5 cm×5 cm 的大小，用浸湿无菌用水的棉拭子 1 支，在规格板内横竖往返均匀涂擦各 5 次，并随之转动采样棉拭子，折断操作者手接触部位，将棉拭子投入 10 ml

无菌用水试管内,立即送检。

门把手等不规则物体表面用棉拭子直接涂擦采样,采样面积≥30 cm²。

（五）手消毒效果监测

1. 采样时间 在洗手或手消毒后,在接触患者前或进行诊疗活动前采样。

2. 采样方法 被检人五指并拢;取2支无菌棉拭子浸湿无菌用水;取一支棉拭子在一只手的手指屈面,从指根到指端往返涂擦2次(一只手涂擦面积约30 cm²),并随之转动采样棉拭子;按同样方法用另一支棉拭子涂擦另一只手;折断操作者手接触部位,将棉拭子投入10 ml无菌用水试管内,立即送检。

（六）终末过滤水（必要时监测）

1. 采样时间 对终末过滤水水龙头清洁消毒后,放水5分钟。

2. 采样方法 用无菌集液瓶接取100 ml终末过滤水,拧紧瓶盖立即送检。

（七）空气消毒效果监测

1. 采样时间 在消毒灭菌处理后,操作前进行采样。

2. 采样方法 室内面积≤30 m²,在对角线上设里、中、外3点,里、外两点位置各距墙1 m;室内面积>30 m²,设东、西、南、北、中5点,其中东、西、南、北4点均距墙1 m。将培养皿(9 cm直径普通营养琼脂平板)放在各采样点,采样高度为距离地面1.5 m,打开盖子,扣放于平板旁,暴露5 min后,盖好立即送检。皿盖打开顺序:先内后外;手臂及头不可越过培养皿上方;行走及放置动作要轻,尽量减少对空气流动状态的影响;皿盖应扣放,以防污染。

采样结束后,由外向内合上皿盖。

二、采样注意事项

（1）无菌试管、培养皿2～8℃冰箱内保存,采样前恢复至室温,先编号后采样。

（2）采样时停止其他操作,减少人员走动。采样人员做好手部卫生,佩戴口罩、帽子,穿无菌手术衣,戴无菌手套。铺设无菌台,规范无菌操作,避免污染影响监测结果。

（3）打印专用送检单,采样后立即送检。送检时合适容器放置,避免污染。

附表5-1 内镜中心生物学监测

采样时间	标本名称	标准	单位	备注
每月	胃镜	≤20 无致病菌生长	cfu/件	手工/机洗采样
	肠镜			
	十二指肠镜(灭菌)	无菌生长		机洗采样 环氧不采样
	终末过滤水	≤10	cfu/100 ml	手工/机洗轮检
每季度	使用中的消毒剂	≤100 无致病菌生长	cfu/ml	手工
	使用中的灭菌剂	无菌生长		AER
	物体表面	≤10	cfu/cm²	清洗槽台面/AER台面
	工作人员手			
	室内空气	≤4 cfu/5 min·9 cm 平皿		

附6 3M ATP荧光监测注意事项

（1）ATP监测只代表物表卫生清洁状况,不能作为消毒质量监测指标。

只需采样清洗漂洗后的内镜。

（2）监测前先用目测法检测内镜表面,如果用肉眼看到污物,则无需浪费拭子监测。

（3）监测表面应为清洗后干燥表面，内镜采样前一定要吹（擦）干表面液体后再进行，尤其对于管腔口采样一定要彻底吹干。

（4）ATP采样拭子在使用前应在室温下放置至少10分钟。

（5）内镜外表面（蓝色采样棒）采样方法同物表消毒效果监测，需注意：

1）采样时注意拭子取样头与内镜表面接触角度（30°～45°），充分接触，勿垂直采样。

2）采样时稍用力擦拭内镜表面，同时转动拭子采样。

3）采样面积：内镜插入部4 cm×25 cm不规则表面应尽量涂抹足够的区域。

4）采样时不要用手触摸拭子取样头，以免污染。

（6）内镜内腔面（红色采样棒）采样方法：

1）用灭菌堵头将吸引口、送水送气口、钳子开口堵住，向管腔内注入40 ml无菌注射水并注入空气60 ml，内镜先端部用无菌容器收集管腔内的液体。

2）打开红色采样棒，将采样环完全浸没待检液体中。

3）取出采样棒放入装置中。

（7）采样拭子垂直位置按下装置，左右快速摇晃至少5秒，然后立即进行检测。

（8）拭子平时需2～8 ℃冷藏保存，避免强光直接照射。如不能及时采样，请放置冰箱冷藏。

（9）根据清洗情况，可对平时容易忽略的部位进行重点监测。

内镜采样部位表示：①插入部；②操作部；③先端部；④钳子管道开口；⑤负压吸引口

（10）内镜洗消护士负责落实采样：每月第一周和第三周，监测数量5条/次。

洗消护士监测后需对异常监测结果进行情况分析和说明。

（顾　青　王晴雷）

📖 参考文献

［1］中华人民共和国卫生行业标准. 软式内镜清洗消毒技术规范［S］. WS 507－2016.

［2］中华人民共和国卫生行业标准. 医疗机构消毒技术规范［S］. WS/T 367－2012.

［3］中华人民共和国卫生行业标准. 医院消毒卫生标准［S］. GB 15982－2012.

第六章

质 量 管 理

一、护理质量

(一)人员着装

工作人员进行内镜诊疗或者清洗消毒时，应遵循标准预防原则和 WS/T 311 的要求做好个人防护，穿戴必要的防护用品。不同区域人员防护着装要求见表 6-1-1。

表 6-1-1　不同区域人员防护着装

区域	防护着装						
	工作服	手术帽	口罩	手套	防目镜/面罩	防水围裙/隔离衣	专用鞋
诊疗室	√	√	√	√	△		
清洗消毒室	√	√	√	√	√	√	√

注:√应使用,△宜使用

(二)指导术语要求

见表 6-1-2。

表 6-1-2　指导术语

项　目		语　言	动　作
手术及检查前一天	到病区了解患者	(称呼),您好! 我是胃肠镜检查室护士××,明天您要做手术(检查)由我负责您这台手术的准备工作和配合,这种手术我们做得比较多,并且很成功,请您不要担心,手术体位是这样的(指导患者),术前准备病区护士会帮您做的,请您今晚早睡,明天我来接您进检查室,明天见	教患者做手术(检查)体位的动作
	见到手术患者	您好!(早上好/下午好)	微笑、点头

（续表）

项　目		语　言	动　作
接患者	查对患者	（称呼），怎么称呼您，您住几床，昨晚8点至今没有吃东西、饮水吧？（如是结肠检查/手术患者，询问肠道准备情况）。请您不要担心，像您这样的手术、医生做了很多次，经验很丰富 （称呼），您有没有带贵重物品？有没有假牙？如有请取下交给家属好吗？需要上厕所吗？	患者换病号服，打留置针，协助患者到推车，将患者双手放胸前，盖好被子，推至手术检查间
	接患者途中	（称呼），现在我们一起去手术间，有不适请告诉我们	观察病情，小心推车，注意保暖
	进入手术室前，对患者家属	（称呼），您（们）的亲人现在就进去做手术（检查），请您（们）不必担心，我们会很好照顾他的，请坐在凳子上等候，以便手术中有事及时联系	手指向凳子，微笑着向患者家属示意
	进入手术间	（称呼），请您不要紧张，让我们协助您上检查床，我们已经开了空调，如太热或太冷，请告诉我们	细心照顾患者，使患者处于舒适状态
巡回工作	查对患者	（称呼），请问你叫什么名字，是哪一个病区，几号床，做什么手术，您现在需要上厕所吗	亲切
	摆体位时	（称呼），现在我们要为你摆出适当的手术或检查体位，您如果疼痛不适就告诉我们。好吗？现在请您张嘴咬住咬口	左侧卧位，双腿弯曲，（肠镜检查需脱裤子至大腿处），带氧气管，检查留置针，注意保暖和隐私遮挡，接心电监护
	麻醉护理	（称呼），现在麻醉医生负责为您打麻醉，留置针手会有点胀痛，请坚持一下	注意观察留置针处有无红肿，观察生命体征，注意咬口不要脱出
	复苏时	（称呼），手术（检查）已经顺利完成了，但是因为麻药原因，你还是有点头晕，无力，现在我们把你送回病房	将患者用平车送回病房，协助患者上床
	回病房时	（称呼），您今天尽量卧床休息，不要随处走动，根据患者病情进行饮示指导，如有不适请按呼叫铃，祝您早日康复	将床头铃放患者易拿取处，微笑

（三）仪器维护要求

内镜中心所有仪器设备均应有专人负责，并建立仪器设备档案和使用登记本。所有仪器设备均应制定标准操作规程，仪器相关资料专柜保存。所有仪器设备应固定位置安放，不准擅自挪动；可移动设备在使用完毕后应及时放回原处。仪器使用者必须经培训合格后方可使用。操作人员要严格按标准操作规程进行操作，使用完毕后应对仪器进行检查，将仪器复位，清洁台面，发现仪器出现故障（或其他异常情况),不能排除者,应立即报告负责人,联系检修。仪器损坏当时,仪器设备周围不得存放易燃、易爆、易挥发、强氧化、强酸碱和腐蚀性试剂及其他无关物品。保持仪器设备周边环境的清洁整齐,注意安全,防止事故。

(四)质量管理要求

1. 质量管理组织　科室成立由护士长与科室护理骨干组成的质控小组,负责科室整体质量管理的督导检查及改进。

2. 质量控制制度

(1)科室质量控制小组分工细致,职责明确。

(2)每周根据质控工作重点,对各项工作依据工作标准,定期或不定期进行检查,并做好记录,每周进行差错信息讲评和分析。

(3)每月召开质量分析会,汇总检查情况,对工作质量进行评价反馈,同时提出整改措施。

(4)对存在的问题经过认真分析讨论后,如确因责任心不强,思想不重视或屡教不改者严格制止。

(5)应用 PDCA 管理机制,实行持续质量改进,以科学务实的态度对待每项工作。工作环节或程序方面存在的问题及时与相关部分协调解决,建立便捷、科学的工作流程,努力提高工作质量。

3. 质控小组职责

(1)负责内镜中心全方位护理质量控制及管理工作。制定年度质控工作计划,按照计划及科室月质控工作重点,逐步逐项进行检查落实。

(2)负责及时修订、完善、补充内镜中心质量控制检查的标准制度。

(3)每周对分管的项目定期或不定期检查考核,做到及时汇总,分析评价存在的问题并提出整改措施。每月召开质控小组会议 1 次,分析评价护理工作质量方面存在的问题,并通报检查结果。

(五)感控环节要求

1. 内镜要求　以治疗为目的的内镜需采用灭菌处理,以诊疗为目的的内镜高水平消毒即可。

2. 内镜附件　水封瓶、注水泵及连接管每日使用后需灭菌处理。

3. 耗材要求　一次性耗材必须一次性使用,可重复使用的耗材使用后立即清洗,再进行灭菌。

(六)环节质量要求

见表 6-1-3。

表 6-1-3　环节质量要求

项目	评分质量标准	分值	一次不合格扣分标准	考核记录
规章制度	1. 有质量评价小组,有健全规章制度、岗位职责,每月自查	10	1	
	2. 严格执行查对制度,手术物品清点制度,标本保存			
	3. 严格执行护理管理规范、医院感染、消毒隔离、无菌监测制度			
人员管理	4. 各类人员岗位职责明确	10	1	
	5. 人员配备符合功能要求			
	6. 有各级护理人员业务培训计划、有实施记录			
	7. 有护理人员操作与理论考核制度,有实施记录			
医院感染及护理质量管理	8. 操作前向患者告知并指导配合方法及注意事项	20	1	
	9. 熟练配合医师进行操作,检查中随时观察患者生命体征,有异常及时汇报并配合医师进行抢救			
	10. 严格遵守操作规程,对患者取下的标本正确处置并及时送检记录			

（续表）

项目	评分质量标准	分值	一次不合格扣分标准	考核记录
医院感染及护理质量管理	11. 术毕向患者讲解检查后注意事项,危重患者需与病房护士交接			
	12. 按医院感染管理要求处理医疗废物;一次性耗材须一次性使用			
	13. 做好消毒隔离工作。内镜每人次使用前后按规范进行清洗消毒;每季度按要求做好内镜等各项生物学监测			
	14. 每月空气消毒有记录			
	15. 有质控小组及活动记录,定期评估护理质量,对工作中存在的问题提出改进措施并落实跟踪,持续改进护理质量			
急救设施	16. 保证急救物品齐全、性能良好,无过期物品、药品	10	10	
	17. 有急救物品、药品的清点维护记录			
环境物品管理	18. 布局合理,严格分区、分通道	20	1	
	19. 室内陈设规范、清洁、整齐、安全、有序			
	20. 床单位整齐、无血迹,一人一换			
	21. 无菌柜、药柜清洁整齐、无灰渍、无过期,标识清晰			
	22. 各类检查镜定位放置,分类放置,方便取用,定期保养			
	23. 开启药物必须要有开启日期、时间,按需求储存使用			
	24. 无菌物品放置规范,无过期物品			
护理安全	25. 有安全管理制度及防范措施,无护理并发症,熟练掌握各种仪器、检查镜清洗、消毒、保养方法	20	1	
	26. 对各类突发事件有抢救预案,掌握抢救程序			
	27. 掌握意外事件(停水、停电、设备故障等)应急处理措施			
	28. 严格执行查对制度,确保用药准确及时			
	29. 器械清洗消毒符合标准,关节、缝隙、齿槽等处保持干净;建立内镜清洗电子登记系统/制度,做到可溯源、安全检查			
	30. 保护患者隐私,不谈论与检查无关的话题			
	31. 地面保持清洁、干燥,走廊不得堆放杂物,保持畅通			
仪表服务	32. 护士着装符合要求,仪表端庄,文明礼貌	10	1	
	33. 执行首问负责制,耐心、细心解答患者及家属提出的有关问题,有投诉、差错及事故登记报告制度以及防范措施			
	34. 对患者提供适宜康复的健康指导			
	35. 熟悉为军服务的各项规定,做到"六优先""零等待"			

（七）综合服务要求

（1）护士仪表端庄大方、衣帽整洁得体。

（2）语言文明礼貌，善于沟通交流，提倡说普通话。

（3）行为举止遵守"医务人员医德医风规范"、行为法规和医院规章制度。

（4）检查配合符合操作规范，手术配合严格执行无菌原则。

（5）严格落实医院相关感染规章制度，确保零感染。

（6）落实患者安全制度，确保患者安全。

二、护理综合质量

护理综合质量是医院护理管理的重中之重，护理质量对患者的生命健康产生直接的影响。随着医疗模式的开展，患者对护理服务质量要求越来越高。因此我们应提升护理质量，减少护理不良事件的发生，提升患者的满意度，构建和谐的医患关系。

（1）成立护理质量控制管理小组，完善内镜中心护理质量控制体系。分别是设备管理小组负责内镜中心仪器设备的管理；感控管理小组负责内镜中心内镜的清洗消毒工作以及环境卫生和消毒隔离；护理操作小组负责内镜中心检查间及手术室的无菌操作、无菌物品的管理；护士长担任总组长，对内镜中心的护理质量进行全面的管控，形成护士长——管理组长——组员三级质控体系。

（2）明确内镜中心的护理质量综合评价指标。根据胃肠镜检查室的护理质量要求，结合护理部的护理规章制度，制订详细的内镜中心护理质量综合评价指标，建立护理质量登记表。管理小组人员依据质量综合评价指标的要求，对其进行管控和改进，不定期进行护理质量的抽查并打分，对日常工作中发现的问题和护理隐患随时进行记录，详细记录护理不良事件的发生原因、经过、处理办法和改进措施。每月进行统计，组织全体护理人员进行讨论，提出科学的改进方案，促进内镜中心的护理质量的持续改进。

（3）加强护士培训。组织全体护理人员学习护理质量综合评价的相关文件，明确护理质量各项评价指标和要求。日常护理工作中，加强护理人员专业能力的培训，根据护理人员的能力、层次、经验的不同，制订护理人员的分层培训计划和考核目标，特别是胃肠镜手术中的薄弱环节，制订针对性的培训方案。同时培养护理人员的责任意识，加大日常考核力度，建立追责机制。通过护理人员个人能力和意识的提高，保障内镜中心的护理质量和手术患者的安全。

（4）持续护理改进。每月召开护理质量分析会，对各小组发现的护理问题进行统计、分析和讨论、及时发现存在的质量隐患，根据实际情况提出相应的改进措施，确保内镜中心的护理质量达标。

三、环节质量

（一）内镜检查及手术前的质量管理

1. 内镜室环境准备　严格进行区域划分，患者候诊区、诊疗室、清洗消毒室、内镜储藏室、复苏室。各区域应有明显的标识，定期消毒检查。

2. 内镜器械物品准备　诊疗及手术所需器械物品的性能、供给充足，对诊疗及手术质量的顺利完成有着密切关系。因此必须做好各类器械物品的标识管理，对各种仪器设备制定操作流程、定点放置、定期检修、专人管理。诊疗及术前认真检查手术所需的仪器设备，保障其功能性良好。

3. 诊疗及术前准备　为患者解决健康问题，满足健康需求的护理干预手段之一就是健康教育。因此内镜室护士除了要为患者创造一个安静、整洁、舒适的环境外，还应对患者进行术前访视，向患者讲解胃肠镜准备注意事项及要求，了解患者术前是否准备合格，让患者安心。

（二）内镜诊疗及手术中的质量管理

1. 诊疗前查对制度的执行　在静脉穿刺前向患者询问胃肠镜准备情况，认真确认患者肠道准备是否合格,向患者询问有无内镜禁忌证。

2. 麻醉配合　配合护士根据检查需要安置患者,摆放体位,建立静脉通路,协助给药,手术必要时行气管插管,协助固定气管导管等。

3. 无菌操作技术管理　内镜中心工作人员最易疏忽的就是无菌操作环节,因此,无菌操作的认真执行要靠全体医护人员共同完成。应建立牢固的无菌观念,自觉的严格执行无菌操作。

4. 护理配合　配合护士须熟练掌握手术配合常规技术,了解手术的特殊需要,注意手术进程,了解各项手术器械的使用,保证手术配合顺利,观察患者静脉通路和各项仪器的正常使用。协助麻醉师处理各项异常情况。

(三) 术后的质量管理

1. 手术患者的管理　手术结束后注意保暖,患者未清醒时应与复苏室护士做好交接,密切观察患者生命体征变化。

2. 手术间处理　术后及时清理手术间,对手术间进行消毒。

(四) 术后器械物品管理

(1) 使用后的内镜床旁预处理后立即送往清洗消毒间进行再处理。

(2) 一次性耗材一次性使用,使用后双人核对销毁装入黄色医疗垃圾袋,并做好相关耗材使用登记记录。

(3) 非一次性物品按照医院感染规定要求,进行消毒/灭菌后定点存放。

(彭 阳 刘 璐 廖 雨)

📖 **参考文献**

[1] 王萍,徐建鸣. 消化内镜诊疗辅助技术配合流程[M]. 北京:复旦大学出版社,2016:33.

[2] 王萍,姚礼庆. 现代内镜护理学[M]. 上海:复旦大学出版社,2011.

第七章

护理人员配置

一、护理人员配置的目的

本着合理、有效地使用护理人力资源,最大限度地发挥人才的智慧和潜能,提高效率和效能的思想,并结合科室工作量,确保个体胃肠内镜检查安全、高效地进行,提供辅助手术最低人员配备要求和实践范围的指导,制定护理人员配置原则。将最低人员配备定义为:无论一天中的什么时间,都需要在房间中以安全有效的方式执行程序的最低人数。

1. 常规检查 是指食管、胃、十二指肠检查和结肠镜检查,包括或不包括常规干预(如活检取样、息肉切除术、止血、黏膜下注射等),包括非紧急情况和紧急情况。

2. 高级内镜操作 包括 EUS、细针穿刺抽吸、内镜逆行胰胆管造影术、内镜黏膜下剥离术、经口内镜肌切开术、腔内支架置入术、小肠镜检查等,根据患者护理需求的变化来动态调整护理人员配置,内镜技师协助医生和护士进行胃肠道疾病诊断。

二、护理人员配置的影响因素

(1)对常规检查和取决于镇静类型的高级内镜检查程序。

(2)内镜检查过程中不同工作人员可以执行的可接受的任务。

(3)内镜检查过程中的最低限度培训和无人机的作用。

三、护理人员配置原则

(一)功能需要的原则

护理人员的配置应根据科室规模、功能任务和发展趋势,科学合理地配置人员,以保证各项护理任务顺利完成及护理质量的持续改进。

(二)以人为本的原则

医学模式的转变要求护理工作应为患者提供最佳的整体护理,因此配置护理人员数量、结构等应以满足患者的护理需要为原则,体现"以患者为中心"的整体护理服务宗旨。

(三)能级对应的原则

人员的配备应根据护理岗位职责、技术要求、合理调整护理队伍能级结构设置,充分发挥不同层级护理人员作用,力求做到个人与岗位相匹配,优化人力资源配置。

(四)结构合理的原则

护理人员的配置不仅要根据实际工作能力、专业特点、教学及科研任务的轻重,还需要考虑人员数量和人员群体的结构比例,保证各类人员合理的比例关系、合理的储存结构、合理的年龄结构和合理的知识结构,使护理人员达到最优化群体组合,发挥群体最大效能。

(五)动态调整的原则

根据岗位目标任务的变化,适时重新进行工作分析和人才评测,对岗位职责、要求及现有人员的知识、技能、能力进行重新定位,合理稳妥地实行护理人力动态配置。

四、护理人员配置基本要求

(一) 护士

(1) 内镜室应设有经过培训的专业护士,其专业年限至少在 3 年以上。每个检查台应设置 1 名护士(按同一时间内开展的台数计算)。3 台以上的内镜室可设立护理组或配备护士长。

(2) 内镜室护士应经过专门技术培训,培训工作应在三级医院内进行,时间不短于 2 个月。在有条件的地区,可采取考核上岗制度。

(二) 技术人员

(1) 对工作量较大的内镜室,尤其是有 X 线设备的内镜室应配备技术员,技术员应有(或相当于)中专以上学历,经培训后上岗。

(2) 技术人员可以安全地协助所有内镜技术,包括但不限于以下干预:通过活检钳获得组织样本,在圈套息肉切除术中操作圈套器,用于提升的黏膜下注射,染色剂的黏膜下注射,试剂的腔内注射,药物的黏膜下注射,以及在内镜逆行胰胆管造影术期间注射造影剂。

五、护理人员的配置

(一) 镇静类型、常规检查护理人员的配置

1. 无镇静的内镜检查　对于接受常规检查而没有镇静的患者,我们建议至少有 1 名内镜检查工作人员(技师或注册护士)在房间内。

2. 中度镇静的常规内镜检查　对于接受内镜医生指导的中度镇静常规程序的患者,我们建议至少有 1 名注册护士在室内协助内镜程序的技术部分,前提是这些任务可以中断。

3. 深度镇静(丙泊酚)的常规检查　对于接受内镜医生指导的深度镇静常规检查的患者,我们建议在该程序全程,房间内至少有 1 名注册护士和另 1 名内镜检查工作人员(技师或注册护士)在场。

4. 由麻醉提供者进行内镜检查　对于接受常规麻醉程序并提供辅助镇静的患者,我们建议室内至少有 1 名内镜检查人员(技师或注册护士)。

对于内镜常规检查,无论镇静类型,建议有两名内镜检查工作人员在场,最好是一名注册护士和一名技术医生,任何建议都会考虑成本影响、当前做法、当前证据和效率后提出的。考虑到房间内有两名工作人员(其中一名是注册护士)的成本影响,以及缺乏支持这种做法的证据,当内镜检查在没有镇静或有麻醉提供者的情况下进行时,专家组决定推荐一名"内镜检查工作人员",而不是注册护士。

美国麻醉医师协会的实践指南指出,"除了执行手术的医师之外,应该有一个指定的人在使用镇静/止痛的整个手术过程中监视患者。在深度镇静期间,这个人应该没有其他责任。然而,在中度镇静期间,一旦患者的镇静/止痛水平和生命体征稳定下来,只要对患者的镇静水平保持足够的监测,此人可以协助完成次要的、可中断的任务",如果事先预计到不可中断的干预,那么在手术开始时,第二个人应该可以在胃肠道诊疗中使用,以便临时需要时能立即调用。有额外的工作人员就更好,尤其是在改变房间的时候。

(二) 镇静类型、高级内镜护理人员的配置

1. 内镜医生指导的中度镇静　对于接受内镜医生指导的中度镇静的高级手术的患者,我们建议在房间内至少有 1 名注册护士,并且在手术的任何介入部分都有另 1 名内镜检查工作人员(技师或注册护士)在场。

2. 内镜医生指导的深度镇静　对于在内镜医师指导下进行深度镇静的高级手术的患者,我们建议在房间内至少有 1 名注册护士,并在手术的任何介入部分预先安排另一位内镜工作人员(技师或注册护士)。

3. 麻醉医师辅助的内镜检查　对于接受麻醉医师辅助的高级手术的患者,我们建议至少有 1 名内镜检查工作人员(技师或注册护士)在房间内。

在执行高级内镜检查程序时,无论镇静类型如何,都需要两名内镜检查人员,最好是一名注册护士和一名技术人员。可以是让两名工作人员一直待在房间里,关键让两名工作人员一

直待在房间里,或者只在干预期间待在房间里。如果这种干预是提前预期的,那么在手术开始时,另1个人应该在胃肠镜检查室中,以便他们在被调用时立即可用。

当麻醉由麻醉师实施时,只有一名工作人员是合理的,这应该与内镜医师指导的深度镇静没有区别。在这两种情况下,都有一个人专门负责监测患者(在内镜医生指导下进行深度镇静的注册护士和提供镇静的麻醉师),另外一名工作人员可以协助介入治疗。有些可能会要求由医生提供镇静时有护士在场,但如果由麻醉提供者提供镇静,则可能不需要第二名护士。

(三)其他岗位的护理人员配置

1. 预约室、准备室　根据本单位患者数量配置相匹配的护理人员。

2. 麻醉复苏室　配备至少有一位能独立实施麻醉的门诊医师,建议床护比2∶1。

3. 洗消室　清洗消毒内镜工人数量与本单位工作量相匹配,建议洗消人员和全手工洗消内镜数量之比在1∶20较合适。

根据程序的复杂性和指示,有时可能需要额外的工作人员。例如,对于接受复杂内镜逆行胰胆管造影术的患者,第二名工作人员可能需要在手术开始时就预先安排,而其他手术,如EUS手术,可能不需要第二名工作人员,直到介入阶段。某些过程可能需要额外的工作人员,例如在双气囊小肠镜检查过程中,一名工作人员专门负责握住外管。根据当地的规定,有时住院实习医生,特别是胃肠病学的实习医生,可以适当地代替护士或技术人员。

(杨晓虹)

📖 参考文献

[1] 美国胃肠内镜学会(ASGE, American Society for Gastrointestinal Endoscopy). 2020 ASGE 指南:胃肠道内镜检查最低人员配置要求[C]. 2020. 02. 24.

[2] 中华医学会. 临床技术操作规范·消化内镜分册[M]. 北京:人民卫生出版社,2004.

[3] 中华人民共和国卫生行业标准. 软式内镜清洗消毒技术规范[S]. WS 507 - 2016.

[4] 马丽,嵇芳青,孙瑶,等. 内镜洗消员清洗内镜数量与清洗效果的关系[J]. 黑龙江医学,2019,43(5):523 - 524.

软式内镜清洗消毒技术规范
（WS 507‑2016）

1 范围

本标准规定了软式内镜清洗消毒相关的管理要求、布局及设施、设备要求、清洗消毒操作规程、监测与记录等内容。

本标准适用于开展软式内镜诊疗工作的医疗机构。

注：本标准中的"内镜"系指软式内镜。

2 规范性引用文件

下列文件对于本文件的应用是必不可少的。凡是注日期的引用文件，仅注日期的版本适用于本文件。凡是不注日期的引用文件，其最新版本（包括所有的修改单）适用于本文件。

GB 5749　　生活饮用水卫生标准
GB 15982　医院消毒卫生标准
GB 28234　酸性氧化电位水生成器安全
GB 30689　内镜自动清洗消毒机卫生要求
WS/T 311　医院隔离技术规范
WS/T 313　医务人员手卫生规范
WS/T 367　医疗机构消毒技术规范

3 术语和定义

下列术语和定义适用于本文件。

3.1

软式内镜 flexible endoscope
用于疾病诊断、治疗的可弯曲的内镜。

3.2

清洗 cleaning

使用清洗液去除附着于内镜的污染物的过程。

3.3

漂洗 rinsing
用流动水冲洗清洗后内镜上残留物的过程。

3.4

终末漂洗 final rinsing
用纯化水或无菌水对消毒后的内镜进行最终漂洗的过程。

3.5

清洗液 cleaning solution
按照产品说明书，将医用清洗剂加入适量的水配制成使用浓度的液体。

4 管理要求

4.1 医疗机构的管理要求

4.1.1 有条件的医院宜建立集中的内镜诊疗中心（室），负责内镜诊疗及清洗消毒工作。

4.1.2 内镜的清洗消毒也可由消毒供应中心负责，遵循本标准开展工作。

4.1.3 应将内镜清洗消毒工作纳入医疗质量管理，制定和完善内镜诊疗中心（室）医院感染管理和内镜清洗消毒的各项规章制度并落实，加强监测。

4.1.4 护理管理、人事管理、医院感染管理、设备及后勤管理等部门，应在各自职权范围内，对内镜诊疗中心（室）的管理履行以下职责：

a. 根据工作量合理配置内镜诊疗中心

(室)的工作人员。

b. 落实岗位培训制度。将内镜清洗消毒专业知识和相关医院感染预防与控制知识纳入内镜诊疗中心(室)人员的继续教育计划。

c. 对内镜诊疗中心(室)清洗、消毒、灭菌工作和质量监测进行指导和监督,定期进行检查与评价。

d. 发生可疑内镜相关感染时,组织、协调内镜诊疗中心(室)和相关部门进行调查分析,提出改进措施。

e. 对内镜诊疗中心(室)新建、改建与扩建的设计方案进行卫生学审议;对清洗、消毒与灭菌设备的配置与质量指标提出意见。

f. 负责设备购置的审核(合格证、技术参数);建立对厂家设备安装、检修的质量审核、验收制度;专人负责内镜诊疗中心(室)设备的维护和定期检修,并建立设备档案。

g. 保障内镜诊疗中心(室)的水、电、压缩空气的供给和质量,定期进行设施、管道的维护和检修。

4.2 内镜诊疗中心(室)的管理要求

4.2.1 应建立健全岗位职责、清洗消毒操作规程、质量管理、监测、设备管理、器械管理、职业安全防护、继续教育和培训等管理制度和突发事件的应急预案。

4.2.2 应有相对固定的专人从事内镜清洗消毒工作,其数量与本单位的工作量相匹配。

4.2.3 应指定专人负责质量监测工作。

4.2.4 工作人员进行内镜诊疗或者清洗消毒时,应遵循标准预防原则和 WS/T 311 的要求做好个人防护,穿戴必要的防护用品。不同区域人员防护着装要求见附录 A。

4.2.5 内镜诊疗中心(室)的工作人员应接受与其岗位职责相应的岗位培训和继续教育,正确掌握以下知识与技能。

a. 内镜及附件的清洗、消毒、灭菌的知识与技能;

b. 内镜构造及保养知识;

c. 清洗剂、消毒剂及清洗消毒设备的使用方法;

d. 标准预防及职业安全防护原则和方法;

e. 医院感染预防与控制的相关知识。

5 布局及设施、设备要求

5.1 基本要求

5.1.1 内镜诊疗中心(室)应设立办公区、患者候诊室(区)、诊疗室(区)、清洗消毒室(区)、内镜与附件储存库(柜)等,其面积应与工作需要相匹配。

5.1.2 应根据开展的内镜诊疗项目设置相应的诊疗室。

5.1.3 不同系统(如呼吸、消化系统)软式内镜的诊疗工作应分室进行。

5.2 内镜诊疗室

5.2.1 诊疗室内的每个诊疗单位应包括诊查床 1 张、主机(含显示器)、吸引器、治疗车等。

5.2.2 软式内镜及附件数量应与诊疗工作量相匹配。

5.2.3 灭菌内镜的诊疗环境至少应达到非洁净手术室的要求。

5.2.4 应配备手卫生装置,采用非手触式水龙头。

5.2.5 应配备口罩、帽子、手套、护目镜或防护面罩等。

5.2.6 注水瓶内的用水应为无菌水,每天更换。

5.2.7 宜采用全浸泡式内镜。

5.2.8 宜使用一次性吸引管。

5.3 清洗消毒室

5.3.1 应独立设置。

5.3.2 应保持通风良好。

5.3.3 如采用机械通风,宜采取"上送下排"方式,换气次数宜≥10 次/h,最小新风量宜达到 2 次/h。

5.3.4 清洗消毒流程应做到由污到洁,应将操作规程以文字或图片方式在清洗消毒室适当的位置张贴。

5.3.5 不同系统(如呼吸、消化系统)软式内镜的清洗槽、内镜自动清洗消毒机应分开设置和使用。

5.3.6　应配有以下设施、设备：

a. 清洗槽。手工清洗消毒操作还应配备漂洗槽、消毒槽、终末漂洗槽。

b. 全管道灌流器。

c. 各种内镜专用刷。

d. 压力水枪。

e. 压力气枪。

f. 测漏仪器。

g. 计时器。

h. 内镜及附件运送容器。

i. 低纤维絮且质地柔软的擦拭布、垫巾。

j. 手卫生装置，采用非手触式水龙头。

5.3.7　宜配备动力泵（与全管道灌流器配合使用）、超声波清洗器。

5.3.8　宜配备内镜自动清洗消毒机。

5.3.9　内镜自动清洗消毒机相关要求应符合 GB 30689 的规定，主要包括：

a. 应具备清洗、消毒、漂洗、自身消毒功能；

b. 宜具备测漏、水过滤、干燥、数据打印等功能。

5.3.10　灭菌设备：用于内镜灭菌的低温灭菌设备应符合国家相关规定。

5.3.11　清洗消毒室的耗材应满足以下要求。

a. 水：应有自来水、纯化水、无菌水。自来水水质应符合 GB 5749 的规定。纯化水应符合 GB 5749 的规定，并应保证细菌总数≤10 cfu/100 mL；生产纯化水所使用的滤膜孔径应≤0.2 μm，并定期更新。无菌水为经过灭菌工艺处理的水。必要时对纯化水或无菌水进行微生物学检测。

b. 压缩空气：应为清洁压缩空气。

c. 医用清洗剂应满足以下要求：

1）应选择适用于软式内镜的低泡医用清洗剂；

2）可根据需要选择特殊用途的医用清洗剂，如具有去除生物膜作用的医用清洗剂。

d. 医用润滑剂：应为水溶性，与人体组织

有较好的兼容性，不影响灭菌介质的穿透性和器械的机械性能。

e. 消毒剂应满足以下要求：

1）应适用于内镜且符合国家相关规定，并对内镜腐蚀性较低；

2）可选用邻苯二甲醛、戊二醛、过氧乙酸、二氧化氯、酸性氧化电位水、复方含氯消毒剂，也可选用其他消毒剂；

3）部分消毒剂使用方法见附录 B；

4）酸性氧化电位水应符合 GB 28234 的规定。

f. 灭菌剂应满足以下要求：

1）应适用于内镜且符合国家相关规定，并对内镜腐蚀性较低；

2）可选用戊二醛、过氧乙酸，也可选用其他灭菌剂；

3）部分灭菌剂使用方法见附录 B。

g. 消毒剂浓度测试纸：应符合国家相关规定。

h. 干燥剂：应配备 75％～95％乙醇或异丙醇。

5.3.12　个人防护用品：应配备防水围裙或防水隔离衣、医用外科口罩、护目镜或防护面罩、帽子、手套、专用鞋等。

5.4　内镜与附件储存库(柜)

内表面应光滑、无缝隙，便于清洁和消毒，与附件储存库(柜)应通风良好，保持干燥。

6　清洗消毒操作规程

6.1　基本原则

6.1.1　所有软式内镜每次使用后均应进行彻底清洗和高水平消毒或灭菌。

6.1.2　软式内镜及重复使用的附件、诊疗用品应遵循以下原则进行分类处理：

a. 进入人体无菌组织、器官，或接触破损皮肤、破损黏膜的软式内镜及附件应进行灭菌；

b. 与完整黏膜相接触，而不进入人体无菌组织、器官，也不接触破损皮肤、破损黏膜的软式内镜及附属物品、器具，应进行高水平消毒；

c. 与完整皮肤接触而不与黏膜接触的用

品宜低水平消毒或清洁。

6.1.3 内镜清洗消毒应遵循以下流程（见图1）。

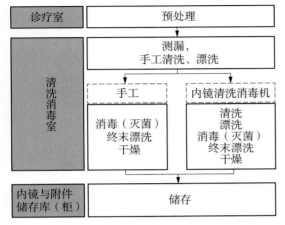

▲ 图1 软式内镜清洗消毒流程

6.1.4 注意事项如下：

a. 内镜使用后应按以下要求测漏：

1）宜每次清洗前测漏；

2）条件不允许时，应至少每天测漏1次。

b. 内镜消毒或灭菌前应进行彻底清洗。

c. 清洗剂和消毒剂的作用时间应遵循产品说明书。确诊或疑似分枝杆菌感染患者使用过的内镜及附件，其消毒时间应遵循产品的使用说明。

d. 消毒后的内镜应采用纯化水或无菌水进行终末漂洗，采用浸泡灭菌的内镜应采用无菌水进行终末漂洗。

e. 内镜应储存于清洁、干燥的环境中。

f. 每日诊疗工作开始前，应对当日拟使用的消毒类内镜进行再次消毒、终末漂洗、干燥后，方可用于患者诊疗。

6.2 手工操作流程

6.2.1 预处理流程如下：

a. 内镜从患者体内取出后，在与光源和视频处理器拆离之前，应立即用含有清洗液的湿巾或湿纱布擦去外表面污物，擦拭用品应一次性使用；

b. 反复送气与送水至少10 s；

c. 将内镜的先端置入装有清洗液的容器中，启动吸引功能，抽吸清洗液直至其流入吸引管；

d. 盖好内镜防水盖；

e. 放入运送容器，送至清洗消毒室。

6.2.2 测漏流程如下：

a. 取下各类按钮和阀门；

b. 连接好测漏装置，并注入压力；

c. 将内镜全浸没于水中，使用注射器向各个管道注水，以排出管道内气体；

d. 首先向各个方向弯曲内镜先端，观察有无气泡冒出；再观察插入部、操作部、连接部等部分是否有气泡冒出；

e. 如发现渗漏，应及时保修送检；

f. 测漏情况应有记录；

g. 也可采用其他有效的测漏方法。

6.2.3 清洗流程如下：

a. 在清洗槽内配制清洗液，将内镜、按钮和阀门完全浸没于清洗液中。

b. 用擦拭布反复擦洗镜身，应重点擦洗插入部和操作部。擦拭布应一用一更换。

c. 刷洗软式内镜的所有管道，刷洗时应两头见刷头，并洗净刷头上的污物；反复刷洗至没有可见污染物。

d. 连接全管道灌流器，使用动力泵或注射器将各管道内充满清洗液，浸泡时间应遵循产品说明书。

e. 刷洗按钮和阀门，适合超声清洗的按钮和阀门应遵循生产厂家的使用说明进行超声清洗。

f. 每清洗1条内镜后清洗液应更换。

g. 将清洗刷清洗干净，高水平消毒后备用。

6.2.4 漂洗流程如下：

a. 将清洗后的内镜连同全管道灌流器、按钮、阀门移入漂洗槽内；

b. 使用动力泵或压力水枪充分冲洗内镜各管道至无清洗液残留；

c. 用流动水冲洗内镜的外表面、按钮和阀门；

d. 使用动力泵或压力气枪向各管道充气至少 30 s,去除管道内的水分;

e. 用擦拭布擦干内镜外表面、按钮和阀门,擦拭布应一用一更换。

6.2.5　消毒(灭菌)流程如下:

a. 将内镜连同全管道灌流器,以及按钮、阀门移入消毒槽,并全部浸没于消毒液中;

b. 使用动力泵或注射器,将各管道内充满消毒液,消毒方式和时间应遵循产品说明书;

c. 更换手套,向各管道至少充气 30 s,去除管道内的消毒液;

d. 使用灭菌设备对软式内镜灭菌时,应遵循设备使用说明书。

6.2.6　终末漂洗流程如下:

a. 将内镜连同全管道灌流器,以及按钮、阀门移入终末漂洗槽;

b. 使用动力泵或压力水枪,用纯化水或无菌水冲洗内镜各管道至少 2 min,直至无消毒剂残留;

c. 用纯化水或无菌水冲洗内镜的外表面、按钮和阀门;

d. 采用浸泡灭菌的内镜应在专用终末漂洗槽内使用无菌水进行终末漂洗;

e. 取下全管道灌流器。

6.2.7　干燥流程如下:

a. 将内镜、按钮和阀门置于铺设无菌巾的专用干燥台。无菌巾应每 4 h 更换 1 次。

b. 用 75%~95% 乙醇或异丙醇灌注所有管道。

c. 使用压力气枪,用洁净压缩空气向所有管道充气至少 30 s,至其完全干燥。

d. 用无菌擦拭布、压力气枪干燥内镜外表面、按钮和阀门。

e. 安装按钮和阀门。

6.3　内镜清洗消毒机操作流程

6.3.1　使用内镜清洗消毒机前应先遵循 6.2.1、6.2.2、6.2.3、6.2.4 的规定对内镜进行预处理、测漏、清洗和漂洗。

6.3.2　清洗和漂洗可在同一清洗槽内进行。

6.3.3　内镜清洗消毒机的使用应遵循产品使用说明。

6.3.4　无干燥功能的内镜清洗消毒机,应遵循 6.2.7 的规定进行干燥。

6.4　复用附件的清洗消毒与灭菌

6.4.1　附件使用后应及时浸泡在清洗液里或使用保湿剂保湿,如为管腔类附件应向管腔内注入清洗液。

6.4.2　附件的内外表面及关节处应仔细刷洗,直至无可见污染物。

6.4.3　采用超声清洗的附件,应遵循附件的产品说明书使用医用清洗剂进行超声清洗。清洗后用流动水漂洗干净,干燥。

6.4.4　附件的润滑应遵循生产厂家的使用说明。

6.4.5　根据 6.1.2 选择消毒或灭菌方法。

a. 耐湿、耐热附件的消毒:

1) 可选用热力消毒,也可采用消毒剂进行消毒;

2) 消毒剂的使用方法应遵循产品说明书;

3) 使用消毒剂消毒后,应采用纯化水或无菌水漂洗干净,干燥备用。

b. 耐湿、耐热附件的灭菌首选压力蒸汽灭菌;不耐热的附件应采用低温灭菌设备或化学灭菌剂浸泡灭菌,采用化学灭菌剂浸泡灭菌后应使用无菌水漂洗干净,干燥备用。

6.5　储存

6.5.1　内镜干燥后应储存于内镜与附件储存库(柜)内,镜体应悬挂,弯角固定钮应置于自由位,并将取下的各类按钮和阀门单独储存。

6.5.2　内镜与附件储存库(柜)应每周清洁消毒 1 次,遇污染时应随时清洁消毒。

6.5.3　灭菌后的内镜、附件及相关物品应遵循无菌物品储存要求进行储存。

6.6　设施、设备及环境的清洁消毒

6.6.1　每日清洗消毒工作结束,应对清洗槽、漂洗槽等彻底刷洗,并采用含氯消毒剂、过氧乙酸或其他符合国家相关规定的消毒剂进行消毒。

6.6.2 每次更换消毒剂时,应彻底刷洗消毒槽。

6.6.3 每日诊疗及清洗消毒工作结束后,应对内镜诊疗中心(室)的环境进行清洁和消毒处理。

7 监测与记录

7.1 内镜清洗质量监测

7.1.1 应采用目测方法对每件内镜及其附件进行检查。内镜及其附件的表面应清洁、无污渍。清洗质量不合格的,应重新处理。

7.1.2 可采用蛋白残留测定、ATP生物荧光测定等方法,定期监测内镜的清洗效果。

7.2 使用中的消毒剂或灭菌剂监测

7.2.1 浓度监测

7.2.1.1 应遵循产品使用说明书进行浓度监测。

7.2.1.2 产品说明书未写明浓度监测频率的,一次性使用的消毒剂或灭菌剂应每批次进行浓度监测;重复使用的消毒剂或灭菌剂配制后应测定一次浓度,每次使用前进行监测;消毒内镜数量达到规定数量的一半后,应在每条内镜消毒前进行测定。

7.2.1.3 酸性氧化电位水应在每次使用前,应在使用现场酸性氧化电位水出水口处,分别测定pH和有效氯浓度。

7.2.2 染菌量监测

每季度应监测1次,监测方法应遵循WS/T 367的规定。

7.3 内镜消毒质量监测

7.3.1 消毒内镜应每季度进行生物学监测。监测采用轮换抽检的方式,每次按25%的比例抽检。内镜量少于等于5条的,应每次全部监测;多于5条的,每次监测数量应不低于5条。

7.3.2 监测方法应遵循GB 15982的规定,消毒合格标准:菌落总数≤20 cfu/件。

7.3.3 当怀疑医院感染与内镜诊疗操作相关时,应进行致病性微生物检测,方法应遵循GB 15982的规定。

7.4 内镜清洗消毒机的监测

7.4.1 内镜清洗消毒机新安装或维修后,应对清洗消毒后的内镜进行生物学监测,监测合格后方可使用。

7.4.2 内镜清洗消毒机的其他监测,应遵循国家的有关规定。

7.5 手卫生和环境消毒质量监测

7.5.1 每季度应对医务人员手消毒效果进行监测,监测方法应遵循WS/T 313的规定。

7.5.2 每季度应对诊疗室、清洗消毒室的环境消毒效果进行监测,监测方法应遵循WS/T 367的规定。

7.6 质量控制过程的记录与可追溯要求

7.6.1 应记录每条内镜的使用及清洗消毒情况,包括:诊疗日期、患者标识与内镜编号(均应具唯一性)、清洗消毒的起止时间以及操作人员姓名等。

7.6.2 应记录使用中消毒剂浓度及染菌量的监测结果。

7.6.3 应记录内镜的生物学监测结果。

7.6.4 宜留存内镜清洗消毒机运行参数打印资料。

7.6.5 应记录手卫生和环境消毒质量监测结果。

7.6.6 记录应具有可追溯性,消毒剂浓度监测记录的保存期应≥6个月,其他监测资料的保存期应≥3年。

附录 A

（规范性附录）

内镜诊疗中心(室)不同区域人员防护着装要求

内镜诊疗中心(室)不同区域人员防护着装要求见表A.1。

表 A.1 内镜诊疗中心(室)不同区域人员防护着装要求

区域	防护着装						
	工作服	手术帽	口罩	手套	护目镜或面罩	防水围裙或防水隔离衣	专用鞋
诊疗室	√	√	√	√	△		
清洗消毒室	√	√	√	√	√	√	√

注:√应使用,△宜使用。

附录 B
(规范性附录)
部分消毒(灭菌)剂使用方法

部分消毒(灭菌)剂使用方法见表 B.1。

表 B.1 部分消毒(灭菌)剂使用方法

消毒(灭菌)剂	高水平消毒及灭菌参数	使用方式	注意事项
邻苯二甲醛(OPA)	浓度:0.55%(0.5%~0.6%) 时间:消毒≥5 min	1. 内镜清洗消毒机 2. 手工操作:消毒液应注满各管道,浸泡消毒	1. 易使衣服、皮肤、仪器等染色 2. 接触蒸气可能刺激呼吸道和眼睛
戊二醛(GA)	浓度:≥2%(碱性) 时间:支气管镜消毒浸泡时间≥20 min;其他内镜消毒≥10 min;结核杆菌、其他分枝杆菌等特殊感染患者使用后的内镜浸泡≥45 min;灭菌≥10 h	1. 内镜清洗消毒机 2. 手工操作:消毒液应注满各管道,浸泡消毒	1. 对皮肤、眼睛和呼吸具有致敏性和刺激性,并能引发皮炎、结膜炎、鼻腔发炎及职业性哮喘,宜在内镜清洗消毒机中使用 2. 易在内镜及清洗消毒设备上形成硬结物质
过氧乙酸(PAA)	浓度:0.2%~0.35%(体积分数) 时间:消毒≥5 min,灭菌≥10 min	内镜清洗消毒机	对皮肤、眼睛和呼吸道有刺激性
二氧化氯	浓度:100 mg/L~500 mg/L 时间:消毒 3 min~5 min	1. 内镜清洗消毒机 2. 手工操作:消毒液应注满各管道,浸泡消毒	活化率低时产生较大刺激性气味,宜在内镜清洗消毒机中使用
酸性氧化电位水(AEOW)	主要指标: 有效氯浓度 60 mg/L±10 mg/L;pH 2.0~3.0 氧化还原电位≥1 100 mV 残留氯离子<1 000 mg/L 时间:消毒 3 min~5 min	1. 酸性氧化电位水内镜清洗消毒机 2. 手工操作:使用专用连接器将酸性氧化电位水出水口与内镜各孔道连接,流动浸泡消毒	1. 在存在有机物质的情况下,消毒效果会急剧下降,消毒前清洗应彻底。尤其对污染严重、不易清洗的内镜(如肠镜等),应增加刷洗次数,延长清洗时间,保证清洗质量 2. 应采用流动浸泡方式消毒 3. 消毒后纯化水或无菌水冲洗 30 s

注 1:表中所列的消毒(灭菌)剂,其具体使用条件与注意事项等遵循产品使用说明书。
注 2:表中未列明的同类或其他消毒(灭菌)剂,其使用方式与注意事项等遵循产品使用说明书。

附录 2

医疗机构消毒技术规范
（WS/T 367－2012）

1 范围

本标准规定了医疗机构消毒的管理要求；消毒与灭菌的基本原则；清洗与清洁、消毒与灭菌方法：清洁、消毒与灭菌的效果监测等。

本标准适用于各级各类医疗机构。

2 规范性引用文件

下列文件对于本文件的应用是必不可少的。凡是注日期的引用文件，仅注日期的版本适用于本文件。凡是不注明日期的引用文件，其最新版本（包括所有的修改单）适用于本文件。

GB/T 16886.7　医疗器械生物学评价 第 7 部分：环氧乙烷灭菌残留量

GB/T 19258　紫外线杀菌灯

GB/T 19633　最终灭菌医疗器械的包装

GB 50333　医院洁净手术部建筑技术规范

WS 310.1　医院消毒供应中心第 1 部分：管理规范

WS 310.2　医院消毒供应中心第 2 部分：消毒及灭菌技术操作规范

WS 310.3　医院消毒供应中心第 3 部分：清洗消毒及灭菌监测标准

WS/T 311　医院隔离技术规范

WS/T 313　医务人员手卫生规范

YY/T 0506.1　患者、医护人员和器械用手术单、手术衣和洁净服第 1 部分：制造厂、处理厂和产品的通用要求

YY/T 0698.2　最终灭菌医疗器械包装材料第 2 部分：灭菌包裹材料要求和试验方法

YY/T 0698.4　最终灭菌医疗器械包装材料第 4 部分：纸袋要求和试验方法

YY/T 0698.5　最终灭菌医疗器械包装材料第 5 部分：透气材料与塑料膜组成的可密封组合袋和卷材　要求和试验方法

YY/T 0698.8　最终灭菌医疗器械包装材料第 8 部分：蒸汽灭菌器用重复性使用灭菌容器要求和试验方法

3 术语和定义

下列术语和定义适用于本文件。

3.1　清洁 cleaning

去除物体表面有机物、无机物和可见污染物的过程。

3.2　清洗 washing

去除诊疗器械、器具和物品上污物的全过程，流程包括冲洗、洗涤、漂洗和终末漂洗。

3.3　清洁剂 detergent

洗涤过程中帮助去除被处理物品上有机物、无机物和微生物的制剂。

3.4　消毒 disinfection

清除或杀灭传播媒介上病原微生物，使其达到无害化的处理。

3.5　消毒剂 disinfectant

能杀灭传播媒介上的微生物并达到消毒要

求的制剂。

3.6　高效消毒剂

能杀灭一切细菌繁殖体(所括分枝杆菌)、病毒、真菌及其孢子等,对细菌芽孢也有一定杀灭作用的消毒制剂。

3.7　中效消毒剂

能杀灭分枝杆菌、真菌、病毒及细菌繁殖体等微生物的消毒制剂。

3.8　低效消毒剂

能杀灭细菌繁殖体和亲脂病毒的消毒制剂。

3.9　灭菌 sterilization

杀灭或清除医疗器械、器具和物品上一切微生物的处理。

3.10　灭菌剂 sterilant

能杀灭一切微生物(包括细菌芽孢),并达到灭菌要求的制剂。

3.11　无菌保证水平. SAL

灭菌处理后单位产品上存在活微生物的概率。SAL 通示为 10^{-n}。医学灭菌一般设定 SAL 为 10^{-6}。即经灭菌处理后在一百万件物品中最多只允许一件物品存在活微生物。

3.12　斯伯尔丁分类法

1968 年 E. H. Spaulding 根据医疗器械污染后使用所致感染的危险性大小及在患者使用之间的消毒或灭菌要求,将医疗器械分为三类,即高度危险性物品、中度危险性物品和低度危险性物品。

3.13　高度危险性物品

进入人体无菌组织、器官、脉管系统,或有无菌体液从中流过的物品或接触破损皮肤、破损黏膜的物品,一旦被微生物污染,具有极高感染风险,如手术器械、穿刺针、腹腔镜、活检钳、心脏导管、植入物等。

3.14　中度危险性物品

与完整黏膜相接触,而不进入人体无菌组织、器官和血液,也不接触破损皮肤、破损黏膜的物品,如胃肠道内镜、气管镜、喉镜、肛表、口表、呼吸机管道、麻醉机管道、压舌板、肛门直肠压力测量导管等。

3.15　低度危险性物品

与完整皮肤接触而不与黏膜接触的器材,如听诊器、血压计袖带等;病床围栏、床面以及床头柜、被褥;墙面、地面;痰盂(杯)和便器等。

3.16　灭菌水平 sterilization level

杀灭一切微生物包括细菌芽孢,达到无菌保证水平。达到灭菌水平常用的方法包括热力灭菌、辐射灭菌等物理灭菌方法,以及采用环氧乙烷、过氧化氢、甲醛、戊二醛、过氧乙酸等化学灭菌剂在规定条件下,以合适的浓度和有效的作用时间进行灭菌的方法。

3.17　高水平消毒 high level disinfection

杀灭一切细菌繁殖体包括分枝杆菌、病毒、真菌及其孢子和绝大多数细菌芽孢。达到高水平消毒常用的方法包括采用含氯制剂、二氧化氯、邻苯二甲醛、过氧乙酸、过氧化氢、臭氧、碘酊等以及能达到灭菌效果的化学消毒剂在规定的条件下,以合适的浓度和有效的作用时间进行消毒的方法。

3.18　中水平消毒 middle level disinfection

杀灭除细菌芽孢以外的各种病原微生物包括分枝杆菌。达到中水平消毒常用的方法包括采用碘类消毒剂(碘伏、氯己定碘等)、醇类和氯己定的复方、醇类和季铵盐类化合物的复方、酚类等消毒剂,在规定条件下,以合适的浓度和有效的作用时间进行消毒的方法。

3.19　低水平消毒 low level disinfection

能杀灭细菌繁殖体(分枝杆菌除外)和亲脂病毒的化学消毒方法以及通风换气、冲洗等机械除菌法如采用季铵盐类消毒剂(苯扎溴铵等)、双胍类消毒剂(氯己定)等,在规定的条件下,以合适的浓度和有效的作用时间进行消毒的方法。

3.20　有效氯 available chlorine

与含氯消毒剂氧化能力相当的氯量,其含量用 mg/L 或%(g/100 ml)浓度表示。

3.21　生物指示物 biological indicator

含有活微生物,对特定灭菌过程提供特定的抗力的测试系统。

3.22　中和剂 neutralizer

在微生物杀灭试验中,用以消除试验微生

物与消毒剂的混悬液中和微生物表面上残留的消毒剂,使其失去对微生物抑制和杀灭作用的试剂。

3.23 终末消毒 terminal disinfection

感染源离开疫源地后进行的彻底消毒。

3.24 暴露时间 exposure time

消毒或灭菌物品接触消毒或灭菌因子的作用时间。

3.25 存活时间 survival time. ST

在进行生物指示物抗力鉴定时,受试指示物样本经杀菌因子作用不同时间,全部样本培养均有菌生长的最长作用时间(min)。

3.26 杀灭时间 killing time. KT

在进行生物指示物抗力鉴定时,受试指示物样本经杀菌因子作用不同时间,全部样本培养均无菌生长的最短作用时间(min)。

3.27 D 值 D value

在设定的条件下,灭活 90% 的试验菌所需时间(min)。

3.28 消毒产品 disinfection product

包括消毒剂、消毒器械(含生物指示物、化学指示物和灭菌物品包装物)和卫生用品。

3.29 卫生用品 sanitary products

为达到人体生理卫生或卫生保健目的,直接或间接与人体接触的日常生活用品。

3.30 菌落形成单位

在活菌培养计数时,由单个菌体或聚集成团的多个菌体在固体培养基上生长繁殖所形成的集落,称为菌落形成单位,以其表达活菌的数量。

4 管理要求

4.1 医疗机构应根据本规范的要求,结合本单位实际情况,制定科学、可操作的消毒、灭菌制度与标准操作程序,并具体落实。

4.2 医疗机构应加强对医务人员及消毒、灭菌工作人员的培训。

培训内容应包括消毒、灭菌工作对预防和控制医院感染的意义、相关法律法规的要求、消毒与灭菌的基本原则与知识、消毒与灭菌工作

中的职业防护等。

4.3 医疗机构使用的诊疗器械、器具与物品,应符合以下要求:

a)进入人体无菌组织、器官、腔隙,或接触人体破损皮肤、破损黏膜、组织的诊疗器械、器具和物品应进行灭菌;

b)接触完整皮肤、完整黏膜的诊疗器械、器具和物品应进行消毒。

4.4 医疗机构使用的消毒产品应符合国家有关规定,并应对消毒产品的相关证明进行审核,存档备案。

4.5 医疗机构应保持诊疗环境表面的清洁与干燥,遇污染应及时进行有效的消毒;对感染高风险的部门应定期进行消毒。

4.6 医疗机构应结合本单位消毒灭菌工作实际,为从事诊疗器械、器具和物品清洗、消毒与灭菌的工作人员提供相应的防护用品,保障医务人员的职业安全。

4.7 医疗机构应定期对消毒工作进行检查与监测,及时总结分析与反馈,如发现问题应及时纠正。

4.8 医务人员应掌握消毒与灭菌的基本知识和职业防护技能。

4.9 医疗机构从事清洁、消毒、灭菌效果监测的人员应经过专业培训,掌握相关消毒灭菌知识,熟悉消毒产品性能,具备熟练的检验技能;按标准和规范规定的方法进行采样、检测和评价。

清洁、消毒与灭菌的效果监测应遵照附录 A 的规定,消毒试验用试剂和培养基配方见附录 B。

5 消毒、灭菌基本原则

5.1 基本要求

5.1.1 重复使用的诊疗器械、器具和物品,使用后应先清洁,再进行消毒或灭菌。

5.1.2 被朊病毒、气性坏疽及突发不明原因的传染病病原体污染的诊疗器械、器具和物品,应执行本规范第 11 章的规定。

5.1.3 耐热、耐湿的手术器械,应首选压

力蒸汽灭菌,不应采用化学消毒剂浸泡灭菌。

5.1.4 环境与物体表面,一般情况下先清洁,再消毒;当受到患者的血液、体液等污染时,先去除污染物,再清洁与消毒。

5.1.5 医疗机构消毒工作中使用的消毒产品应经卫生行政部门批准或符合相应标准技术规范,并应遵循批准使用的范围、方法和注意事项。

5.2 消毒、灭菌方法的选择原则

5.2.1 根据物品污染后导致感染的风险高低选择相应的消毒或灭菌方法:

a. 高度危险性物品,应采用灭菌方法处理;

b. 中度危险性物品,应采用达到中水平消毒以上效果的消毒方法;

c. 低度危险性物品,宜采用低水平消毒方法,或做清洁处理;遇有病原微生物污染时,针对所污染病原微生物的种类选择有效的消毒方法。

5.2.2 根据物品上污染微生物的种类、数量选择消毒或灭菌方法:

a. 对受到致病菌芽孢、真菌孢子、分枝杆菌和经血传播病原体(乙型肝炎病毒、丙型肝炎病毒、艾滋病病毒等)污染的物品,应采用高水平消毒或灭菌。

b. 对受到真菌、亲水病毒、螺旋体、支原体、衣原体等病原微生物污染的物品,应采用中水平以上的消毒方法。

c. 对受到一般细菌和亲脂病毒等污染的物品,应采用达到中水平或低水平的消毒方法。

d. 杀灭被有机物保护的微生物时,应加大消毒药剂的使用剂量和(或)延长消毒时间。

e. 消毒物品上微生物污染特别严重时,应加大消毒剂的使用剂量和(或)延长消毒时间。

5.2.3 根据消毒物品的性质选择消毒或灭菌方法:

a. 耐高热、耐湿的诊疗器械、器具和物品,应首选压力蒸汽灭菌;耐热的油剂类和干粉类等应采用干热灭菌。

b. 不耐热、不耐湿的物品,宜采用低温灭菌方法如环氧乙烷灭菌、过氧化氢低温等离子体灭菌或低温甲醛蒸汽灭菌等。

c. 物体表面消毒,宜考虑表面性质,光滑表面宜选择合适的消毒剂擦拭或紫外线消毒器近距离照射;多孔材料表面宜采用浸泡或喷雾消毒法。

5.3 职业防护

5.3.1 应根据不同的消毒与灭菌方法,采取适宜的职业防护措施。

5.3.2 在污染诊疗器械、器具和物品的回收、清洗等过程中应预防发生医务人员职业暴露。

5.3.3 处理锐利器械和用具,应采取有效防护措施,避免或减少利器伤的发生。

5.3.4 不同消毒、灭菌方法的防护如下:

a. 热力消毒、灭菌:操作人员接触高温物品和设备时应使用防烫的棉手套、着长袖工装;排除压力蒸汽灭菌器蒸汽泄露故障时应进行防护,防止皮肤的灼伤。

b. 紫外线消毒:应避免对人体的直接照射,必要时戴防护镜和穿防护服进行保护。

c. 气体化学消毒、灭菌:应预防有毒有害消毒气体对人体的危害,使用环境应通风良好。对环氧乙烷灭菌应严防发生燃烧和爆炸。环氧乙烷、甲醛气体灭菌和臭氧消毒的工作场所,应定期检测空气中的浓度,并达到国家规定的要求。

d. 液体化学消毒、灭菌:应防止过敏及对皮肤、黏膜的损伤。

6 清洗与清洁

6.1 适用范围

清洗适用于所有耐湿的诊疗器械、器具和物品;清洁适用于各类物体表面。

6.2 清洗与清洁方法

6.2.1 清洗

重复使用的诊疗器械、器具和物品应由消毒供应中心(CSSD)及时回收后,进行分类、清洗、干燥和检查保养。

手工清洗适用于复杂器械、有特殊要求的

医疗器械、有机物污染较重器械的初步处理以及无机械清洗设备的情况等；

机械清洗适用于大部分常规器械的清洗。具体清洗方法及注意事项遵循 WS 310.2 的要求。

6.2.2　清洁

治疗车、诊疗工作台、仪器设备台面、床头柜、新生儿暖箱等物体表面使用清洁布巾或消毒布巾擦拭。

擦拭不同患者单元的物品之间应更换布巾。

各种擦拭布巾及保洁手套应分区域使用，用后统一清洗消毒，干燥备用。

6.3　注意事项

6.3.1　有管腔和表面不光滑的物品，应用清洁剂浸泡后手工仔细刷洗或超声清洗。能拆卸的复杂物品应拆开后清洗。

6.3.2　清洗用水、清洁剂等的要求遵循 WS 310.1 的规定。

6.3.3　手工清洗工具如毛刷等每天使用后，应进行清洁、消毒。

6.3.4　内镜、口腔器械的清洗应遵循国家的有关规定。

6.3.5　对于含有小量血液或体液等物质的溅污，可先清洁再进行消毒；

对于大量的溅污，应先用吸湿材料去除可见的污染物，然后再清洁和消毒。

6.3.6　用于清洁物体表面的布巾应每次使用后进行清洗消毒，干燥备用。

7　常见消毒与灭菌方法

常见消毒与灭菌方法应遵照附录 C 的规定，对使用产品应查验相关证件。

8　高度危险性物品的灭菌

8.1　手术器械、器具和物品的灭菌

8.1.1　灭菌前准备
清洗、包装、装载遵循 WS 310.2 的要求。

8.1.2　灭菌方法

8.1.2.1　耐热、耐温手术器械应首选压力蒸汽灭菌。

8.1.2.2　不耐热、不耐湿手术器械应采用低温灭菌方法。

8.1.2.3　不耐热、耐湿手术器械应首选低温灭菌方法，无条件的医疗机构可采用灭菌剂浸泡灭菌。

8.1.2.4　耐热、不耐湿手术器械可采用干热灭菌方法。

8.1.2.5　外来医疗器械医疗机构应要求器械公司提供器械清洗、包装、灭菌方法和灭菌循环参数，并遵循其灭菌方法和灭菌循环参数的要求进行灭菌。

8.1.2.6　植入物医疗机构应要求器械公司提供植入物的材质、清洗、包装、灭菌方法和灭菌循环参数，并遵循其灭菌方法和灭菌循环参数的要求进行灭菌；植入物灭菌应在生物监测结果合格后放行；紧急情况下植入物的灭菌，应遵循 WS 310.3 的要求。

8.1.2.7　动力工具　分为气动式和电动式，一般由钻头、锯片、主机、输气连接线、电池等组成。应按照使用说明的要求对各部件进行清洗、包装与灭菌。

8.2　手术敷料的灭菌

8.2.1　灭菌前准备

8.2.1.1　手术敷料灭菌前应存放于温度为 18～22℃，相对湿度 35%～70% 的环境。

8.2.1.2　棉布类敷料可采用符合 YY/T 0698.2 要求的棉布包装；棉纱类敷料可选用符合 YY/T 0698.2、YY/T 0698.4、YY/T 0698.5 要求的医用纸袋、非织造布、皱纹纸或复合包装袋，采用小包装或单包装。

8.2.2　灭菌方法

8.2.2.1　棉布类敷料和棉纱类敷料应首选压力蒸汽灭菌。

8.2.2.2　符合 YY/T 0506.1 要求的手术敷料。应根据材质不同选择相应的灭菌方法。

8.3　手术缝线的灭菌

8.3.1　手术缝线分类　分为可吸收缝线和非吸收缝线。可吸收缝线包括普通肠线、铬肠线、人工合成可吸收缝线等。非吸收缝线包括医用丝线、聚丙烯缝线、聚酯缝线、尼龙线、金属线等。

8.3.2　灭菌方法　根据不同材质选择相应的灭菌方法。

8.3.3　注意事项　所有缝线不应重复灭菌使用。

8.4　其他高度危险性物品的灭菌

应根据被灭菌物品的材质,采用适宜的灭菌方法。

9　中度危险性物品的消毒

9.1　消毒方法

9.1.1　中度危险性物品

如口腔护理用具等耐热、耐湿物品,应首选压力蒸汽灭菌,不耐热的物品如体温计(肛表或口表)、氧气面罩、麻醉面罩应采用高水平消毒或中水平消毒。

9.1.2　通过管道间接与浅表体腔黏膜接触的器具如氧气湿化瓶、胃肠减压器、吸引器、引流瓶等的消毒方法如下:

a. 耐高温、耐湿的管道与引流瓶应首选湿热消毒;

b. 不耐高温的部分可采用中效或高效消毒剂如含氯消毒剂等以上的消毒剂浸泡消毒;

c. 呼吸机和麻醉机的螺纹管及配件宜采用清洗消毒机进行清洗与消毒;

d. 无条件的医院,呼吸机和麻醉机的螺纹管及配件可采用高效消毒剂如含氯消毒剂等以上的消毒剂浸泡消毒。

9.2　注意事项

9.2.1　待消毒物品在消毒灭菌前应充分清洗干净。

9.2.2　管道中有血迹等有机物污染时,应采用超声波和医用清洗剂浸泡清洗。清洗后的物品应及时进行消毒。

9.2.3　使用中的消毒剂应监测其浓度,在有效期内使用

10　低度危险性物品的消毒

10.1　诊疗用品的清洁与消毒

诊疗用品如血压计袖带、听诊器等,保持清洁,遇有污染应及时先清洁,后采用中、低效的消毒剂进行消毒。

10.2　患者生活卫生用品的清洁与消毒

患者生活卫生用品如毛巾、面盆、痰盂(杯)、便器、餐饮具等,保持清洁,个人专用,定期消毒;患者出院、转院或死亡进行终末消毒。消毒方法可采用中、低效的消毒剂消毒;便器可使用冲洗消毒器进行清洗消毒。

10.3　患者床单元的清洁与消毒

10.3.1　医疗机构应保持床单元的清洁

10.3.2　医疗机构应对床单元(含床栏、床头柜等)的表面进行定期清洁和(或)消毒,遇污染应及时清洁与消毒;患者出院时应进行终末消毒。消毒方法应采用合法、有效的消毒剂如复合季铵盐消毒液、含氯消毒剂擦拭消毒,或采用合法、有效的床单元消毒器进行清洗和(或)消毒,消毒剂或消毒器使用方法与注意事项等应遵循产品的使用说明。

10.3.3　直接接触患者的床上用品如床单、被套、枕套等,应一人一更换;患者住院时间长时,应每周更换;遇污染应及时更换。更换后的用品应及时清洗与消毒。消毒方法应合法、有效。

10.3.4　间接接触患者的被芯、枕芯、褥子、病床隔帘、床垫等,应定期清洗与消毒;遇污染应及时更换、清洗与消毒。甲类及按甲类管理的乙类传染病患者、不明原因病原体感染患者等使用后的上述物品应进行终末消毒,消毒方法应合法、有效,其使用方法与注意事项等遵循产品的使用说明,或按医疗废物处置。

11　朊病毒、气性坏疽和突发不明原因传染病的病原体污染物品和环境的消毒

11.1　朊病毒

11.1.1　消毒方法

11.1.1.1　感染朊病毒患者或疑似感染朊病毒患者宜选用一次性使用诊疗器械、器具和物品,使用后应进行双层密闭封装焚烧处理。

11.1.1.2　可重复使用的被感染朊病毒患者或疑似感染朊病毒患者的高度危险组织(大脑、硬脑膜、垂体、眼、脊髓等组织)污染的中度和高度危险性物品,可选以下方法之一进行消

毒灭菌,且灭菌的严格程度逐步递增。

a. 将使用后的物品浸泡于 1 mol/L 氢氧化钠溶液内作用 60 min,然后按 WS 310.2 中的方法进行清洗、消毒与灭菌,压力蒸汽灭菌应采用 134～138 ℃,18 min,或 132 ℃,30 min,或 121 ℃ 60 min;

b. 将使用后的物品采用清洗消毒机(宜选用具有杀朊病毒活性的清洗剂)或其他安全的方法去除可见污染物,然后浸泡于 1 mol/L 氢氧化钠溶液内作用 60 min,并置于压力蒸汽灭菌 121 ℃,30 min;然后清洗,并按照一般程序灭菌;

c. 将使用后的物品浸泡于 1 mol/L 氢氧化钠溶液内作用 60 min,去除可见污染物,清水漂洗,置于开口盘内,下排气压力蒸汽灭菌器内 121 ℃ 灭菌 50 min 或预排气压力蒸汽灭菌器 134 ℃ 灭菌 60 min。然后清洗,并按照一般程序灭菌。

11.1.1.3 被感染朊病毒患者或疑似感染朊病毒患者高度危险组织污染的低度危险物品和一般物体表面应用清洁剂清洗,根据待消毒物品的材质采用 10 000 mg/L 的含氯消毒剂或 1 mol/L 氢氧化钠溶液擦拭或浸泡消毒,至少作用 15 min,并确保所有污染表面均接触到消毒剂。

11.1.1.4 被感染朊病毒患者或疑似感染朊病毒患者高度危险组织污染的环境表面应用清洁剂清洗,采用 10 000 mg/L 的含氯消毒剂消毒,至少作用 15 min。为防止环境和一般物体表面污染,宜采用一次性塑料薄膜覆盖操作台,操作完成后按特殊医疗废物焚烧处理。

11.1.1.5 被感染朊病毒患者或疑似感染肌病毒患者低度危险组织(脑脊液、肾、肝、脾、肺、淋巴结、胎盘等组织)污染的中度和高度危险物品,传播朊病毒的风险还不清楚,可参照上述措施处理。

11.1.1.6 被感染朊病毒患者或疑似感染肌病毒患者低度危险组织污染的低度危险物品、一般物体表面和环境表面可只采取相应常规消毒方法处理。

11.1.1.7 被感染朊病毒患者或疑似感染

朊病毒患者其他无危险组织污染的中度和高度危险物品。采取以下措施处理:

a. 清洗并按常规高水平消毒和灭菌程序处理;

b. 除接触中枢神经系统的神经外科内镜外,其他内镜按照国家有关内镜清洗消毒技术规范处理;

c. 采用标准消毒方法处理低度危险性物品和环境表面,可采作 500 mg/L～1 000 mg/L 的含氯消毒剂或相当剂量的其他消毒剂处理。

11.1.2 注意事项

11.1.2.1 当确诊患者感染朊病毒时,应告知医院感染管理及诊疗涉及的相关临床科室。培训相关人员朊病毒相关医院感染、消毒处理等知识。

11.1.2.2 感染朊病毒患者或疑似感染朊病毒患者高度危险组织污染的中度和高度危险物品,使用后应立即处理,防止干燥;不应使用快速灭菌程序,没有按正确方法消毒灭菌处理的物品应召回重新按规定处理。

11.1.2.3 感染朊病毒患者或疑似感染朊病毒患者高度危险组织污染的中度和高度危险物品,不能清洗和只能低温灭菌的,宜按特殊医疗废物处理。

11.1.2.4 使用的清洁荆、消毒剂应每次更换。

11.1.2.5 每次处理工作结束后,应立即消毒清洗器具,更换个人防护用品,进行手的清洁与消毒。

11.2 气性坏疽病原体

11.2.1 消毒方法

11.2.1.1 伤口的消毒 采用 3% 过氧化氢溶液冲洗,伤口周围皮肤可选择碘伏原液擦拭消毒。

11.2.1.2 诊疗器械的消毒应先消毒,后清洗,再灭菌。消毒可采用含氯消毒剂 1 000～5 000 mg/L 浸泡消毒 30～45 min,有明显污染物时应采用含氯 5 000～10 000 mg/L 浸泡消毒≥60 min。然后按规定清洗,灭菌。

11.2.1.3 物体表面的消毒 手术部(室)

或换药室,每例感染患者之间应及时进行物体表面消毒,采用 0.5% 过氧乙酸或 500 mg/L 含氯消毒剂擦拭。

11.2.1.4   环境表面的消毒   手术部(室)、换药室、病房环境表面有明显污染时,随时消毒.采用 0.5% 过氧乙酸或 1 000 mg/L 含氯消毒剂擦拭。

11.2.1.5   终末消毒   手术结束、患者出院、转院或死亡后应进行终末消毒。终末消毒可采用 3% 过氧化氢或过氧乙酸熏蒸,3% 过氧化氢按照 20 ml/m³ 气溶胶喷雾.过氧乙酸按照 1 g/m³ 加热熏蒸,湿度 70%～90% 密闭 24 h 5% 过氧乙酸溶液按照 2.5 ml/m³ 气溶胶喷雾,湿度为 20%～40%。

11.2.1.6   织物   患者用过的床单、被罩、衣物等单独收集.需重复使用时应专包密封,标识清晰.压力蒸汽灭菌后再清洗。

11.2.2   注意事项

11.2.2.1   患者宜使用一次性诊疗器械、器具和物品。

11.2.2.2   医务人员应做好职业防护,防护和隔离应遵循 WS/T 311 的要求;接触患者时应戴一次性手套,手卫生应遵循 WS/T 313 的要求。

11.2.2.3   接触患者创口分泌物的纱布、纱垫等敷料、一次性医疗用品、切除的组织如坏死肢体等双层封装.按医疗废物处理。医疗废物应遵循《医疗废物管理条例》的要求进行处理。

11.3   突发不明原因传染病的病原体

突发不明原因的传染病病原体污染的诊疗器械、器具与物品的处理应符合国家届时发布的规定要求。没有要求时,其消毒的原则为:在传播途径不明时,应按照多种传播途径,确定消毒的范围和物品;按病原体所属微生物类别中抵抗力最强的微生物,确定消毒的剂量(可按杀芽孢的剂量确定);医务人员应做好职业防护。

12   皮肤与黏膜的消毒

12.1   皮肤消毒

12.1.1   穿刺部位的皮肤消毒

12.1.1.1   消毒方法

12.1.1.1.1   用浸有碘伏消毒液原液的无菌棉球或其他替代物品局部擦拭 2 遍,作用时间遵循产品的使用说明。

12.1.1.1.2   使用碘酊原液直接涂擦皮肤表面 2 遍以上,作用时间 1～3 min,待稍干后再用 70%～80% 乙醇(体积分数)脱碘。

12.1.1.1.3   使用有效含量≥2 g/L 氯己定-乙醇(70%,体积分数)溶液局部擦拭 2～3 遍,作用时间遵循产品的使用说明。

12.1.1.1.4   使用 70%～80%(体积分数)乙醇溶液擦拭消毒 2 遍,作用 3 min。

12.1.1.1.5   使用复方季铵盐消毒剂原液皮肤擦拭消毒,作用时间 3～5 min。

12.1.1.1.6   其他合法、有效的皮肤消毒产品,按照产品的使用说明书操作。

12.1.1.2   消毒范围

肌肉、皮下及静脉注射、针灸部位、各种诊疗性穿刺等消毒方法主要是涂擦,以注射或穿刺部位为中心,由内向外缓慢旋转,逐步涂擦,共 2 次,消毒皮肤面积应≥5 cm×5 cm。

中心静脉导管如短期中心静脉导管、PICC、植入式血管通路的消毒范围直径应≥15 cm,至少应大于敷料面积(10 cm×12 cm)。

12.1.2   手术切口部位的皮肤消毒

12.1.2.1   清洁皮肤手术部位的皮肤应先清洁。

对于器官移植手术和处于重度免疫抑制状态的患者,术前可用抗菌或抑菌皂液或 20 000 mg/L 葡萄糖酸氯己定擦拭洗净全身皮肤。

12.1.2.2   消毒方法

a. 使用浸有碘伏消毒液原液的无菌棉球或其他替代物品局部擦拭 2 遍,作用≥2 min。

b. 使用碘酊原液直接涂擦皮肤表面.待稍干后再用 70%～80% 乙醇(体积分数)脱碘。

c. 使用有效含量≥2 g/L 氯己定-乙醇(70%,体积分数)溶液局部擦拭 2～3 遍,作用时间遵循产品的使用说明。

d. 其他合法、有效的手术切口皮肤消毒产品,按照产品使用说明书操作。

12.1.2.3 消毒范围应在手术野及其外扩展≥15 cm 部位,由内向外擦拭。

12.1.3 病原微生物污染皮肤的消毒

12.1.3.1 彻底冲洗

12.1.3.2 消毒采用碘伏原液擦拭作用 3～5 min,或用乙醇、异丙醇与氯己定配制成的消毒液等擦拭消毒,作用 3～5 min.

12.2 黏膜、伤口创面消毒

12.2.1 消毒法

12.2.1.1 使用含有效碘 1 000～2 000 mg/L 的碘伏擦拭,作用到规定时间。

12.2.1.2 使用有效含量≥2 g/L 氯己定-乙醇(70%,体积分数)溶液局部擦拭 2～3 遍,作用时间遵循产品的使用说明。

12.2.1.3 采用 1 000～2 000 mg/L 季铵盐,作用到规定时间。

12.2.2 冲洗法

12.2.2.1 使用有效含量≥2 g/L 氯己定水溶液冲洗或漱洗,至冲洗液或漱洗液变清为止。

12.2.2.2 采用 3%(30 g/L)过氧化氢冲洗伤口、口腔含漱,作用到规定时间。

12.2.2.3 使用含有效碘 500 mg/L 的消毒液冲洗,作用到规定时间。

12.2.3 注意事项

12.2.3.1 其他合法、有效的黏膜、伤口创面消毒产品.按照产品使用说明书进行操作。

12.2.3.2 如消毒液注明不能用于孕妇,则不可用于怀孕妇女的会阴部及阴道手术部位的消毒。

13 地面和物体表面的清洁与消毒

13.1 清洁和消毒方法

13.1.1 地面的清洁与消毒地面无明显污染时,采用湿式清洁。当地面受到患者血液、体液等明显污染时,先用吸湿材料去除可见的污染物,再清洁和消毒。

13.1.2 物体表面的清洁与消毒室内用品如桌子、椅子、凳子、床头柜等的表面无明显污染时,采用湿式清洁。当受到明显污染时,先用吸湿材料去除可见的污染物,然后再清洁和消毒。

13.1.3 感染高风险的部门其地面和物体表面的清洁与消毒感染高风险的部门如手术部(室)、产房、导管室、洁净病房、骨髓移植病房、器官移植病房、重症监护病房、新生儿室、血液透析病房、烧伤病房、感染疾病科、口腔科、检验科、急诊等病房与部门的地面与物体表面,应保持清洁、干燥,每天进行消毒. 遇明显污染随时去污、清洁与消毒,地面消毒采用 400～700 mg/L 有效的含氯消毒液体擦拭,作用 30 min。物体表面消毒方法同地面或采用 1 000～2 000 mg/L 季铵盐类消毒液擦拭。

13.2 注意事项

地面和物体表面应保持清洁。当遇到明显污染时,应及时进行消毒处理所用消毒剂应答合国家相关要求。

14 清洁用品的消毒

14.1 手工清洗与消毒

14.1.1 擦拭布巾清洗干净在 250 mg/L 有效氯消毒剂(或其他有效消毒剂)中浸泡 30 min,冲净消毒液,干燥备用。

14.1.2 地巾清洗干净,在 500 mg/L 有效氯消毒剂中浸泡 30 min,冲净消毒液,干燥备用。

14.2 自动清洗与消毒

使用后的布巾、地巾等物品放入清洗机内,按照清洗器产品的使用说明进行清洗与消毒,一般程序包括水洗、洗涤剂洗、清洗、消毒、烘干,取出备用。

14.3 注意事项

布巾、地巾应分区使用。

附录 A

(规范性附录)

清洁、消毒与灭菌的效果监测

A.1 清洗与清洁效果监测

A.1.1 诊疗器械、器具和物品清洗的效果监测

A.1.1.1 日常监测 在检查包装时进

行,应目测和(或)借助带光源放大镜检查。清洗后的器械表面及其关节、齿牙应光洁、无血渍、污渍、水垢等残留物质和锈斑;

A.1.1.2　定期抽查　每月应随机至少抽查 3 个待灭菌包内全部物品的清洗效果,检查的方法与内容同日常监测,并记录监测结果。

A.1.1.3　可采用蛋白残留测定、ATP 生物荧光测定等监测清洗与清洁效果的方法及其灵敏度的要求,定期测定诊疗器械、器具和物品的蛋白残留或其清洗与清洁的效果。

A.1.2　清洗消毒器及其效果的监测

A.1.2.1　日常监测

应每批次监测清洗消毒器的物理参数及运转情况,并记录。

A.1.2.2　定期监测

A.1.2.2.1　对清洗消毒器的清洗效果可每年采用清洗效果测试指示物进行监测。当清洗物品或清洗程序发生改变时,也可采用清洗效果测试指示物进行清洗效果的监测。

A.1.2.2.2　监测方法应遵循生产厂家的使用说明或指导手册;监测结果不符合要求,清洗消毒器应停止使用。清洗效果测试指示物应符合有关标准的要求。

A.1.2.2.3　清洗消毒器新安装、更新、大修、更换清洗剂、消毒方法、改变装载方法等时,应遵循生产厂家的使用说明或指导手册进行检测。清洗消毒效果检测合格后,清洗消毒器方可使用。

A.2　灭菌效果的监测

A.2.1　压力蒸汽灭菌效果的监测

A.2.1.1　压力蒸汽灭菌效果的监测包括物理监测法、化学监测法、生物监测法和 B-D 测试,应遵循 WS 310.3 的要求。

A.2.1.2　标准生物测试包的制作方法如下:

a. 标准指示菌株:嗜热脂肪杆菌芽孢,菌片含菌及抗力符合国家有关标准;

b. 标准测试包的制作:由 16 条 41 cm×66 cm 的全棉手术巾制成。制作方法:将每条手术巾的长边先折成 3 层,短边折成 2 层,然后叠放,制成 23 cm×23 cm×15 cm 的测试包;

c. 标准生物测试包或生物 PCD 的制作方法:将至少一个标准指示菌片装入灭菌小纸袋内或至少一个自含式生物指示剂,置于标准试验包的中心部位即完成标准生物测试包或生物 PCD 的制作;

d. 培养方法:经一个灭菌周期后,在无菌条件下取出标准试验包的指示菌片,投入溴甲酚紫葡萄糖蛋白胨水培养基中,经 56 ℃±1 ℃培养 7 d(自含式生物指示物按产品说明书执行),观察培养结果;

e. 结果判定:阳性对照组培养阳性,阴性对照组培养阴性,试验组培养阴性,判定为灭菌合格,阳性对照组培养阳性,阴性对照组培养阴性,试验组培养阳性,则灭菌不合格;同时应进一步鉴定试验组阳性的细菌是否为指示菌或是污染所致,自含式生物指示物不需要做阴性对照;

f. 小型压力蒸汽灭菌器因一般无标准生物监测包,应选择灭菌器常见的、有代表性的灭菌包制作生物测试包或生物 PCD,置于灭菌器最难灭菌的部位,且灭菌器应处于满载状态。生物测试包或生物 PCD 应侧放,体积大时可平放;

g. 采用快速压力蒸汽灭菌程序灭菌时,应直接将一支生物指示物,置于空载的灭菌器内,经一个灭菌周期后取出,规定条件下培养,观察结果;

h. 可使用一次性标准生物测试包,对灭菌器的灭菌质量进行生物监测;

i. 注意事项:

1) 监测所用菌片或自含式菌管应取得卫生部消毒产品卫生许可批件,并在有效期内使用;

2) 如果 1 d 内进行多次生物监测,且生物指示剂为同一批号,则只设一次阳性对照即可。

A.2.1.3　B-D 测试方法如下:

a. B-D 测试包的制作方法 B-D 测试包由 100% 脱脂纯棉布或 100% 全棉手术巾折叠成长 30 cm±2 cm、宽 25 cm±2 cm、高 25～

28 cm 大小的布包；将专用 B-D 测试纸，放入上述布包的中间；制成的 B-D 测试包的重量要求为 4 kg±0.2 kg。或采用一次性使用或重复使用的 B-D 测试包。

b. B-D 测试方法测试前先预热灭菌器，将 B-D 测试包水平放于灭菌柜内灭菌车的前底层，靠近柜门与排气口底前方；柜内除测试包外无任何物品；在 134 ℃温度下，时间不超过 3.5 min，取出测试包。观察 B-D 测试纸颜色变化。

c. 结果判定 B-D 测试纸均匀一致变色，说明 B-D 试验经过，灭菌器能够使用；变色不均说明 B-D 试验失败。可再重复一次 B-D 测试，合格，灭菌器能够使用；不合格，需检查 B-D 测试失败原因，直至 B-D 测试经过后该灭菌器方能使用。

A.2.2 干热灭菌的效果监测

A.2.2.1 干热灭菌效果的物理监测法、化学监测法和生物监测法，应遵循 WS 310.3 的要求。

A.2.2.2 标准生物测试管的制作方法如下。

a. 标准指示菌株：枯草杆菌黑色变种芽孢，菌片含菌及抗力符合国家有关标准；

b. 标准生物测试管的制作方法：将标准指示菌片分别装入灭菌中试管内（1 片/管）；

c. 监测方法：将标准生物测试管，置于灭菌器最难灭菌的部位，即灭菌器与每层门把手对角线内、外角处放置 2 个含菌片的试管，试管帽置于试管旁，关好柜门，经一个灭菌周期后，待温度降至 80 ℃时，加盖试管帽后取出试管。并设阳性对照和阴性对照；

d. 培养方法：在无菌条件下，加入普通营养肉汤培养基（5 ml/管），36 ℃±1 ℃培养 48 h，观察初步结果，无菌生长管继续培养至第 7 d；

e. 结果判定：阳性对照组培养阳性，阴性对照组培养阴性，若每个指示菌片接种的肉汤管均澄清，判为灭菌合格；若阳性对照组培养阳性，阴性对照组培养阴性，而指示菌片之一接种的肉汤管混浊，判为不合格；对难以判定的肉汤管，取 0.1 ml 接种于营养琼脂平板，用灭菌 L 棒或接种环涂匀，置 36 ℃±1 ℃培养 48 h。观察菌落形态，并做涂片染色镜检，判断是否有指示菌生长，若有指示菌生长，判为灭菌不合格；若无指示菌生长判为灭菌合格；

f. 注意事项：监测所用菌片应取得卫生部消毒产品卫生许可批件，并在有效期内使用。

A.2.3 过氧化氢低温等离子灭菌和低温甲醛蒸汽灭菌的效果监测

过氧化氢低温等离子灭菌和低温甲醛蒸汽菌灭菌的效果监测应遵循 WS 310.3 的要求。

A.2.4 环氧乙烷气体灭菌的效果监测

A.2.4.1 环氧乙烷气体灭菌的物理监测法、化学监测法和生物监测法，应遵循 WS 310.3 的要求。

A.2.4.2 常规生物测试包的制作方法如下。

a. 标准指示菌株：枯草杆菌黑色变种芽孢，菌片含菌及抗力符合国家有关标准；

b. 常规生物测试包的制作方法：取一个 20 ml 无菌注射器，去掉针头，拔出针栓，将标准生物指示菌放入针筒内，带孔的塑料帽应朝向针头处，再将注射器的针栓插回针筒（注意不要碰及生物指示物），之后用一条全棉小毛巾两层包裹，置于纸塑包装袋中，封装。

c. 监测方法：将常规生物测试包放在灭菌器最难灭菌的部位（整个装载灭菌包的中心部位）。灭菌周期完成后应立即取出指示菌片接种于含有复方中和剂的 0.5% 的葡萄糖肉汤培养基管中，36 ℃±1 ℃培养 7 d（自含式生物指示物应遵循产品说明），观察培养基颜色变化，同时设阳性对照；

d. 结果判定：阳性对照组培养阳性，试验组培养阴性，判定为灭菌合格。阳性对照组培养阳性，试验组培养阳性，则灭菌不合格；同时应进一步鉴定试验组阳性的细菌是否为指示菌或是污染所致；

e. 注意事项：监测所用菌片应取得卫生部消毒产品卫生许可批件，并在有效期内使用。

A.3　紫外线消毒的效果监测

A.3.1　紫外线灯辐照度值的测定

A.3.1.1　监测方法

A.3.1.1.1　紫外线辐照计测定法

开启紫外线灯 5 min 后,将测定波长为 253.7 nm 的紫外线辐照计探头置于被检紫外线灯下垂直距离 1 m 的中央处,特殊紫外线灯在推荐使用的距离处测定,待仪表稳定后,所示数据即为该紫外线灯的辐照度值。

A.3.1.1.2　紫外线强度照射指示卡监测法

开启紫外线灯 5 min 后,将指示卡置于紫外灯下垂直距离 1 m 处,有图案面朝上,照射 1 min,紫外线照射后,观察指示卡色块的颜色,将其与标准色块比较,读出照射强度。

A.3.1.2　结果判定

普通 30 W 直管型紫外线灯,新灯管的辐照强度应符合 GB 19258 要求;使用中紫外线灯辐照强度≥70 μW/cm^2 为合格;30 W 高强度紫外线新灯的辐照强度≥180 μW/cm^2 为合格。

A.3.1.3　注意事项

测定时电压 220 V±5 V,温度 20~25 ℃,相对湿度<60%,紫外线辐照计应在计量部门检定的有效期内使用;指示卡应获得卫生部消毒产品卫生许可批件,并在有效期内使用。

A.3.2　生物监测法

空气消毒的效果监测按 A.6 的要求执行。

A.3.3　注意事项

a. 紫外线灯在投放市场之前应按照卫生部有关规定进行产品卫生安全评价。

b. 紫外线消毒效果监测时,采样液(平板)中不加中和剂。

A.4　手和皮肤消毒效果监测

A.4.1　手的消毒效果监测

应遵循 WS/T 313 的要求

A.4.2　皮肤的消毒效果监测

A.4.2.1　采样时间

按照产品使用说明规定的作用时间,达到消毒效果后及时采样。

A.4.2.2　采样方法

用 5 cm×5 cm 的灭菌规格板,放在被检皮肤处,用浸有含相应中和剂的无菌洗脱液的棉拭子 1 支,在规格板内横竖往返均匀涂擦各 5 次,并随之转动棉拭子,剪去手接触部位后,将棉拭子投入 10 ml 含相应中和剂的无菌洗脱液的试管内,及时送检,不规则的皮肤可用棉拭子直接涂擦采样。

A.4.2.3　检测方法

将采样管在混匀器上振荡 20 s 或用力振打 80 次,用无菌吸管吸取 1.0 ml 待检样品接种于灭菌平皿,每一样本接种 2 个平皿,平皿内加入已溶化的 45~48 ℃的营养琼脂 15~18 ml,边倾注边摇匀,待琼脂凝固,置 36 ℃±1 ℃温箱培养 48 h,计数菌落数。

细菌菌落总数计算方法见式(A.1):

$$物体表面菌落总数(cfu/cm^2)=\frac{平板上菌落数\times稀释倍数平均每皿菌落数\times洗脱液稀释倍数}{采样面积(cm^2)}\cdots\cdots(A.1)$$

A.4.2.4　结果判定

皮肤消毒效果的判定标准遵循 WS/T 313 中外科手消毒卫生标准。

A.4.2.5　注意事项

采样皮肤表面不足 5 cm×5 cm,可用相应面积的规格板采样。

A.5　物体表面的消毒效果监测

A.5.1　采样时间

在消毒处理后或怀疑与医院感染暴发有关时进行采样。

A.5.2　采样方法

用 5 cm×5 cm 灭菌规格板放在被检物体表面,用浸有无菌 0.03 mol/L 磷酸盐缓冲液(PBS)或生理盐水采样液的棉拭子 1 支,在规格板内横竖往返各涂抹 5 次,并随之转动棉拭子,连续采样 4 个规格板面积,被采表面<100 cm^2,取全部表面;被采面积≥100 cm^2,取 100 cm^2。剪去手接触部分,将棉拭子放入装有 10 ml 无菌检验用洗脱液的试管中送检。门把手等小型物体则采用棉拭子直接涂抹物体表面采样。采样物体表面有消毒剂残留时,采样液应含相应中

和剂。

A.5.3 检测方法

充分振荡采样管后,取不同稀释倍数的洗脱液1.0 ml接种平皿,将冷至40～45℃的熔化营养琼脂培养基每皿倾注15～20 ml,36℃±1℃恒温箱培养48 h,计数菌落数。怀疑与医院感染暴发有关时,进行目标微生物的检测。

A.5.4 结果计算

A.5.4.1 规则物体表面

物体表面菌落总数计算方法见式(A.2);

$$物体表面菌落总数(cfu/cm^2) = \frac{平均每皿菌落数 \times 洗脱液稀释倍数}{采样面积(cm^2)} \cdots\cdots(A.2)$$

A.5.4.2 小型物体表面的结果计算,用cfu/件表示。

A.5.5 结果判定

a. 洁净手术部、其他洁净场所,非洁净手术部(室)、非洁净骨髓移植病房、产房、导管室、新生儿室、器官移植病房、烧伤病房、重症监护病房、血液病病区等;物体表面细菌菌落总数≤5 cfu/cm²。

b. 儿科病房、母婴同室、妇产科检查室、人流室、治疗室、注射室、换药室、输血科、消毒供应中心、血液透析中心(室)、急诊室、化验室、各类普通病室、感染疾病科门诊及其病房等;物体表面细菌菌落总数≤10 cfu/cm²。

A.6 空气的消毒效果监测

A.6.1 采样时间

采用洁净技术净化空气的房间在洁净系统自净后与从事医疗活动前采样;

未采用洁净技术净化空气的房间在消毒或规定的通风换气后与从事医疗活动前采样;

或怀疑与医院感染暴发有关时采样。

A.6.2 监测方法

A.6.2.1 洁净手术部(室)及其他洁净用房可选择沉降法或浮游菌法,参照GB 50333要求进行监测。

浮游菌法可选择六级撞击式空气采样器或其他经验证的空气采样器。

监测时将采样器置于室内中央0.8～1.5 m高度,按采样器使用说明书操作,每次采样时间不应超过30 min。房间面积＞10 m²者,每增加10 m²增设一个采样点。

A.6.2.2 未采用洁净技术净化空气的房间采用沉降法:室内面积≤30 m²,设内、中、外对角线三点,内、外点应距墙壁1 m处;室内面积＞30 m²,设四角及中央五点,四角的布点位置应距墙壁1 m处。将普通营养琼脂平皿(φ90 mm)放置各采样点,采样高度为距地面0.8～1.5 m;采样时将平皿盖打开,扣放于平皿旁,暴露规定时间后盖上平皿盖及时送检。

A.6.2.3 将送检平皿置36℃±1℃恒温箱培养48 h,计数菌落数。若怀疑与医院感染暴发有关时,进行目标微生物的检测。

A.6.3 结果计算

A.6.3.1 沉降法按平均每皿的菌落数报告cfu/(皿·暴露时间)。

A.6.3.2 浮游菌法计算公式见式(A.3);

$$空气中菌落总数(cfu/m) = \frac{采样器各平皿菌落数之名(cfu)}{采样速率(L/min) \times 采样时间(min)} \cdots\cdots(A.3)$$

A.6.4 结果判定

A.6.4.1 洁净手术部(室)和其他洁净场所,空气中的细菌菌落总数要求应遵循GB 50333。

A.6.4.2 非洁净手术部(室)、非洁净骨髓移植病房、产房、导管室、新生儿室、器官移植病房、烧伤病房、重症监护病房、血液病病区空气中的细菌菌落总数≤4 cfu/(15 min,直径9 cm平皿)。

A.6.4.3 儿科病房、母婴同室、妇产科检查室、人流室、治疗室、注射室、换药室、输血科、消毒供应中心、血液透析中心(室)、急诊室、化验室、各类普通病室、感染疾病科门诊及其病房空气中的细菌菌落总数≤4 cfu/(5 min,直径9 cm平皿)。

A.6.5 注意事项

采样前,关闭门、窗,在无人走动的情况下,静止10 min采样。

A.7 消毒液的监测

A.7.1 常见消毒液有效成分含量测定

库存消毒剂的有效成分含量依照产品企业标准进行检测；使用中消毒液的有效浓度测定可用上述方法，也可使用经国家卫生行政部门批准的消毒剂浓度试纸（卡）进行监测。

A.7.2 使用中消毒液染菌量测定

A.7.2.1 监测方法

A.7.2.1.1 用无菌吸管按无菌操作方法吸取 1.0 ml 被检消毒液，加入 9 ml 中和剂中混匀。醇类与酚类消毒剂用普通营养肉汤中和，含氯消毒剂、含碘消毒剂和过氧化物消毒剂用含 0.1%硫代硫酸钠中和剂，洗必泰、季铵盐类消毒剂用含 0.3%吐温 80 和 0.3%卵磷脂中和剂，醛类消毒剂用含 0.3%甘氨酸中和剂，含有表面活性剂的各种复方消毒剂可在中和剂中加入吐温 80 至 3%；也可使用该消毒剂消毒效果检测的中和剂鉴定试验确定的中和剂。

A.7.2.1.2 用无菌吸管吸取一定稀释比例的中和后混合液 1.0 ml 接种平皿，将冷至 40～45 ℃的熔化营养琼脂培养基每皿倾注 10～20 ml，36 ℃±1 ℃恒温箱培养 72 h，计数菌落数；怀疑与医院感染暴发有关时，进行目标微生物的检测。消毒液染菌量计算见式（A.4）：

消毒液染菌量（cfu/ml）＝平均每皿菌落数×10×稀释倍数…………（A.4）

A.7.2.2 结果判断

使用中灭菌用消毒液：无菌生长。

使用中皮肤黏膜消毒液染菌量：≤10 cfu/ml。

其他使用中消毒液染菌量≤100 cfu/ml。

A.7.3 注意事项

采样后 4 h 内检测。

A.8 清洁用品的消毒效果监测

A.8.1 采样时间消毒后、使用前进行采样。

A.8.2 采样方法布巾、地巾等物品可用无菌的方法剪取 1 cm×3 cm，直接投入 5 ml 含相应中和剂的无菌生理盐水中，及时送检。

A.8.3 检测方法将采样管在混匀器上振荡 20 s 或用力振打 80 次，取采样液检测致

病菌。

A.8.4 结果判定未检出致病菌为消毒合格。

A.9 致病菌的检测

当怀疑被某致病菌污染时，或怀疑医院感染与某致病菌有关时，致病菌的检测依据污染情况进行相应指标菌的检测。检测方法参考相关标准。

附录 B
（资料性附录）
消毒试验用试剂和培养基配方

B.1 磷酸盐缓冲液（PBS. 0.03 mol/L，pH7.2）

无水磷酸氢二钠	2.83 g
磷酸二氢钾	1.36 g
蒸馏水加至	1 000 ml

将各成分加入 1 000 ml 蒸馏水中，待完全溶解后，调 pH 至 7.2～7.4，于 121 ℃压力蒸气灭菌 20 min 备用。

B.2 无菌检验用洗脱液

吐温－80	1 g
蛋白胨	10 g
氯化钠	8.5 g
蒸馏水	1 000 ml

将各成分加入 1 000 ml 0.03 mol/L PBS 液中，加热溶解后调 pH 至 7.2～7.4，于 121 ℃压力蒸汽灭菌 20 min 备用。

B.3 营养琼脂培养基

蛋白胨	10 g
牛肉膏	5 g
氯化钠	5 g
琼脂	15 g
蒸馏水	1 000 ml

除琼脂外其他成分溶解于蒸馏水中，调 pH 至 7.2～7.4，加入琼脂，加热溶解，分装，于 121 ℃压力蒸气灭菌 20 min 备用。

B.4 溴甲酚紫蛋白胨培养液

蛋白胨	10 g

葡萄糖	5 g
可溶性淀粉	1 g
溴甲酚紫乙醇溶液	10 ml
蒸馏水	1 000 ml

将蛋白胨、葡萄糖溶解于蒸馏水中,调 pH 至 7.0～7.2,加入 1%溴甲酚紫酒精溶液,摇匀后,分装,每管 5 ml,于 115 ℃压力蒸汽灭菌 30 min。置 4 ℃冰箱备用。

B.5 营养肉汤培养基

蛋白胨	10 g
牛肉膏	5 g
氯化钠	5 g
蒸馏水	1 000 ml

将各成分溶解于蒸馏水中,调 pH 至 7.2～7.4,分装,于 121 ℃压力蒸汽灭菌 20 min 备用。

B.6 嗜热脂肪杆菌恢复琼脂培养基

蛋白胨	10 g
牛肉膏	3 g
可溶性淀粉	1 g
葡萄糖	1 g
琼脂	20 g
蒸馏水	1 000 ml

以上各成分蒸馏水溶解,调 pH 至 7.0～7.2,装瓶,经 115 ℃压力蒸汽灭菌 30 min 后使用。

B.7 0.5%葡萄糖肉汤培养基

蛋白胨	10 g
氯化钠	5 g
葡萄糖	5 g
肉浸液	1 000 ml

取蛋白胨与氯化钠加入肉浸液内,微温溶解后,调 pH 至弱碱性,煮沸、加入葡萄糖溶解后,摇匀,滤清,调 pH 至 7.0～7.4,分装,于 115 ℃压力蒸汽灭菌 30 min。

B.8 稀释液:胰蛋白胨生理盐水溶液 (TPS)

| 胰蛋白胨 | 1 g |
| 氯化钠 | 8.5 g |

先用 900 ml 以上蒸馏水溶解,并调节 pH 在 7.0±0.2(20 ℃),最终用蒸馏水加至 1 000 ml,分装后,经 121 ℃压力蒸汽灭菌后使用。

B.9 需氧-厌氧菌琼脂培养基

酪胨(胰酶水解)	15 g
牛肉膏	3 g
葡萄糖	5 g
氯化钠	2.5 g
L-胱氨酸	0.5 g
硫乙醇酸钠	0.5 g
酵母浸出粉	5 g
新鲜配制的 0.1%刃天青溶液	1 ml
(或新鲜配制的 0.2%亚甲蓝溶液)	0.5 ml
琼脂	0.5～0.7 g
蒸馏水	1 000 ml

除葡萄糖和刃天青溶液外,取上述成分加入蒸馏水中,微温溶解后,调 pH 至弱碱性,煮沸、滤清,加入葡萄糖和刃天青溶液,摇匀,调 pH 至 6.9～7.3,分装于 115 ℃压力蒸汽灭菌 30 min。

B.10 无菌试验用真菌培养基

磷酸二氢钾(KH_2PO_4)	1 g
硫酸镁($MgSO_4 \cdot 7H_2O$)	0.5 g
蛋白胨	5 g
葡萄糖	10 g
蒸馏水	1 000 ml

除葡萄糖外,上述各成分加入蒸馏水内,微温溶解后,调节 pH 约 6.8,煮沸,加葡萄糖溶解后,摇匀滤清,调 pH 使灭菌后为 6.4±0.2,分装,115 ℃压力蒸汽灭菌 20 min 备用。

B.11 血琼脂培养基

| 营养琼脂 | 100 ml |
| 脱纤维羊血(或兔血) | 10 ml |

将营养琼脂加热熔化待冷至 50 ℃左右,以无菌操作将 10 ml 脱纤维血加入后摇匀,倒平皿置冰箱备用。

B.12 注意事项

配制培养基注意事项如下:

a. 配制培养基的容器不宜用铜锅或铁锅,以免影响细菌生长;

b. 培养基用的试管口和锥形烧瓶口应用普通棉花制成的棉塞,再用牛皮纸包好;

c. 试剂与培养基配制好后应置清洁处保存,常温下不超过 1 个月。

附录 C
(规范性附录)
常用消毒与灭菌方法

C.1 压力蒸汽灭菌

C.1.1 适用范围

适用于耐热、耐湿诊疗器械、器具和物品的灭菌。下排气压力蒸汽灭菌还适用于液体的灭菌;快速压力蒸汽灭菌适用于裸露的耐热、耐湿诊疗器械、器具和物品的灭菌。压力蒸汽灭菌不适用于油类和粉剂的灭菌。

C.1.2 分类

根据排放冷空气的方式和程度不同,分为下排气式压力蒸汽灭菌器和预排气压力蒸汽灭菌器两大类。根据灭菌时间的长短,压力蒸汽灭菌程序包括常规压力蒸汽灭菌程序和快速压力蒸汽灭菌程序。

C.1.3 灭菌方法

C.1.3.1 下排压力蒸汽灭菌

下排气压力蒸汽灭菌器包括手提式压力蒸汽灭菌器和卧式压力蒸汽灭菌器等,灭菌程序一般包括前排气、灭菌、后排气和干燥等过程,具体操作方法遵循生产厂家的使用说明或指导手册。灭菌器的灭菌参数一般为温度 121 ℃,压力 102.9 kPa,器械灭菌时间 20 min,敷料灭菌时间 30 min。

C.1.3.2 预排气压力蒸汽灭菌

灭菌器的灭菌程序一般包括 3 次以上的预真空和充气等脉动排气、灭菌、后排气和干燥等过程,具体操作方法遵循生产厂家的使用说明或指导手册。灭菌器的灭菌参数一般为温度 132～134 ℃,灭菌时间 4 min。

C.1.3.3 快速压力蒸汽灭菌

快速压力蒸汽灭菌包括下排气、正压排气和预排气压力蒸汽灭菌。其灭菌参数如时间和温度由灭菌器性质、灭菌物品材料性质(带孔和不带孔)、是否裸露而定,见表 C.1。具体操作方法遵循生产厂家的使用说明或指导手册。

表 C.1 快速压力蒸汽灭菌(132～134 ℃)所需最短时间

物品种类	下排气		正压排气		预排气	
	灭菌温度 (℃)	灭菌时间 (min)	灭菌温度 (℃)	灭菌时间 (min)	灭菌温度 (℃)	灭菌时间 (min)
不带孔物品	132	3	134	3.5	132	3
带孔物品	132	10	134	3.5	132	4
不带孔＋带孔物品	132	10	134	3.5	132	4

C.1.4 注意事项

C.1.4.1 每天设备运行前应进行安全检查检查内容包括:

a. 灭菌器柜门密封睡平整无损坏,柜门安全锁扣灵活、安全有救;

b. 灭菌器压力表处在"0"的位置;

c. 由柜室排气口倒入 500 ml 水,检查有无阻塞;

d. 关闭灭菌器柜门,通蒸汽检查有无泄漏;

e. 检查蒸汽调节阀是否灵活、准确,压力表与温度计的标示是否吻合,排气口温度计是否完好;

f. 记录打印装置处予备用状态;

g. 电源、水源、蒸汽、压缩空气等运行条件符合设备要求。

C.1.4.2 灭菌前应进行灭菌器的预热。

C.1.4.3 检查安全阀是否在蒸汽压力达

到规定的安全限度时被冲开。

C.1.4.4　灭菌包重量要求：器械包重量不宜超过7 kg，敷料包重量不宜超过5 kg。

C.1.4.5　灭菌包体积要求：下排气压力蒸汽灭菌器不宜超过30 cm×30 cm×25 cm；预排气压力蒸汽灭菌器不宜超过30 cm×30 cm×50 cm。

C.1.4.6　灭菌结束后.压力表在蒸汽排尽时应在"0"位。

C.1.4.7　手提式和卧式压力蒸汽灭菌器主体与顶盖应无裂缝和变形；不应使用无排气软管或软管锈蚀的手提式压力蒸汽灭菌器。

C.1.4.8　卧式压力蒸汽灭菌器输入蒸汽的压力不宜过高，夹层的温度不能高于灭菌塞的温度。

C.1.4.9　预排气压力蒸汽灭菌器应在每日开始灭菌运行前空载进行B-D试验，检测其空气排除效果。具体方法遵循A.2.1.3。

C.1.4.10　下排气、预排气压力蒸汽灭菌器的具体操作步骤、常规保养和检查措施,应遵循生产厂家的使用说明或指导手册。

C.1.4.11　快速灭菌程序不应作为物品的常规灭菌程序。应急情况下使用，只适用于灭菌裸露物品，使用卡式盒或专用灭菌容器盛放。灭菌后的物品应尽快使用，不应储存，无有效期。

C.1.5　压力蒸汽灭菌操作程序包括灭菌前物品的准备、灭菌物品装载、灭菌操作、无菌物品卸载和灭菌效果的监测等步骤。具体要求遵循WS 310.2的要求。

C.2　干热灭菌

C.2.1　适用范围适用于耐热、不耐湿、蒸汽或气体不能穿透物品的灭菌，如玻璃、金属等医疗用品和油类、粉剂等制品的灭菌。

C.2.2　灭菌方法采用干热灭菌器进行灭菌。灭菌参数一般为：150 ℃，150 min；160 ℃，120 min；170 ℃ 60 min；180 ℃，30 min。

C.2.3　注意事项

C.2.3.1　灭菌时灭菌物品不应与灭菌器内腔底部及四壁接触，灭菌后温度降到40 ℃以下再开启灭菌器柜门。

C.2.3.2　灭菌物品包体积不应超过10 cm×10 cm×20 cm油剂、粉剂的厚度不应超过0.6 cm，凡士林纱布条厚度不应超过1.3 cm，装载高度不应越过灭菌器内腔高度的2/3，物品间应留有空隙。

C.2.3.3　设置灭菌温度应充分考虑灭菌物品对温度的耐受力；灭菌有机物品或用纸质包装的物品时，温度应≤170 ℃。

C.2.3.4　灭菌温度达到要求对，应打开柜体的排风装置。

C.2.3.5　灭菌操作应遵循生产厂家的使用说明或指导手册,

C.3　环氧乙烷气体灭菌

C.3.1　适用范围

适用于不耐热、不耐湿的诊疗器械、器具和物品的灭菌，如电子仪器、光学仪器、纸质制品、化纤制品、塑料制品、陶瓷及金属制品等诊疗用品不适用于食品、液体、油脂类、粉剂类等灭菌。

C.3.2　灭菌方法

C.3.2.1　灭菌程序包括预热、预湿、抽真空、通入气化环氧乙烷达到预定浓度、维持灭菌时间、消除灭菌柜内环氧乙烷气体、解析灭菌物品内环氧乙烷的残留等过程。

C.3.2.2　灭菌时应采用100%纯环氧乙烷或环氧乙烷和二氧化碳混合气体，不应使用氟利昂。

C.3.2.3　应按照环氧乙烷灭菌器生产厂家的操作使用说明或指导手册，根据灭菌物品种类包装、装载量与方式不同，选择合适的温度、浓度和时间等灭菌参数。采用新的灭菌程序、新类型诊疗器械、新包装材料使用环氧乙烷气体灭菌前，应验证灭菌效果。

C.3.2.4　除金属和玻璃材质以外的灭菌物品，灭菌后应经过解析，解析时间；50 ℃，12 h；160 ℃，8 h；残留环氧乙烷应符合GB/T 16886.7的要求。解析过程应在环氟乙烷灭菌柜内继续进行，输入的空气应经过高效过滤（滤除≥0.3 μm粒子99.6%以上），或放入专门的通风柜内不应采用自然通风法进行解析。

C.3.3 灭菌前物品准备与包装

C.3.3.1 灭菌物品应彻底清洗干净。

C.3.3.2 包装应采用专用的包装材料,包括纸、包装袋(纸袋、纸塑袋等)、非织造布、硬质容器。包装材料应分别符合 YY/T 0698.2、YY/T0698.4、YY17T 0698.5 和 YY/T 0698.8 的要求,新型包装材料应符合 GB/T 19633 的有关规定。包装操作要求应符合 WS 310.2 的要求。

C.3.4 灭菌物品装载

C.3.4.1 灭菌柜内装载物品周围应留有空隙,物品应放于金属网状篮筐内或金属网架上;纸浆包装应物品装侧放。

C.3.4.2 载量不应超过柜内总体积的80%。

C.3.5 注意事项

C.3.5.1 灭菌器安装应符合要求,包括通风良好,远离火源,灭菌器各侧(包括上方)应预留 51 cm 空间。应安装专门的排气管道,且与大楼其他排气管道完全隔离。

C.3.5.2 应有专门的排气管道系统,排气管应为不通透环氧乙烷的材料如钢管等制成,垂直部分长度超过 3 m 时应加装集水器。排气管应导至室外,并于出口处反转向下;距排气口 7.6 m 范围内不应有易燃易爆物和建筑物的入风口如门或窗;排气管不应有凹陷或圆圈。

C.3.5.3 环氧乙烷灭菌气瓶或气罐应远离火源和静电,通风良好,无日晒,存放温度低于 40 ℃,不应置于冰箱中,应严格按照国家制定的有关易燃易爆物品储存要求进行处理。

C.3.5.4 每年对工作环境中环氯乙烷浓度进行监测并记录,在每日 8 h 工作中,环氧乙烷浓度 TWA(时间加权平均浓度)应不超过 1.82 mg/m³(1 ppm)。

C.3.5.5 消毒员应经专业知识和紧急事故处理的培训,过度接触环氧乙烷后,迅速将其移离中毒现场,立即吸入新鲜空气;皮肤接触后:用水冲洗接触处至少 15 min,同时脱去脏衣服;眼睛接触液态环氧乙烷或高浓度环氧乙烷气体至少冲洗眼 10 min,并均应尽快就诊。

C.3.5.6 应在环氧乙烷灭菌器内进行,灭菌器应取得卫生部消毒产品卫生许可批件。

C.4 过氯化氢低温等离子体灭菌

C.4.1 适用范围适用于不耐热、不耐湿的诊疗器械的灭菌,如电子仪器、光学仪器等诊疗器械的灭菌,不适用于布类、纸类水、油类、粉剂等材质的灭菌。

C.4.2 灭菌方法

C.4.2.1 应在专用的过氧化氯低温等离子体灭菌器内进行,一次灭菌过程包含若干个循环周期包括抽真空、过氧化氯注入、扩散、等离子化、通风五个步骤。

C.4.2.2 应遵循过氧化氢低温等离子体灭菌生产厂家的操作使用说明书,根据灭菌物品种类、包装、装载量与方式不同,选择合适的灭菌程序,每种程序应满足相对应的温度、过氧化氯浓度和用量、灭菌时间等灭菌参数。

C.4.3 注意事项

C.4.3.1 灭菌物品应清洗干净、干燥。

C.4.3.2 灭菌物品的包装材料应符合 YY/T 0698.2 的非织造布和 YY/T 0698.5 复合型组合袋的要求。

C.4.3.3 灭菌包不应叠放,不应接触灭菌腔内壁。

C.4.3.4 灭菌器应取得卫生部消毒产品卫生许可批件。

C.5 低温甲醛蒸汽灭菌

C.5.1 适用范围

适用于不耐湿、热的诊疗器械、器具和物品的灭菌,如电子仪器、光学仪器、管腔器械、金属器械、玻璃器皿、合成材料物品等。

C.5.2 灭菌方法

C.5.2.1 低温甲醛蒸汽灭菌程序应包括:预热,预真空、排气,蒸汽注入、湿化、升温,反复甲醛蒸发,注入,甲醛穿透,灭菌(在预设的压力、温度下持续一定时间).反复蒸汽冲洗灭菌腔内甲醛,反复空气冲洗、干燥、冷却,恢复灭菌舱内正常压力。

C.5.2.2 根据低温甲醛蒸汽灭菌器的要求,采用 2% 复方甲醛溶液或福尔马林溶液

（35％～40％甲醛）进行灭菌。每个循环的2％复方甲醛溶液或福尔马林溶液（35％～40％甲醛）用量根据装载量不同而异。

灭菌参数为：温度55～80℃，灭菌维持时间为30～60 min。

C.5.3 注意事项

C.5.3.1 应采用取得卫生部消毒产品卫生许可批件的低温甲醛蒸汽灭菌器，并使用专用灭菌溶液进行灭菌，不应采用自然挥发或熏蒸的灭菌方法。

C.5.3.2 低温甲醛蒸汽灭菌器操作者应培训上岗，并具有相应的职业防护知识和技能。

C.5.3.3 低温甲醛蒸汽灭菌器的安装及使用应遵循生产厂家使用说明书或指导手册，必要时应设置专用的排气系统。

C.5.3.4 运行时的周围环境甲醛浓度应＜0.5 mg/m³，排水内的甲醛浓度应符合国家有关规定，灭菌物品上的甲醛残留均值≤4.5 μg/cm²。在灭菌器内经过甲醛残留处理的灭菌物品，取出后可直接使用。

C.5.3.5 灭菌包装材料应使用与压力蒸汽灭菌法相同或专用的纸塑包装、无纺布、硬质容器，不应使用可吸附甲醛或甲醛不易穿透的材料如布类、普通纸类、聚乙烯膜、玻璃纸等。

C.5.3.6 装载时，灭菌物品应摊开放置，中间留有一定的缝隙，物品表面应尽量暴露。

使用纸塑包装材料时，包装应竖立，纸面对塑面依序排放。

C.5.3.7 消毒后，应去除残留甲醛气体，采用抽气通风或用氨水中和法。

C.6 紫外线消毒

C.6.1 适用范围

适用于室内空气和物体表面的消毒。

C.6.2 紫外线消毒灯要求

C.6.2.1 紫外线消毒灯在电压为220 V、环境相对湿度为60％、温度为20℃时，辐射的253.7 nm紫外线强度（使用中的强度）应不低于70 μW/cm²。

C.6.2.2 应定期监测消毒紫外线的辐照强度，当辐照强度低到要求值以下时，应及时更换。

C.6.2.3 紫外线消毒灯的使用寿命，即由新灯的强度降低到70 μW/cm²的时间（功率≥30 W），或降低到原来新灯强度的70％（功率＜30 W）的时间，应不低于1 000 h。紫外线灯生产单位应提供实际使用寿命。

C.6.3 使用方法

C.6.3.1 在室内无人状态下，采用紫外线灯悬吊式或移动式直接照射消毒。灯管吊装高度距离地面1.8～2.2 m。安装紫外线灯的数量为平均≥1.5 W/m³，照射时间≥30 min。

C.6.3.2 采用紫外线消毒器对空气及物体表面进行消毒。其消毒方法及注意事项应遵循生产厂家的使用说明。

C.6.3.3 消毒时对环境的要求 紫外线直接照射消毒空气时，关闭门窗，保持消毒空间内环境清洁、干燥。消毒空气的适宜温度20～40℃，相对湿度低于80％。

C.6.4 注意事项

C.6.4.1 应保持紫外线灯表面清洁，每周用酒精布巾擦拭一次，发现灯管表面有灰尘、油污等时，应随时擦拭。

C.6.4.2 用紫外线灯消毒室内空气时，房间内应保持清洁干燥。当温度低于20℃或高于40℃时，相对湿度大于60％时，应适当延长照射时间。

C.6.4.3 采用紫外线消毒物体表面时，应使消毒物品表面充分暴露于紫外线。

C.6.4.4 采用紫外线消毒纸张、织物等粗糙表面时，应适当延长照射时间，且两面均应受到照射。

C.6.4.5 采用紫外线杀灭被有机物保护的微生物及空气中悬浮粒子多时，应加大照射剂量。

C.6.4.6 不应使紫外线光源直接照射到人。

C.6.4.7 不应在易燃、易爆的场所使用。

C.6.4.8 紫外线强度计每年至少标定一次。

C.7　臭氧

C.7.1　适用范围

适用于无人状态下病房、口腔科等场所的空气消毒和物体表面的消毒。

C.7.2　使用方法

C.7.2.1　空气消毒　在封闭空间内、无人状态下,采用 20 mg/m³ 浓度的臭氧,作用 30 min,对自然菌的杀灭率达到 90％以上。消毒后应开窗通风≥30 min,人员方可进入室内。

C.7.2.2　物体表面消毒　在密闭空间内,相对湿度≥70％,采用 60 mg/m³ 浓度的臭氧,作用 60～120 min。

C.7.3　注意事项

C.7.3.1　有人情况下室内空气中允许臭氧浓度为 0.16 mg/m³。

C.7.3.2　臭氧为强氧化剂,使用时对多种物品有损坏,包括使铜片出现绿色锈斑,橡胶老化、变色、弹性降低,织物漂白褪色等。

C.7.3.3　臭氧的杀菌作用受多种因素包括温度、相对湿度和有机物等的影响。

C.8　醛类

C.8.1　戊二醛

C.8.1.1　适用范围

适用于不耐热诊疗器械、器具与物品的浸泡消毒与灭菌。

C.8.1.2　使用方法

C.8.1.2.1　诊疗器械、器具与物品的消毒与灭菌　将洗净、干燥的诊疗器械、器具与物品放入 2％的碱性戊二醛溶液中完全浸没,并应去除器械表面的气泡,容器加盖,温度 20～25 ℃,消毒作用到产品使用说明的规定时间,灭菌作用 10 h。无菌方式取出后用无菌水反复冲洗干净,再用无菌纱布等擦干后使用。其他戊二醛制剂的用法遵循卫生行政部门或国家相关规定进行。

C.8.1.2.2　用于内镜的消毒或灭菌应遵循国家有关要求。

C.8.1.3　注意事项

C.8.1.3.1　诊疗器械、器具与物品在消毒前应彻底清洗、干燥。新启用的诊疗器械、器具与物品先除去油污及保护膜,再用清洁剂清洗去除油脂,干燥后及时消毒或灭菌。

C.8.1.3.2　戊二醛对人有毒性,应在通风良好的环境中使用。对皮肤和黏膜有刺激性,使用时应注意个人防护。不慎接触,应立即用清水连续冲洗干净,必要时就医。

C.8.1.3.3　戊二醛不应用于物体表面的擦拭或喷雾消毒、室内空气消毒、手和皮肤黏膜的消毒。

C.8.1.3.4　强化酸性戊二醛使用前应先加入 pH 调节剂(碳酸氢钠),再加防锈剂(亚硝酸钠)充分混匀。

C.8.1.3.5　用于浸泡灭菌的容器,应洁净、密闭,使用前应先经灭菌处理。

C.8.1.3.6　在 20～25 ℃温度条件下,加入 pH 调节剂和亚硝酸钠后的戊二醛溶液连续使用时间应≤14 d。

C.8.1.3.7　应确保使用中戊二醛浓度符合产品使用说明的要求。

C.8.1.3.8　戊二醛应密封,避光,置于阴凉、干燥、通风的环境中保存。

C.8.2　邻苯二甲醛

C.8.2.1　适用范围

适用于不耐热诊疗器械、器具与物品的浸泡消毒。

C.8.2.2　使用方法

C.8.2.2.1　将待消毒的诊疗器械、器具与物品完全淹没于含量为 5.5 g/L、pH 为 7.0～8.0、温度 20～25 ℃的邻苯二甲醛溶液中浸泡,消毒容器加盖,作用 5～12 min。

C.8.2.2.2　用于内镜的消毒应遵循国家有关要求。

C.8.2.3　注意事项

C.8.2.3.1　诊疗器械、器具与物品消毒前应彻底清洗、干燥。新启用的诊疗器械、器具与物品先除去油污及保护膜,再用清洁剂清洗去除油脂,干燥后及时消毒。

C.8.2.3.2　使用时应注意通风。直接接触本品会引起眼睛、皮肤、消化道、呼吸道黏膜损伤。接触皮肤、黏膜会导致着色,处理时应谨慎、戴手套；当溅入眼内时应及时用水冲洗，必要时就诊。

C.8.2.3.3 配制使用应采用专用塑料容器。

C.8.2.3.4 消毒液连续使用应≤14 d。

C.8.2.3.5 应确保使用中的浓度符合产品使用说明的要求。

C.8.2.3.6 邻苯二甲醛应密封，避光，置于阴凉、干燥、通风的环境中保存。

C.9 过氧化物类

C.9.1 过氧乙酸

C.9.1.1 适用范围

适用于耐腐蚀物品、环境、室内空气等的消毒。专用机械消毒设备适用于内镜的灭菌。

C.9.1.2 使用方法

C.9.1.2.1 消毒液配制

对二元包装的过氧乙酸，使用前按产品使用说明书要求将 A 液、B 液混合并放置所需时间。根据有效成分含量按容量稀释公式 $c_1 \times V_1 = c_2 \times V_2$，$c_1$ 和 V_1 为过氧乙酸原液的浓度和毫升数，c_2 和 V_2 为配制过氧乙酸使用液的浓度和体积，用蒸馏水将过氧乙酸稀释成所需浓度。计算方法及配制步骤为：

a) 计算所需过氧乙酸原液的体积（V_1）：$V_1 = (c_2 \times V_2)/c_1$；

b) 计算所需蒸馏水的体积（V_3）：$V_3 = V_2 - V_1$；

c) 取过氧乙酸原液 V_1（ml），加入蒸馏水 V_3（ml），混匀。

C.9.1.2.2 消毒方法

C.9.1.2.2.1 浸泡法 将待消毒的物品浸没于装有过氧乙酸的容器中，加盖。对一般物体表面，用 0.1％～0.2％（1 000～2 000 mg/L）过氧乙酸溶液浸泡 30 min，对耐腐蚀医疗器械的高水平消毒，采用 0.5％（5 000 mg/L）过氧乙酸冲洗作用 10 min，用无菌方法取出后采用无菌水冲洗干净，无菌巾擦干后使用。

C.9.1.2.2.2 擦拭法 大件物品或其他不能用浸泡法消毒的物品用擦拭法消毒。消毒使用的浓度和作用时间同浸泡法。

C.9.1.2.2.3 喷洒法 用于环境消毒时，用 0.2％～0.4％（2 000～4 000 mg/L）过氧乙酸溶液喷洒，作用 30～60 min。

C.9.1.2.2.4 喷雾法 采用电动超低容量喷雾器，使用 5 000 mg/L 过氧乙酸溶液，按照 20～30 ml/m³ 的用量进行喷雾消毒，作用 60 min。

C.9.1.2.2.5 熏蒸法 使用 15％过氧乙酸（7 ml/m³）加热蒸发，相对湿度 60％～80％、室温熏蒸 2 h。

C.9.1.2.2.6 使用以过氧乙酸为灭菌剂的专用机械消毒设备灭菌内镜时，应遵循卫生部消毒产品卫生许可批件的适用范围及操作方法。

C.9.1.3 注意事项

C.9.1.3.1 过氧乙酸不稳定，应贮存于通风阴凉处，远离可燃物质。用前应测定有效含量，原液浓度低于 12％时不应使用。

C.9.1.3.2 稀释液应现用现配，使用时限≤24 h。

C.9.1.3.3 过氧乙酸对多种金属和织物有很强的腐蚀和漂白作用，金属制品与织物经浸泡消毒后，及时用符合要求的水冲洗干净。

C.9.1.3.4 接触过氧乙酸时，应采取防护措施；不慎溅入眼中或皮肤上，应立即用大量清水冲洗。

C.9.1.3.5 空气熏蒸消毒时，室内不应有人。

C.9.2 过氧化氢

C.9.2.1 适用范围

适用于外科伤口、皮肤黏膜冲洗消毒，室内空气的消毒。

C.9.2.2 消毒方法

C.9.2.2.1 伤口、皮肤黏膜消毒，采用 3％（30 g/L）过氧化氢冲洗、擦拭，作用 3～5 min。

C.9.2.2.2 室内空气消毒，使用气溶胶喷雾器，采用 3％（30 g/L）过氧化氢溶液按照 20～30 ml/m³ 的用量喷雾消毒，作用 60 min。

C.9.2.3 注意事项

C.9.2.3.1　过氧化氢应避光、避热、室温下储存。

C.9.2.3.2　过氧化氢对金属有腐蚀性，对织物有漂白作用。

C.9.2.3.3　喷雾时应采取防护措施；谨防溅入眼内或皮肤黏膜上，一旦溅上及时用清水冲洗。

C.9.3　二氧化氯

C.9.3.1　适用范围

适用于物品、环境、物体表面及空气的消毒。

C.9.3.2　使用方法

C.9.3.2.1　消毒液配制

二元包装消毒液，使用前需在二氧化氯稳定液中加入活化剂；一元包装的粉剂及片剂，应加入蒸馏水溶解，放置所需时间。根据有效含量按稀释定律，用蒸馏水将二氧化氯稀释成所需浓度。具体计算方法及配置步骤按 C.9.1.2.1 进行。

C.9.3.2.2　消毒方法

C.9.3.2.2.1　浸泡法　将待消毒物品浸没于装有二氧化氯溶液的容器中，加盖。对细菌繁殖体污染物品的消毒，用 100～250 mg/L 二氧化氯溶液浸泡 30 min；对肝炎病毒和结核分枝杆菌污染物品的消毒，用 500 mg/L 二氧化氯浸泡 30 min；对细菌芽孢污染物品的消毒，用 1 000 mg/L 二氧化氯浸泡 30 min。

C.9.3.2.2.2　擦拭法　大件物品或其他不能用浸泡法消毒的物品用擦拭法消毒。消毒使用的浓度和作用时间同浸泡法。

C.9.3.2.2.3　喷洒法　对细菌繁殖体污染的表面，用 500 mg/L 二氧化氯均匀喷洒，作用 30 min；对肝炎病毒和结核杆菌污染的表面，用 1 000 mg/L 二氧化氯均匀喷洒，作用 60 min。

C.9.3.2.2.4　室内空气消毒，使用气溶胶喷雾器，采用 500 mg/L 二氧化氯溶液按照 20～30 ml/m³ 的用量喷雾消毒，作用 30～60 min；或采用二氧化氯溶液按照 10～20 mg/m³ 加热蒸发或加激活剂熏蒸消毒。消毒剂用量、消毒时间、操作方法和注意事项等应遵循产品的使用说明。

C.9.3.3　注意事项

C.9.3.3.1　置于干燥、通风处保存。

C.9.3.3.2　稀释液应现配现用，使用时限≤24 h。

C.9.3.3.3　对碳钢、铝有中度腐蚀性，对铜、不锈钢有轻度腐蚀性。金属制品经二氧化氯消毒后，应及时用符合要求的水冲洗干净、干燥。

C.10　含氯消毒剂

C.10.1　适用范围

适用于物品、物体表面、分泌物、排泄物等的消毒。

C.10.2　使用方法

C.10.2.1　消毒液配制

根据产品有效氯含量，按稀释定律，用蒸馏水稀释成所需浓度。具体计算方法及配制步骤按 C.9.1.2.1 进行。

C.10.2.2　消毒方法

C.10.2.2.1　浸泡法　将待消毒的物品浸没于装有含氯消毒剂溶液的容器中，加盖。对细菌繁殖体污染物品的消毒，用含有效氯 500 mg/L 的消毒液浸泡＞10 min；对经血传播病原体、分枝杆菌、细菌芽孢污染物品的消毒，用含有效氯 2 000～5 000 mg/L 消毒液，浸泡＞30 min。

C.10.2.2.2　擦拭法　大件物品或其他不能用浸泡消毒的物品用擦拭消毒，消毒所用的浓度和作用时间同浸泡法。

C.10.2.2.3　喷洒法　对一般污染的物品表面，用含有效氯 400～700 mg/L 的消毒液均匀喷洒，作用 10～30 min；对经血传播病原体、结核杆菌污染表面的消毒，用含有效氯 2 000 mg/L 的消毒液均匀喷洒，作用＞60 min。喷洒后有强烈的刺激性气味，人员应离开现场。

C.10.2.2.4　干粉消毒法　干粉消毒法对分泌物、排泄物的消毒，用含氯消毒剂干粉加入分泌物、排泄物中，使有效氯含量达到 10 000 mg/L，搅拌后作用≥2 h；对医院污水的消毒，用干粉按有效氯 50 mg/L 用量加入污水中，并搅拌均匀，作用 2 h 后排放。

C.10.3　注意事项

C.10.3.1　粉剂应于阴凉处避光、防潮、密封保存；水剂应于阴凉处避光、密闭保存。使用液应现配现用，使用时限≤24 h。

C.10.3.2　配制漂白粉等粉剂溶液时，应戴口罩、手套。

C.10.3.3　未加防锈剂的含氯消毒剂对金属有腐蚀性，不应用于金属器械的消毒。加防锈剂的含氯消毒剂对金属器械消毒后，应用无菌蒸馏水冲洗干净，干燥后使用。

C.10.3.4　对织物有腐蚀和漂白作用，不应用于有色织物的消毒。

C.11　醇类消毒剂（含乙醇、异丙醇、正丙醇，或两种成分的复方制剂）

C.11.1　适用范围

适用于手、皮肤、物体表面及诊疗器具的消毒。

C.11.2　使用方法

C.11.2.1　手消毒　使用符合国家有关规定的含醇类手消毒剂，手消毒方法遵循 WS/T 313 的要求。

C.11.2.2　皮肤消毒　使用 70％～80％（体积比）乙醇溶液擦拭皮肤 2 遍，作用 3 min。

C.11.2.3　物体表面的消毒　使用 70％～80％（体积比）乙醇溶液擦拭物体表面 2 遍，作用 3 min。

C.11.2.4　诊疗器具的消毒　将待消毒的物品浸没于装有 70％～80％（体积比）的乙醇溶液巾消毒≥30 min，加盖；或进行表面擦拭消毒。

C.11.3　注意事项

C.11.3.1　醇类易燃，不应有明火。

C.11.3.2　不应用于被血、脓、粪便等有机物严重污染表面的消毒。

C.11.3.3　用后应盖紧，密闭，置于阴凉处保存。

C.11.3.4　醇类过敏者慎用。

C.12　含碘类消毒剂

C.12.1　碘伏

C.12.1.1　适用范围

适用于手、皮肤、黏膜及伤口的消毒。

C.12.1.2　使用方法

C.12.1.2.1　消毒液配制

冲洗黏膜时，根据有效碘含量用灭菌蒸馏水或纯化水，按照稀释定律，将碘伏稀释成所需浓度。具体计算方法及配制步骤按 C.9.1.2.1 进行。

C.12.1.2.2　消毒方法

C.12.1.2.2.1　擦拭法　皮肤、黏膜擦拭消毒，用浸有碘伏消毒液原液的无菌棉球或其他替代物品擦拭被消毒部位。外科手消毒用碘伏消毒液原液擦拭揉搓作用至少 3 min。手术部位的皮肤消毒，用碘伏消毒液原液局部擦拭 2～3 遍，作用至少 2 min；注射部位的皮肤消毒，用碘伏消毒液原液局部擦拭 2 遍，作用时间遵循产品的使用说明。口腔黏膜及创面消毒，用含有效碘 1 000～2 000 mg/L 的碘伏擦拭，作用 3～5 min。

C.12.1.2.2.2　冲洗法　对阴道黏膜及创面的消毒，用含有效碘 500 mg/L 的碘伏冲洗，作用到使用产品的规定时间。

C.12.1.3　注意事项

C.12.1.3.1　应置于阴凉处避光、防潮、密封保存。

C.12.1.3.2　含乙醇的碘制剂消毒液不应用于黏膜和伤口的消毒。

C.12.1.3.3　碘伏对二价金属制品有腐蚀性，不应做相应金属制品的消毒。

C.12.1.3.4　碘过敏者慎用。

C.12.2　碘酊

C.12.2.1　适用范围

适用于注射及手术部位皮肤的消毒。

C.12.2.2　使用方法

使用碘酊原液直接涂擦注射及手术部位皮肤 2 遍以上，作用时间 1～3 min，待稍干后再用 70％～80％（体积比）乙醇脱碘。

C.12.2.3　注意事项

C.12.2.3.1　不应用于破损皮肤、眼及口腔黏膜的消毒。

C.12.2.3.2　不应用于碘酊过敏者；过敏体质者慎用。

C.12.2.3.3　应置于阴凉处避光、防潮、密封保存。

C.12.3　复方碘伏消毒液

C.12.3.1　适用范围

主要适用于医务人员的手、皮肤消毒，有些可用于黏膜消毒。应遵循卫生部消毒产品卫生许可批件规定的使用范围。

C.12.3.2　使用方法

C.12.3.2.1　含有乙醇或异丙醇的复方碘伏消毒剂可用于手、皮肤消毒，原液擦拭 1～2 遍，作用 1～2 min，不可用于黏膜消毒。

C.12.3.2.2　含有氯己定的复方碘伏消毒剂，用途同普通碘伏消毒剂，应遵循该消毒剂卫生许可批件的使用说明，慎用于腹腔冲洗消毒。

C.12.3.3　注意事项

同碘伏，使用中应注意复方物质的毒副作用。

C.13　氯己定

C.13.1　适用范围

适用于手、皮肤、黏膜的消毒。

C.13.2　使用方法

C.13.2.1　消毒液的配制

根据有效含量用灭菌蒸馏水或纯化水将消毒液稀释成所需浓度。具体计算方法及配制步骤按 C.9.1.2.1 进行。一般原液使用。

C.13.2.2　消毒方法

C.13.2.2.1　擦拭法　手术部位及注射部位皮肤和伤口创面消毒，用有效含量≥2 g/L 氯己定-乙醇（70%，体积比）溶液局部擦拭 2～3 遍，作用时间遵循产品的使用说明；外科手消毒用有效含量≥2 g/L 氯己定-乙醇（70%，体积比）溶液，使用方法及作用时间应遵循产品使用说明。

C.13.2.2.2　冲洗法　对口腔、阴道或伤口创面的消毒，用有效含量≥2 g/L 氯己定水溶液冲洗，作用时间遵循产品的使用说明。

C.13.3　注意事项

不应与肥皂、洗衣粉等阴性离子表面活性剂混合使用或前后使用。

C.14　季铵盐类

C.14.1　适用范围

适用于环境、物体表面、皮肤与黏膜的消毒。

C.14.2　使用方法

C.14.2.1　环境、物体表面消毒一般用 1000～2000 mg/L 消毒液，浸泡或擦拭消毒，作用时间 15～30 min。

C.14.2.2　皮肤消毒　复方季铵盐消毒剂原液皮肤擦拭消毒，作用时间 3～5 min。

C.14.2.3　黏膜消毒　采用1000～2000 mg/L 季铵盐消毒液，作用到产品使用说明的规定时间。

C.14.3　注意事项

不宜与阴离子表面活性剂如肥皂、洗衣粉等合用。

C.15　酸性氧化电位水

C.15.1　适用范围

适用于消毒供应中心手工清洗后不锈钢和其他非金属材质器械、器具和物品灭菌前的消毒、物体表面、内镜等的消毒。

C.15.2　使用方法

C.15.2.1　主要有效成分指标要求：有效氯含量 60 mg/L ± 10 mg/L，pH 范围 2.0～3.0，氧化还原电位（ORP）≥1 100 mV，残留氯离子<1 000 mg/L。

C.15.2.2　消毒供应中心手工清洗器械灭菌前的消毒　手工清洗后的器械、器具和物品，用酸性氧化电位水流动冲洗浸泡消毒 2 min，净水冲洗 30 s，取出干燥，具体方法应遵循 WS 310.2 的要求。

C.15.2.3　物体表面的消毒　洗净待消毒物体，采用酸性氧化电位水流动冲洗浸泡消毒，作用 3～5 min；或反复擦洗消毒 5 min。

C.15.2.4　内镜的消毒　严格遵循国家有关规定的要求。

C.15.2.5　其他方面的消毒　遵循国家有

关规定及卫生部消毒产品卫生许可批件的使用说明。

C.15.3 注意事项

C.15.3.1 应先彻底清除待消毒物品上的有机物，再进行消毒处理。

C.15.3.2 酸性氧化电位水对光敏感，有效氯浓度随时间延长而下降，生成后原则上应尽早使用，最好现制备现用。

C.15.3.3 储存应选用避光、密闭、硬质聚氯乙烯材质制成的容器。室温下贮存不超过3 d。

C.15.3.4 每次使用前，应在使用现场酸性氧化电位水出水口处，分别检测 pH 值、氧化还原电位和有效氯浓度。检测数值应符合指标要求。

C.15.3.5 对铜、铝等非不锈钢的金属器械、器具和物品有一定的腐蚀作用，应慎用。

C.15.3.6 酸性氧化电位水长时间排放可造成排水管路的腐蚀，故应每次排放后再排放少量碱性还原电位水或自来水。

C.16 煮沸消毒

C.16.1 适用范围

适用于金属、玻璃制品、餐饮具、织物或其他耐热、耐湿物品的消毒。

C.16.2 使用方法

将待消毒物品完全浸没水中，加热水沸腾后维持≥15 min。

C.16.3 注意事项

C.16.3.1 从水沸腾时开始计消毒时间，中途加入物品应重新计时。

C.16.3.2 消毒物品应保持清洁，所消毒的物品应全部浸没于水中，可拆卸物品应拆开。

C.16.3.3 高海拔地区，应适当延长煮沸时间。

C.16.3.4 煮沸消毒用水宜使用软水。

C.17 流动蒸汽消毒

C.17.1 适用范围

适用于医疗器械、器具和物品手工清洗后的初步消毒，餐饮具和部分卫生用品等耐热、耐湿物品的消毒。

C.17.2 使用方法

通过流动蒸汽发生器、蒸锅等，当水沸腾后产生水蒸气，蒸汽温度为 100 ℃，相对湿度 80%～100%时，作用时间 15～30 min。

C.17.3 注意事项

C.17.3.1 消毒作用时间，应从水沸腾后有蒸汽冒出时算起。

C.17.3.2 消毒物品应清洁干燥、垂直放置，物品之间留有一定空隙。

C.17.3.3 高海拔地区，应适当延长消毒时间。

C.18 其他消毒灭菌方法

C.18.1 过滤除菌

过滤除菌是将待消毒的介质，通过规定孔径的过滤材料，以物理阻留等原理，去除气体或液体中的微生物，但不能将微生物杀灭。可用于医疗机构低度危险性物品和中度危险性物品的消毒，主要用于空气净化，以及不适用于压力蒸汽灭菌的液体过滤除菌。

C.18.2 微波消毒

微波是一种频率高、波长短、穿透性强的电磁波，一般使用的频率为 2 450 MHz，可杀灭包括芽孢在内的所有微生物。微波可用于医疗机构低度危险性物品和中度危险性物品的消毒如餐饮具的消毒。微波消毒的物品应浸入水中或用湿布包裹。

C.18.3 其他合法、有效的消毒产品

其使用方法与注意事项等应根据产品的使用说明或指导手册。